栄養学を拓いた巨人たち

「病原菌なき難病」征服のドラマ

杉　晴夫 著

ブルーバックス

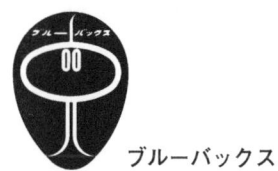

●カバー装幀／芦澤泰偉・児崎雅淑
●カバーイラスト／中山康子
●本文デザイン／土方芳枝
●図版／さくら工芸社

はじめに

われわれが生きてゆくために必要な条件は衣・食・住である。だが、これらのうち最も重要なものは言うまでもなく、食である。食物が不足すればわれわれは飢えに陥り、また、食物のとりかたに偏りがあれば健康が損なわれる。これに対し衣と住は、寒冷な地域の人々にとっては必須であるが、温暖な地域の人々はなくても生きていける。

さてわが国の平均寿命は、男性79歳、女性85歳と、いまや世界最高の水準に達した。この結果、かつて人生の節目として盛んに行われていた「還暦」の祝いはほとんど見られなくなった。われわれは60歳になっても、まだ20年以上もの間、人生を楽しめるのである。われわれがこのように長生きできるようになったのも、医学の進歩による感染症の征服、住環境の改良に加えて、栄養学の成立によりわれわれの日々の食生活が著しく改善されたからである。新聞や雑誌などでは日々、栄養や食生活についての解説や、サプリメントや健康食品の類いの広告がたえることがない。

ところで、栄養士が料理の献立をつくる際に食品のカロリーを計算するのは、読者も周知のとおり、われわれが食物として体内に取り入れた栄養素をゆっくりと燃焼させ、そのとき発生するエネルギーを利用して生活しているからである。しかし、いまでは「当たり前」となったこの事実に人類が気づくまでには、多くの孤高の天才たちの努力の積み重ねがあった。この事実を最初に発見したフランスのラボアジエは、研究半ばにフランス革命に巻き込まれ、断頭台で処刑された。また、熱が物質を構成する原子・分子の運動であることを明らかにしたオーストリアのボルツマンは、熱の本態についての激しい論争で精神を消耗させ、自殺によってその生涯を終えた。本書の目的は、これらの先人たちの文字通り「血みどろ」の努力を土台として、彼らに続く天才たちによって現代の熱力学と栄養学が構築されていく道筋をたどることである。

まず第1章は、ラボアジエやボルツマンの、文字どおり生命を賭けた先駆的研究に始まり、生体が摂取した食物を体内で燃焼させ、このとき発生するエネルギーによって生命を維持するしくみが明らかにされてゆく過程を説明する。そこでは研究者たちの激しい論争のドラマが展開された。

第2章は、摂取した食物が体内で消化・吸収され、糖質、タンパク質、脂質などの栄養素に分解されてわれわれの活動のエネルギー源として利用されるしくみが明らかとなり、栄養学が学問として確立してゆく歴史である。この栄養学の基礎を築いたフランスのクロード・ベルナールは、当時まだ麻酔薬が開発されていなかったため、麻酔なしの動物実験を繰り返して世間の非難の的となった。さらには彼の妻と娘までがこの世論に同調したため、彼の家庭は崩壊した。

第3章は病原菌による伝染病を征服した人類の前に現れた難問、「病原菌のない病気」の原因解明の歴史である。船乗りたちが怖れた壊血病にはじまり、20世紀初頭の米国で大きな社会問題にまでなったペラグラの根絶にいたる、長い年月をかけた研究者たちの努力を記述する。

史上最も偉大なビタミン研究者とされる米国のマッカラムは、試行錯誤を繰り返しつつ謎の難病の原因を絞り込んでゆき、ついにその不足が夜盲症を起こす、ビタミンAを発見した。また、ゴールドバーガーらは米国に蔓延したペラグラが未知の栄養物質の欠乏によることをつきとめるため患者の食生活を忍耐強く調査し、この疾患が伝染病ではないことを広く人々に納得させるため、みずから患者の体の分泌物や排泄物を身体に擦り込み、さらには口にすることまでしてみせた。この疾患を引き起こす未知の物質は後年、水溶性のビタミンB群の一つ、ナイアシンであることがわかった。

食物になにかが欠けていると健康が損なわれることは、現在では常識となっている。しかし、われわれがこの常識を獲得するまでには、多くの研究者の忍耐強い「血みどろの」研究が積み重ねられたのである。食物に有毒な物質が含まれていれば病気になることは誰でも容易に理解できるが、食物中にごく微量の物質が欠けていても病気になることを人々に納得させる困難さは、現代のわれわれの想像をはるかに超えるものであった。

彼ら米国の偉大な研究者たちの努力が、わが国ではあまり知られていないように思われる。この理由のひとつは、20世紀初頭のビタミン研究の黎明期に、オランダのエイクマンと英国のホプキンスがビタミンの概念の提唱により早々とノーベル賞を授与されてしまったことにもあるように思われる。エイクマンは食物中の必須微量成分を「ビタミン」と命名したにすぎず、ホプキンスのマウスを用いた実験に至っては再現不能であることが判明している。ビタミンの実態を明らかにする「血みどろ」の研究は、彼らの受賞後にスタートしたのであった。

第4章では前章に引き続き、水溶性ビタミンであるビタミンB群の発見史を、日本人の貢献もあわせてたどっていく。わが国を含むアジア諸国でよくみられる脚気の原因について、エイクマンは未知の栄養物質の欠乏によると考え、この物質を「ビタミン」と命名した。この場合にも、脚気が未知の病原菌によって起こると考える人々の根強い反論が障害として立ちはだかった。この論争がもっとも激しく起こったのは日露戦争時のわが国で、海軍が高木《たかぎ》兼寛《かねひろ》の意見により食事に玄米を取り入れて脚気を根絶したにもかかわらず、陸軍の森林太郎（鷗外）は頑迷にもこの成果を認めなかったため、陸軍では万を超える脚気による病死者を出したのであった。

玄米の米ぬか中に含まれる未知の栄養素は、米国の偉人ウィリアムズの努力により、純粋な形で化学的に単離され、さらに科学的に合成されるに至った。これが現在よく知られ、薬剤として市販されているビタミンB1（サイアミン）である。

このウィリアムズの不朽の業績にみちびかれて多くの種類のビタミンが次々と単離され、化学構造が解明され、さらに薬物として合成されるようになり、現在のわれわれの健康の増進に大きく寄与しているのである。

第5章は、われわれの体内で起こる化学反応（エネルギー代謝反応）の解明の歴史である。ここでも、たとえば現在「生体のエネルギー通貨」として知られるアデノシン三リン酸（ATP）発見をめぐる凄絶な先取権争いなど、多くのドラマが展開された。またこの章では、第4章で発見された各種のビタミンが、生体内の代謝反応にどのように関与しているかを、具体的に説明する。さらに現代の栄養学が抱える問題点についても考えてみたい。

最後の第6章では、おもにわが国を例にとって、栄養学の社会とのかかわりについて考える。実はわが国で先覚者、佐伯矩《さいきただす》の活動により栄養学が学問として認められ、1920年に国立栄養研究所が設立されたころ、欧米ではまだ学問としての栄養学は存在しなかったのである。当時、わが国では激烈な「七分搗《つ》き米—胚芽米論争」が続けられ、結局「七分搗き米」を奨励する政令が出されて決着がつけられた。

その後、世界各国でも栄養学の確立とともに、人々の健康と食生活にたいする関心が高まり、種々の栄養薬や栄養食品が販売され、栄養学は完全に政治行政の世界に組み込まれるに至った。わが国の栄養学は第二次世界大戦中、欧米に大きく後れをとり、戦後、これに追いつくのに多大の努力を必要とした。この時期、欧米の知見をわが国へ紹介することに尽力したのが、現在も矍《かく》鑠《しゃく》として活躍中の日野原重明と、筆者の実父である杉靖三郎らであった。

また、大戦末期にわれわれは食料不足から栄養失調による飢餓に直面し、終戦後は政府の適切な栄養行政が喫緊の課題となった。結果としてわれわれはこの困難を米国の援助物資などによって乗り切ったのであった。このとき、米国駐留軍サムス大佐の尽力により、わが国の児童に対し米国からの援助物資による給食が支給され、やせ細っていた児童がたちまち健康になった事実を忘れてはならない。戦後のわが国のめざましい経済成長を成し遂げたのは、当時の児童たちであったのである。

本書の読者が栄養学の確立に貢献した先人たちの血のにじむ努力に思いをはせ、彼らが明らかにした栄養学の知識を各自の健康増進に役立てていただければ幸いである。

栄養学を拓いた巨人たち 目次

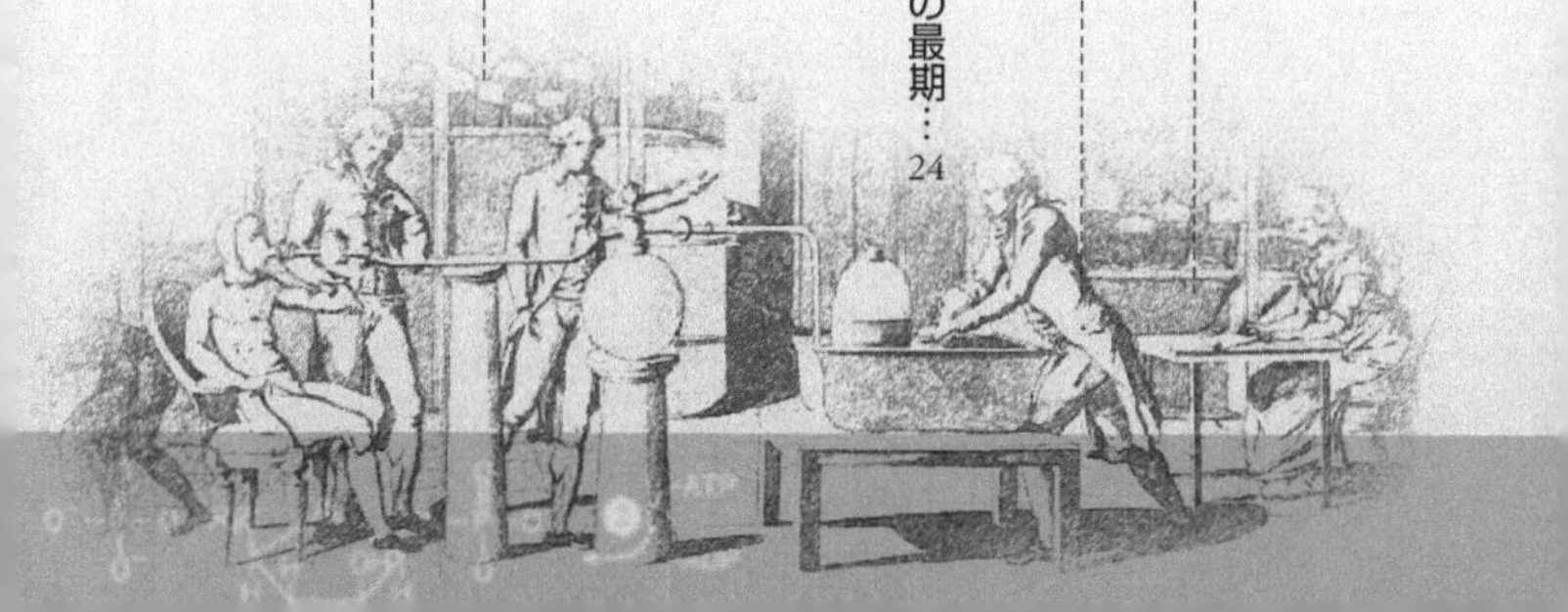

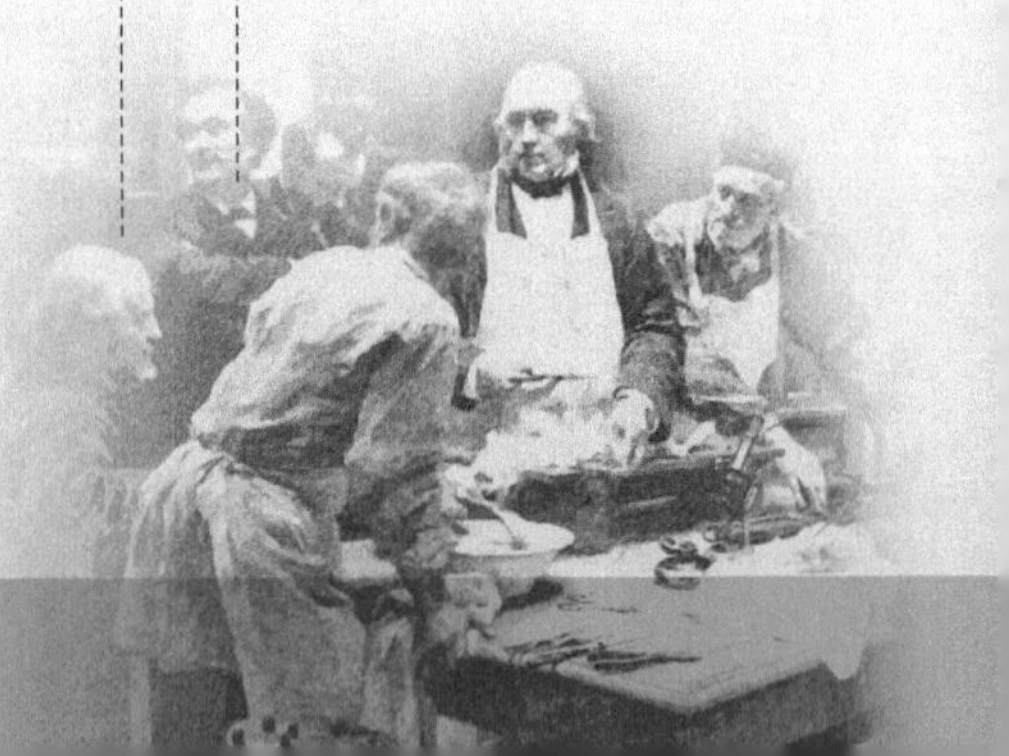

第4章 ビタミン発見をめぐるドラマ

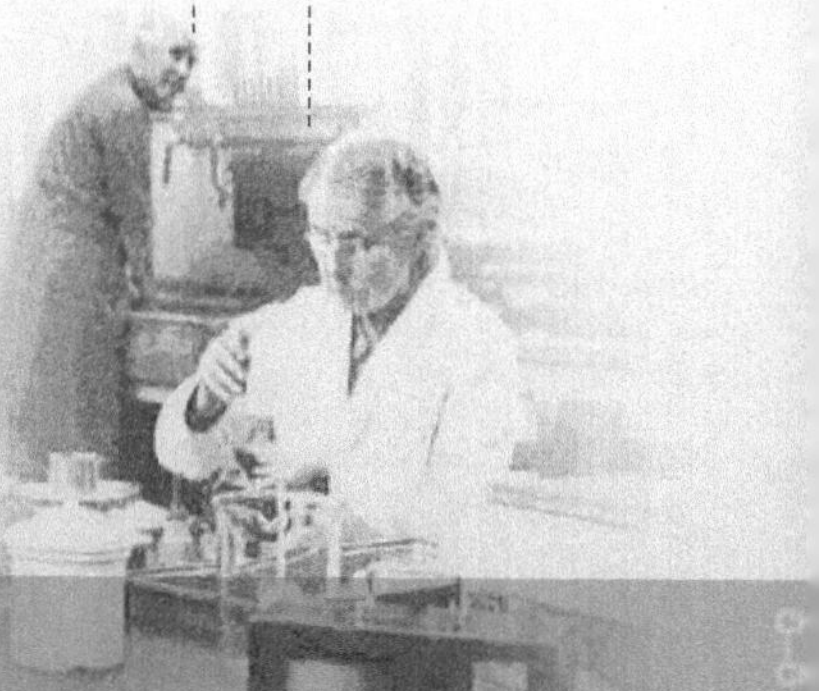

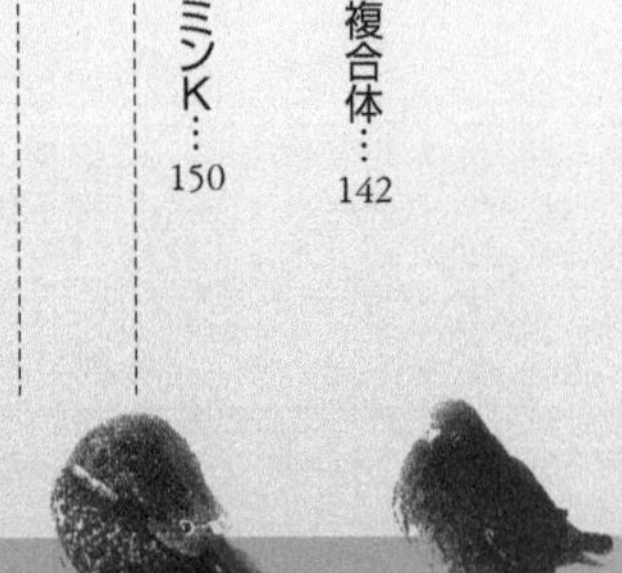

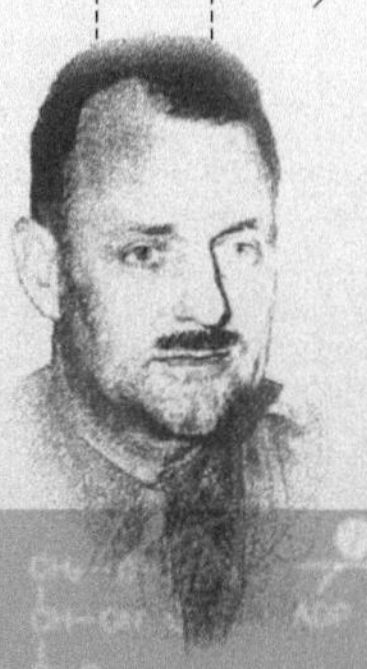

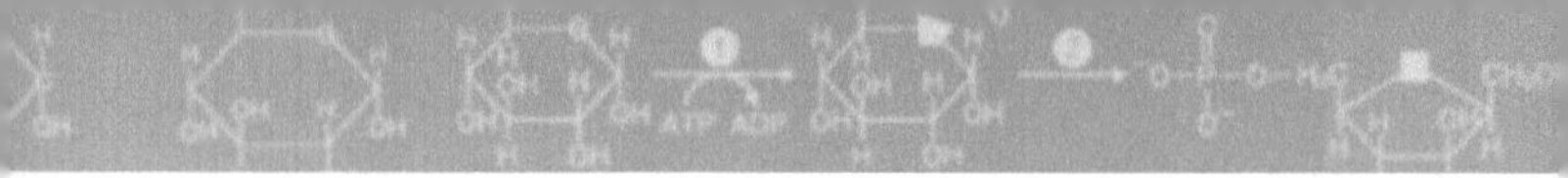

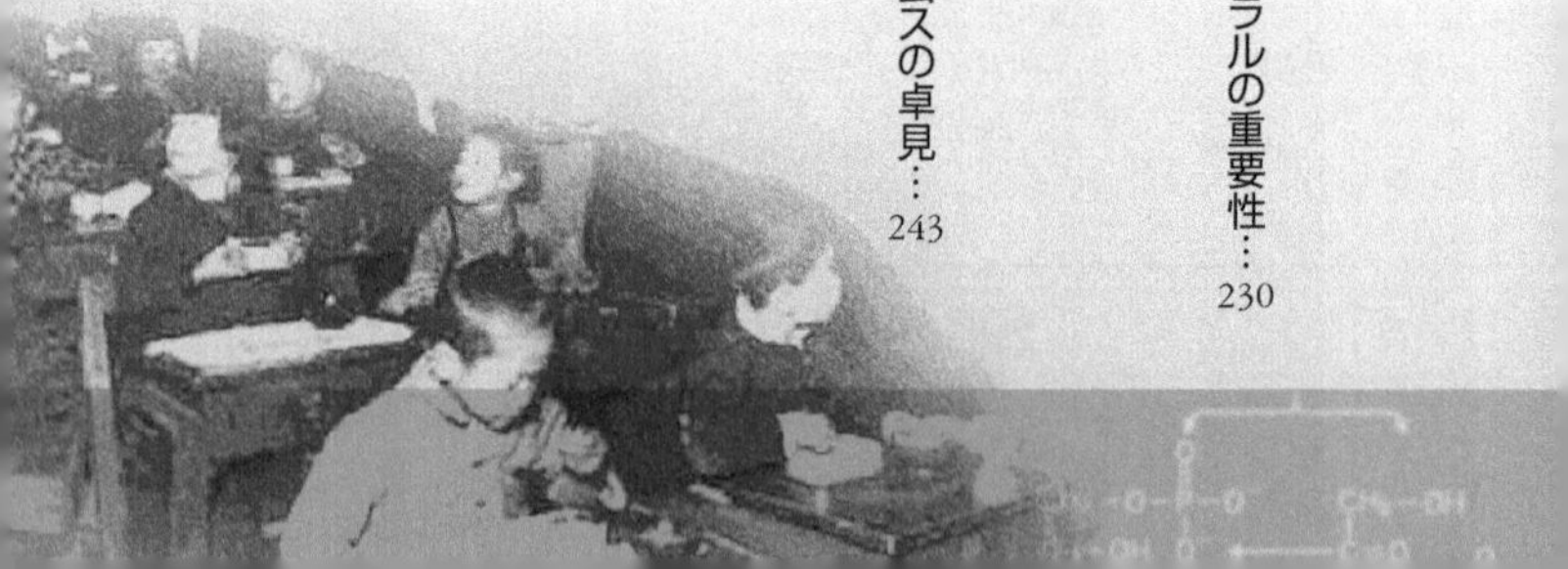

第1章

栄養学の黎明期

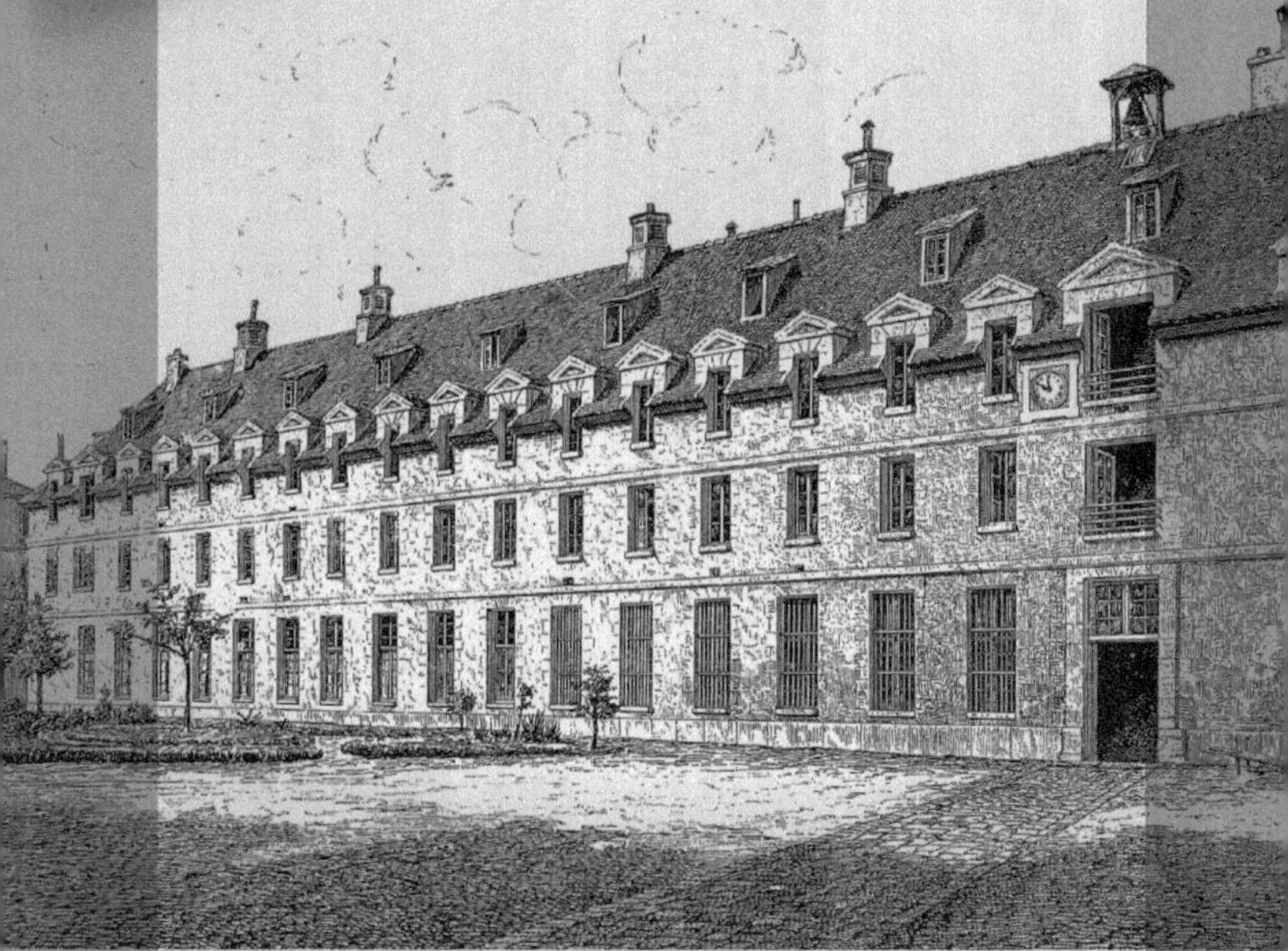

ラボアジエが処刑されるまで収容されたポール・リーブル監獄。現在は産院になっている

「栄養」という言葉を定義するなら「生物が身体を維持し生活を営むため、体に摂り入れるもの」と言えるであろう。さらにわれわれの健康の維持と増進という目的を考えれば、「人々がそのはたらきを十分に発揮する状態を保つために摂る適切な食物」と言うべきである。栄養学とは、このような目的を実現するために成立した学問である。

栄養学が成立するためには、以下の発見が不可欠であった。

(1) 生物は体内に摂り入れた食物を呼吸によって燃焼させている。

(2) 生物はこの燃焼で発生する熱エネルギーを利用して生活する。つまり熱エネルギーは仕事を行う力学的エネルギーに変換される。

さらに栄養学が確固とした物理学的基礎を持つためには、「熱」というものの本態の解明がなされねばならなかった。これに対する答え、すなわち「熱とは物質を構成する分子・原子の運動である」という知見が得られるまでには、物理学者たちの筆舌に尽くしがたい産みの苦しみがあったのである。

本章ではまず、熱についての知識の体系を築いた先駆者たちの、文字どおり生命を賭けた努力について説明する。

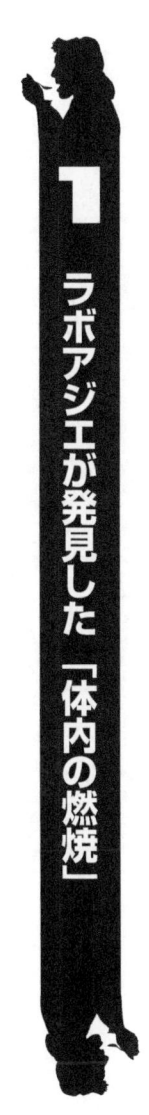

1 ラボアジエが発見した「体内の燃焼」

偉業を支えた莫大な研究費

木材などの可燃物を加熱すると、炎をあげて燃焼して熱を発生し、あとには灰が残る。この燃焼とはどのような現象なのかを説明するために、古来さまざまな考えが提唱されてきた。

18世紀末に現れた「燃素説」は、その内容が明快だったため、当時の多くの科学者がこれに賛同した。燃素説によると、燃焼する物質は「燃素」という因子を含んでおり、物質が燃えるとき燃素は光と熱を発して物質から離れてゆき、あとには灰だけが残るのである。

ここに登場したのが、現代化学の創始者とされる巨人、ラボアジエであった。彼は燃焼についてまったく新しい観点から説明することに成功し、燃素説を粉砕したのである。

ラボアジエは１７４３年、裁判官の子としてパリに生まれた。母親が幼少のころに亡くなり、裕福な義母のもとに引き取られ成長したラボアジエは、青年時代から科学において非凡な才能を発揮し、やがて当時広く信じられていた燃素説に興味を引かれていった。燃焼によって空間に飛

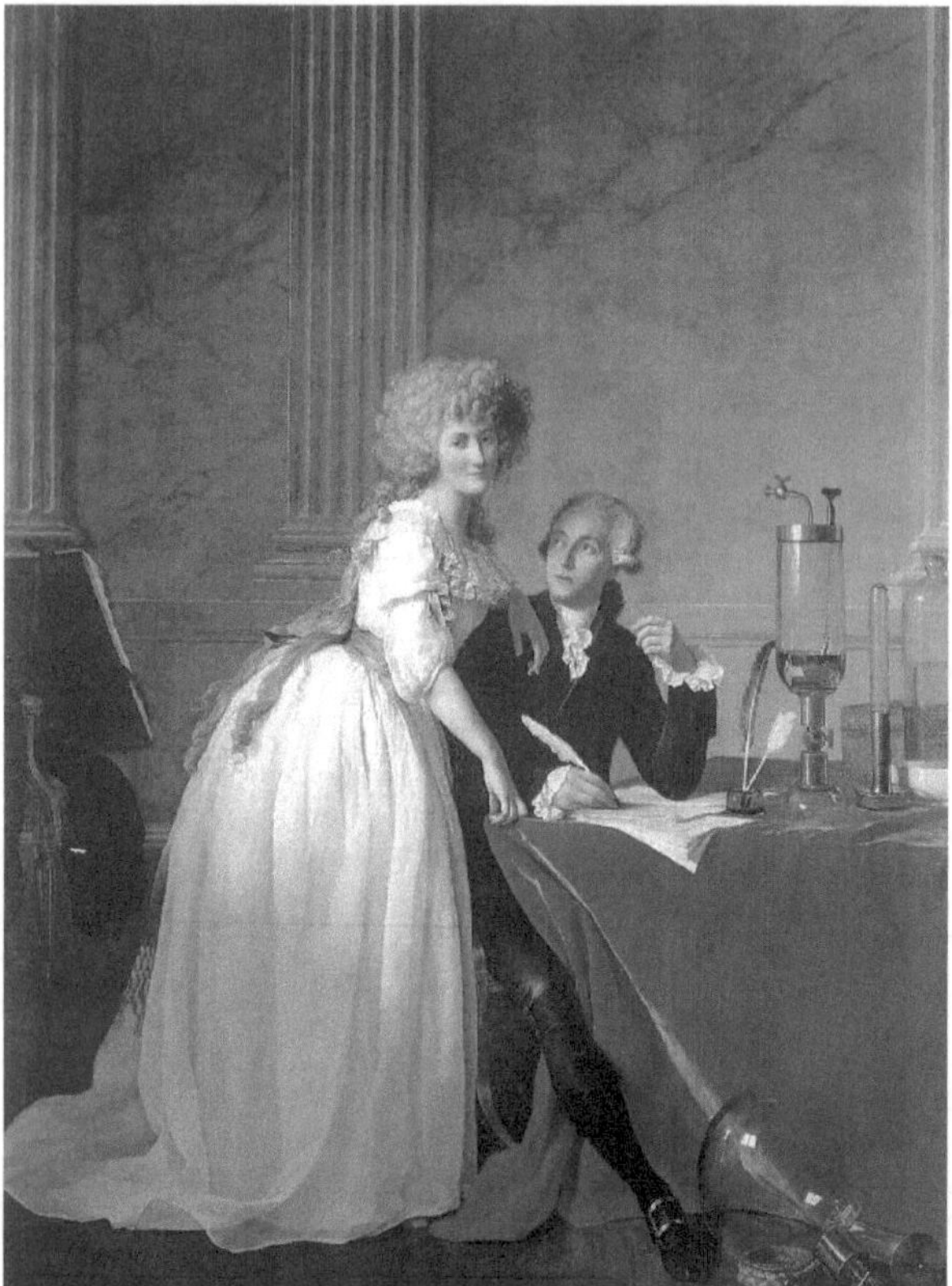

図1—1　ラボアジエ（右）とその妻マリー・アンヌ（左）の肖像

散する、かたちのない燃素とはいったいなんだろうか。

ラボアジエは研究を天職として選ぶに際して、義母の莫大な財産をもってしても必要な費用は賄いきれないと予想し、パリの徴税組合に参加して、徴税請負人になる道を選んだ。その任にある者は、市民から税金を徴収し、一定額を国庫に納入すれば、残りは自分の収入とすることが許されていたのである。このため彼の収入は莫大で、これをみずからの研究に投入したのである。

国家が科学者の研究費を支出するようになるはるか以前の時代であり、科学者はその研究に多額の費用を必要とする場合、みずからの収入をこれに充てるか、あるいは君主の庇護に頼るほかなかったのである。しかしラボアジエの友人たちは、彼がこの方針を選択したとき、不吉なものを感じたという。この予感は、不幸なことに後年、的中する。

ラボアジエは1781年、徴税人の同僚ボールズの娘マリー・アンヌと結婚した。夫は28歳、妻は14歳であった（図1―1）。マリー・アンヌはのちに述べるように、科学者の理想の妻であるにとどまらず、現在では科学史上初の女性科学者とみなされている。ラボアジエはこの妻の助力を得て、数々の不朽の業績を打ち立てたのである。そのうちここでは、燃焼に関する研究と、生物の呼吸に関する研究について説明する。

「燃焼」とはなにか

燃焼についてのラボアジエの実験がほかの科学者と決定的に異なっていたのは「重量測定」を重視したことである。まず、彼は密封したガラス容器中で太陽光をレンズで集光し、金属（水銀）を燃焼させた（図1―2）。燃焼が進むとともにその重量は増加したが、ある値に達すると、重量増加は頭打ちとなった。燃焼によるこの重量増加は、水銀の量を増しても変化しなかった。彼はガラス容器中の空気の量が重量増加の値を決めているのであろうと考え、さらに実験をおこなった（図1―3）。この装置は、水銀を燃焼させた際のガラス容器内の空気の体積変化が読みとれるようになっている。はたして実験の結果、燃焼による水銀の重量増加が頭打ちになったとき、ガラス容器中の空気の体積は約5分の1減少していた。この実験後、ガラス容器に小動物を入れると、ただちに死んでしまった。

ラボアジエはこの実験装置の「全体」の重量を精密に測定し、実験前後で重量はまったく変化しないこと

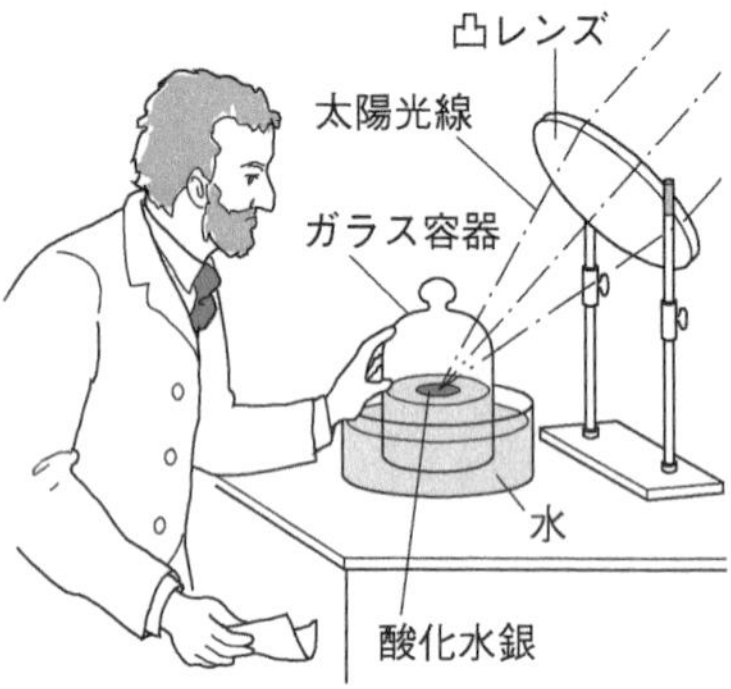

図1―2　ラボアジエによる金属の燃焼実験

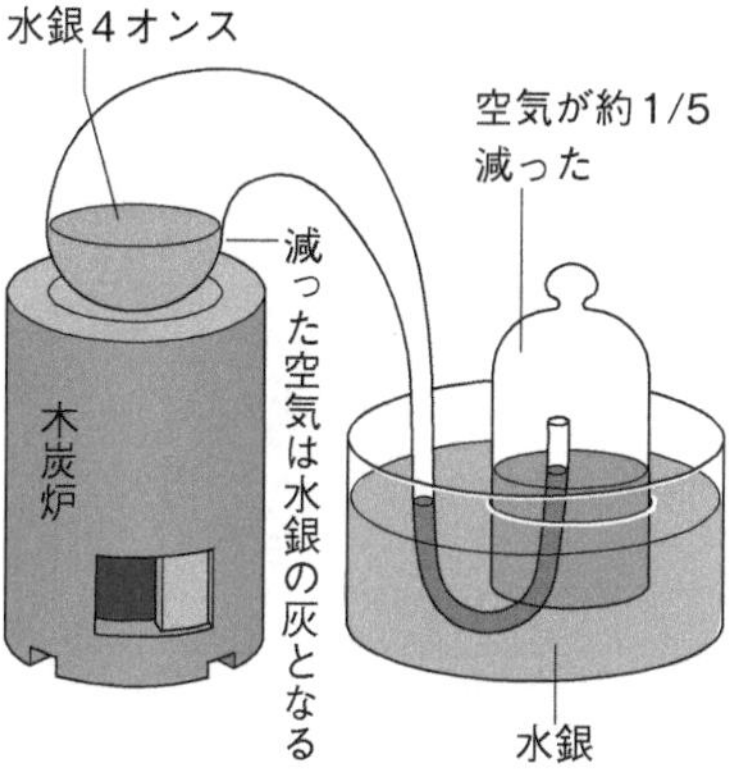

図1—3
「質量保存の法則」を発見した実験装置

を発見した。つまり密封した容器内で化学反応が起こっても、容器内の物質全体の重量は変わらないのである。この事実は後年「質量保存の法則」とよばれ、さらに「エネルギー保存の法則」へと発展していった。この偉業によりラボアジエは、ドイツのケプラーやイタリアのガリレオに比肩する科学史最大の貢献者となったのである。

彼はさらに研究を進めて、燃焼についての次の知見を得た。

(1) 金属の燃焼とは、それが空気の体積の5分の1を占める酸素と結合することである。

(2) 木炭の燃焼とは、これを構成する炭素が酸素と結合し、気体（炭酸ガス）となって飛び去ることである。

いずれも、現在の知識につながる道を切り開いた重要な発見であった。

生理学の始祖

なおもラボアジエは、先に説明した実験の結果、酸素なしでは動物が生きられなかったことから慧眼にも、生体の本質とは、呼吸によって体内に取り込まれた酸素によって、体内の物質を燃焼させることであることに気づいた。図1―4は、ラボアジエが偉大な数学者ラプラス（ラプラス変換で知られる）との共同実験で使用した実験装置である。断熱性の壁で囲まれた容器の中にモルモットと氷が入れられている。これを使って彼らは、モルモットの呼気を採取し、これに含まれる炭酸ガスの量と、モルモットの発生する熱で溶けた氷の量とを測定した。その後、木炭の燃焼でもモルモットの呼吸と同じように炭酸ガスと熱が発生することを確認した。

次いでラボアジエがおこなっ

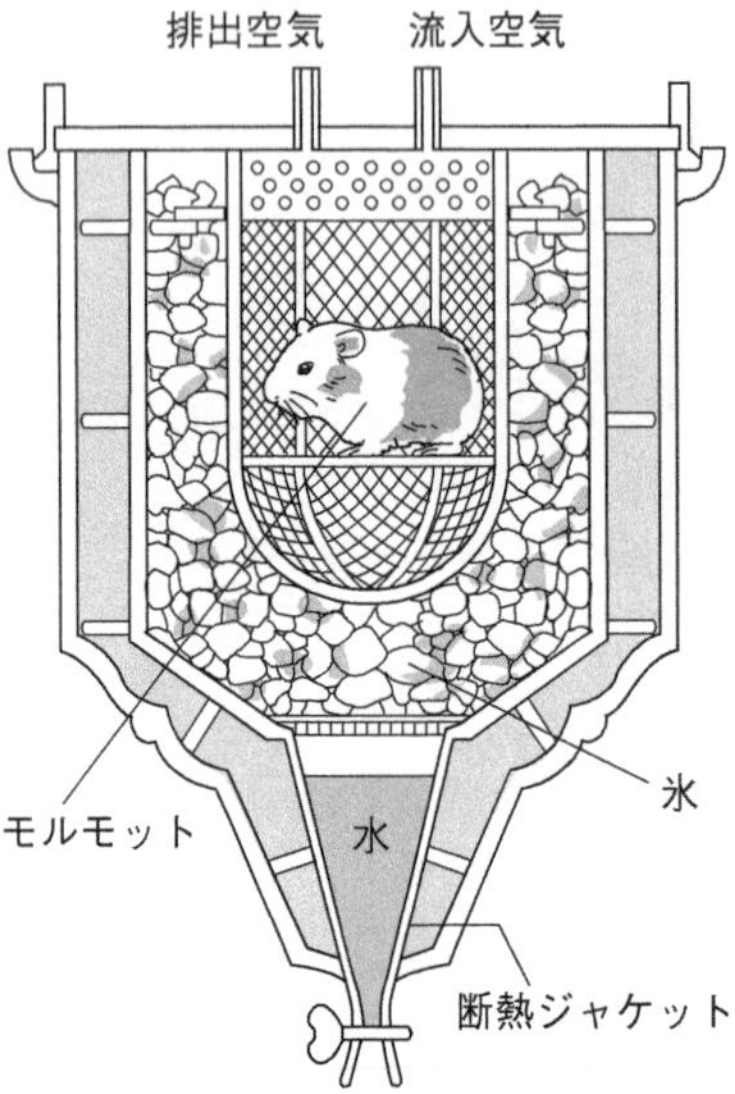

図1―4
呼吸が燃焼であることを確認した実験装置

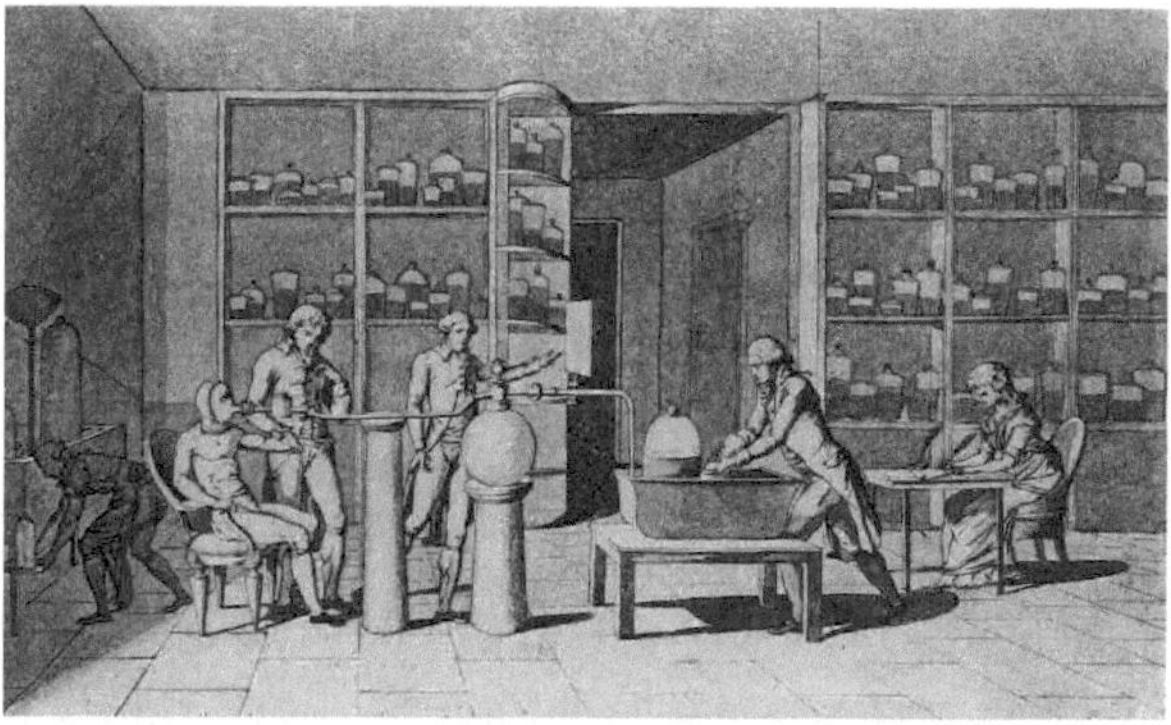

図1—5　ラボアジエと共同研究者たちとの実験風景。右端でノートをとっているのがラボアジエ夫人

たのは、人体の呼吸の研究であった。彼はこのテーマに10年の歳月をかけた。図1—5は、ラボアジエが共同研究者とともに人体の呼吸実験をしている図で、彼の妻が描いたものである。図の左端で被験者が椅子に座り、呼気を採取するマスクをつけている。図の右端にはノートをとっている彼の妻が見える。

彼は気温や被験者の状態（空腹時、食事中、休息時、運動時）などの条件をさまざまに変えて人体の呼吸を調べ、人体から出た呼気中の炭酸ガス量は、被験者の運動が激しくなるにつれ、また体温の維持を必要とするにつれて増大することをつきとめた。

このようにしてラボアジエは、吸気によって体内に入った酸素は、体組織中の炭素と結合して炭酸となること、したがって呼吸とは、炭の燃焼と似た体内の燃焼であることを疑問の余地なく確立した。この業績により、彼は生理学における（したがって栄養学におけ

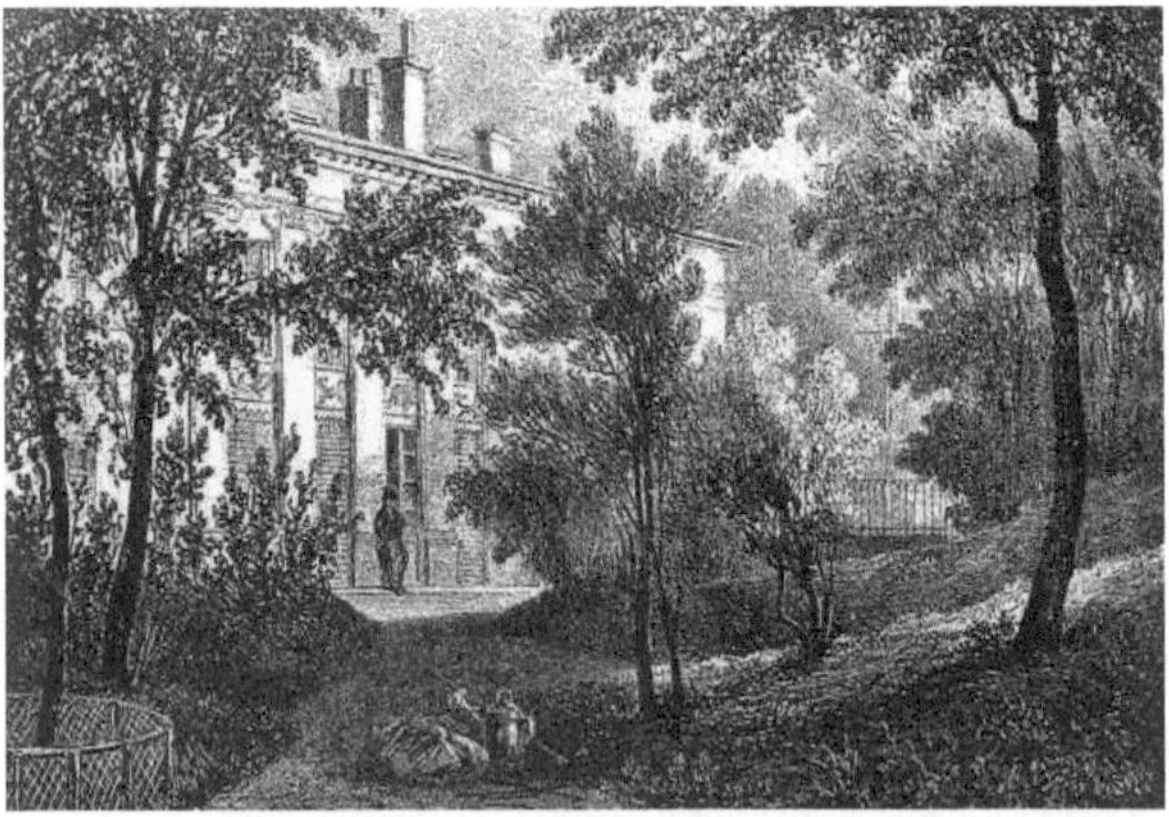

図1―6　サロンが催されたラボアジエの邸宅

る）学問の始祖となったのである。

非業の最期

ラボアジエの妻、マリー・アンヌは夫を心から尊敬しており、夫のために英語を習って英語の論文を翻訳した。さらに彼女はつねに夫の実験を手伝い、実験ノートをとった。ラボアジエ邸でしばしば催された学者たちのサロン（図1―6）でも彼女は議論に加わり、夫の死後もこのサロンを催していたことは、彼女も優れた研究者であったことを強く示唆する。ラボアジエにとって彼女は理想の妻であり、二人の共同研究生活は至福の日々であったに違いない。

1789年、ラボアジエはこれまでに成し遂げた研究成果を集大成した不朽の名著『化学原論』を出版した。この著書によって彼は、近代化学の創始者の一人として歴史に永久にその名を刻むこととなった。しかし気づかれる読者も多いであろうが、この年、フランス革命の発端となるバスティーユ監獄における暴動が勃発した。ラボアジエの生命に危険が迫っていた。

革命により成立した国民評議会の指導者の一人であるマラーは、若いときに科学者を志して努力したが、結局、挫折した経歴を持っていた。一説には、彼は高名な科学者ラボアジエに嫉妬し、破滅させようと企んでいたという。実際に、彼はラボアジエの愛国心の欠如を告発してもいる。この説の真偽はさておき、ラボアジエが所属する徴税組合は、たとえそれがなんら反革命的なことをしていなくても、「人民を搾取した」という罪により、革命公会にとって血祭りにあげるべき対象であった。

徴税人は次々に逮捕され、監獄に入れられた。ラボアジエも例外ではなかった。彼は監獄に送られる前に、革命評議会に対して「私は人類のために有益な研究をおこなってきていて、これからもおこないたいので、どうか命を奪わないでください」とみずから悲痛な嘆願をしたが、何の効果もなかった。彼を惜しむ科学者たちの助命嘆願も、「新しい共和国に科学者はいらない」と、一言のもとに退けられた。ラボアジエ夫人も、夫を救おうと八方手を尽くした。しかし効果がないとわかると、彼女は革命公会のメンバーに向かってこう言い放った。

「あなたがたは正義のためではなく、欲のために徴税人を殺し彼らの財産を奪おうとしているのでしょう。私の夫は何の罪もなく死なねばならないのです」

判決が前もって決している裁判にかけられた徴税人たちは、自身の運命を悟り動揺した。だがラボアジエは、終始毅然として彼らを励ました。ある者はラボアジエに一緒に自殺しようと持ちかけたが、彼は「自殺は理不尽な狂人たちに自分の罪を認めることになる」と、最後のときが来るまで生き続けるよう説得した。

1794年、処刑前夜のラボアジエが友人に宛てた手紙には、次のような一節がある。

「老衰に苦しむことなく、老いと無縁のまま死ねるのはありがたいことです。心残りは家族のために何もできず、感謝の証拠を残せないことです」

当時はまだ栄養学は存在せず、人々の食事は貴賤を問わず、栄養的に偏ったものであった。したがって世界のどの国でも、「人生五十年」、つまり平均寿命が50歳を超えることはなかった。このことから考えれば、51歳で死んだラボアジエはまさに老境に入ろうとしていたのである。彼がすでに大著『化学原論』を書き上げていたことは、彼にとっても、後世のわれわれにとっても幸いなことであった。もしこの本が出版されることなくラボアジエが処刑されていたら、彼の成し遂げた業績は散逸し、われわれの文明の進歩は100年以上遅れていたかもしれない。

なお、これは余談に属することではあるが、筆者は、偉大な物理学者であり、また国民評議会の有力メンバーであったラザール・カルノーがラボアジエに救いの手を差し伸べなかったことを残念に思う。後述するようにカルノーとその息子、サディー・カルノーはともに熱力学成立の端緒となる研究をおこない、熱力学を基礎とする体内の燃焼を介してラボアジエとは固く結ばれていた。客観的に見てカルノーの権威と政治力があれば、ラボアジエの助命は十分に可能であったろうと思われるのだ。あるいは、前述した国民評議会の一人マラーが、ラボアジエのみならずすべての高名な科学者に敵意を抱いていたことをカルノーは恐れたのだろうか。

後年、フランスの文豪ロマン・ロランは、その戯曲「愛と死との戯《たわむ》れ」のなかでカルノーを、ラボアジエを惜しみ国外逃亡の機会を与えようと努力する人物として描いている。劇中でカルノーはラボアジエに言う。「君も私も科学者だ。われわれの望む科学は、人々が自由でなければ進歩し得ない。君は現在の立場を捨ててここから逃れるべきだ」。対してラボアジエは答える。「私が自分の立場を捨てて逃れることは、真理や科学者としての誇りを、未来という名のもとに滅ぼすことだ」。

カルノーは「君はなんと頑固でわからず屋なのだ」と言いつつ、ラボアジエに国外逃亡のための旅券を渡して去る。ラボアジエは妻にこの旅券を渡し逃亡を勧めるが、彼女はこれを拒否し、夫と運命をともにするため旅券を破り捨てる。そこに革命評議会の兵士が乱入し、劇は終わる。ロランが描きたかったのは、ラボアジエを心から惜しむカルノー像だったのだろう。

処刑当日、徴税人たちが刑場に引かれてゆくとき、突如そのうちの一人が、国民評議会最高指

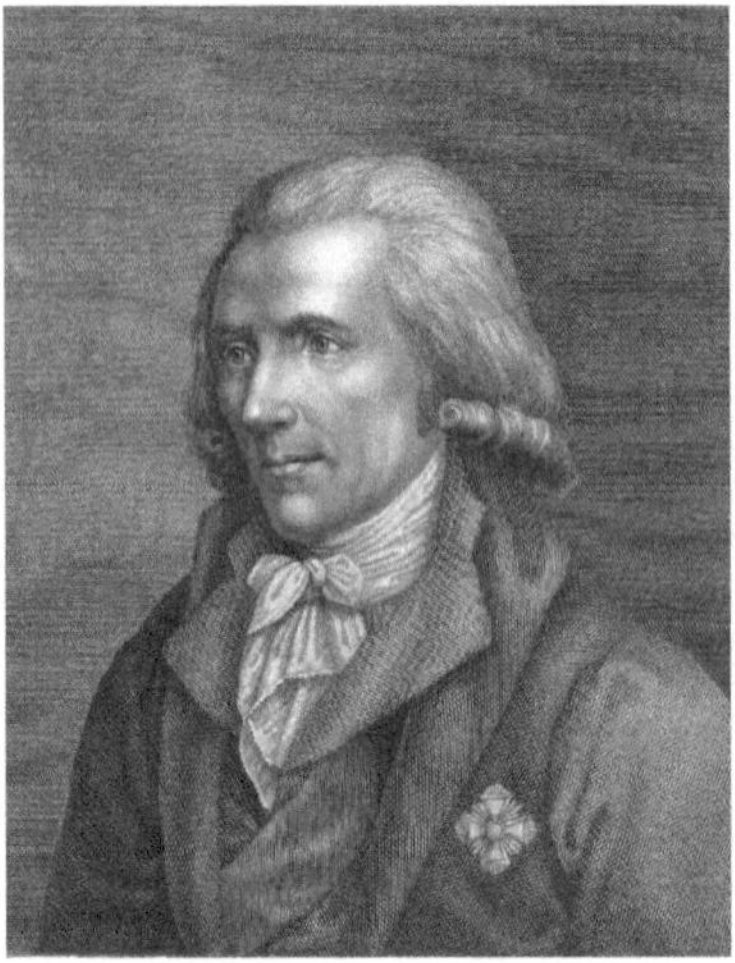

図1—7　ベンジャミン・トンプソン（ラムフォード伯）

導者ロベスピエールの縁故者であったために釈放されている。不条理としか言いようがない運命をラボアジエは諦念とともに受け入れ、彼の妻の父でやはり徴税官のポールズが首を刎ねられるのを見届けたのち、落ち着いて処刑台に登った。

ラグランジュの定理にその名を残す数学者ラグランジュは、彼の死の翌日、こう言った。

「彼らがこの頭を落とすには一瞬で足りる。しかしこのような頭がまた現れるには、一世紀あっても足りないだろう」

未亡人となったラボアジエ夫人はやがて、政府に没収されていた夫の莫大な遺産を取り戻すことに成功し、以前のように邸宅に学者たちを招いてサロンを再開した。彼女はいつも話題の主導権をとり、そのテキパキした司会ぶりは「粗野と優雅さが同居している」と評された。これは彼女が学問に並々ならぬ造詣があったと同時に、聡明な魅力ある婦人でもあったことを示している。

サロンのメンバーの一人に、米国生まれのベンジャミン・トンプソンがいた（図1―7）。ババリア選挙侯から「ラムフォード伯」の称号を受けていた彼は、ババリア軍隊の兵士のための経済的で健康を増進する食事として「ラムフォード・スープ」を考案して成功を収めていた。このスープの処方自体は間違った考えによってなされていたが、現代の栄養士による食事の処方の先駆けといえるものであった。

また、彼は大砲の砲身を削るときに発生する熱の考察から、運動が熱に変換しうることを指摘し、後年の「エネルギー保存の法則」の樹立に貢献するなど、多彩な研究活動をおこなっていた。最愛の夫を亡くした寂しさに耐えていたラボアジエ夫人は次第に彼に魅了されていき、トンプソンからの申し込みによって彼らは結婚した。しかし、この結婚はトンプソンが自分本位の性格だったためか四年間しか続かず、彼らは口論を重ねた末に離婚した。トンプソンは人格的には問題があったとも指摘されてはいるが、彼の業績は科学史に残る大きなものであった。

ラボアジエ夫人のサロンは１８３６年に彼女が78歳で死去するまで続けられた。そこには多くの著名な学者が参加していたので、科学の進歩にも大きく寄与したに違いない。

2 カルノー父子が開いた熱力学の扉

受け継がれた「天才」

さきにも登場したラザール・カルノー（図1―8）は、1753年、フランスの地方都市ボーヌに法律家の子として生まれた。彼は工兵隊将校として勤務する余暇に数学・物理学を研究し、著書『一般機械試論』を出版した。このなかで彼は、現在のわれわれが学校の理科の授業で教えられる〔力〕×〔距離〕＝〔仕事〕が、機械の効率を決める物理量であることを指摘している。カルノーはフランス革命に際してロベスピエールらとともに指導者となり、のちに総裁政府の総裁の一人として活躍する傍らで、数学に関する論文を発表した。ナポレオンのクーデター成功後は陸軍大臣に就任するが、ナポレオンが権力欲を露わにして終身執政さらには皇帝になるとき、共和制を守るため断固反対した。

やがてロシア遠征に失敗して皇帝の座を追われたナポレオンは、流されていたエルバ島から脱出してパリに帰還すると、政敵であったカルノーに内務大臣になるよう懇請し、カルノーはこれに応じた。いかにカルノーの力量と人格が認められていたかがわかる。しかしナポレオンがワーテルローで敗れフランスが王政に戻ると、カルノーはこれに失望してプロイセンのマグデブルグに亡命し、1823年、ここで生涯を終えた。

ところで、「天才」とは遺伝するのか環境によるものかがよく論議されるが、筆者の私見では天才が遺伝することに疑いの余地はない。ただし天才が開花するには、環境が整えられることが必要である。その意味でカルノー親子においては、遺伝による才能と、その才能を育む環境が理想的なかたちで実現されている。これと比肩する例としては「楽聖」バッハ一家が挙げられよう。

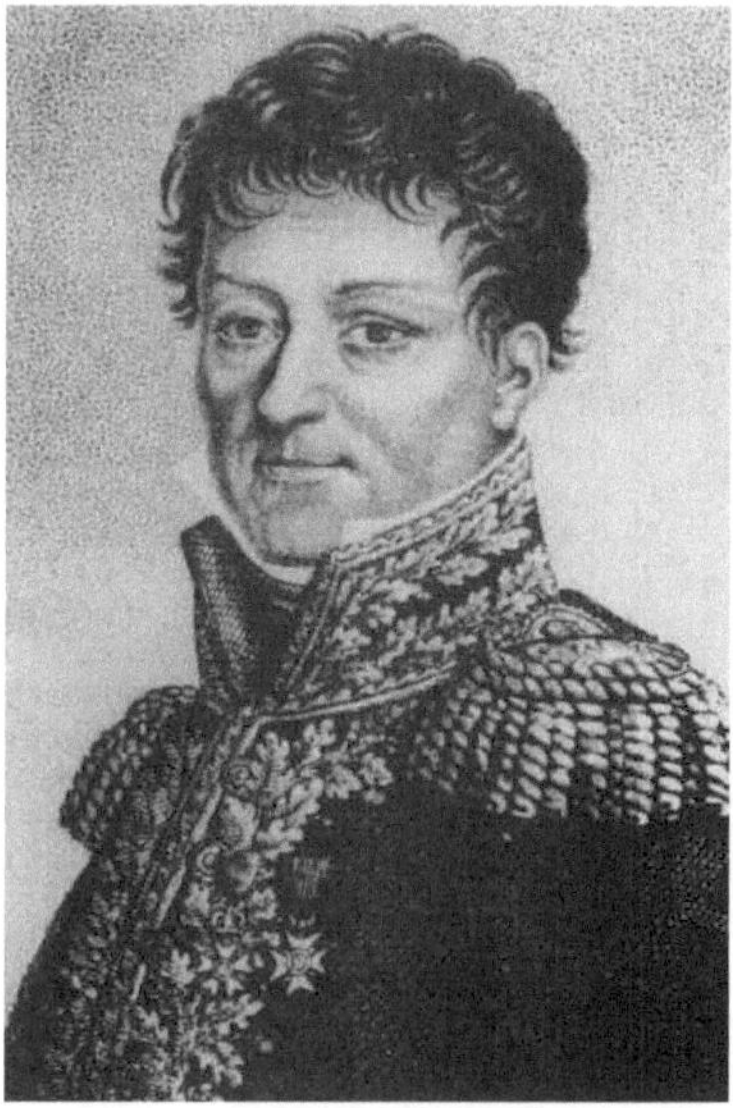

図1—8　フランス革命の指導者でもあったラザール・カルノー

ラザール・カルノーの息子、サディー・カルノー（図1—9）は1796年に生まれ、父から数学、物理学の教育を受けてパリのエコール・ポリテクニクに入学し、当時、パリに侵攻してきたヨーロッパ諸国連合軍との戦闘に参加した。ついで工兵

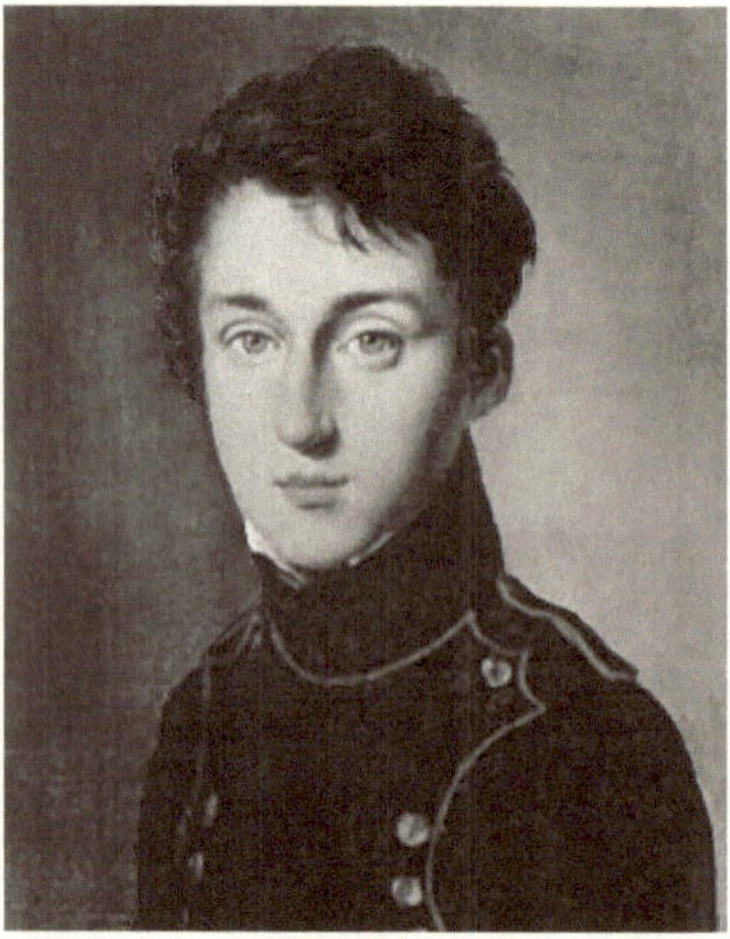

図１—９　永久機関は不可能であることを証明したサディー・カルノー

学校に入学し、卒業後は工兵将校を務めたがこれに馴染めず、やがて休暇をとり研究に専念した。

１８２１年、サディーは祖国に失望した父が亡命生活を送っていたマグデブルグを訪問し、親子はここで数週間をともに過ごした。余命が長くないことを自覚したラザールはこのとき、自分と同じ天才を持った息子に、政治家としての激務の合間を縫って心血を注いだ熱機関の問題の完成を託そうと、学問上のバトンタッチをおこなったようである。実際にサディーは父との会話から啓示を受け、１８２４年、「火の動力に関する考察」と題した論文を発表した。これは彼が発表した最初の、そして最後の論文となった。現在のわれわれが学校で「カルノーサイクル」として学習するこの不朽の論文についてはのちに説明する。

サディーは１８３２年、コレラに感染して36歳でこの世を去った。コレラの伝染を防ぐため、彼の遺品は研究ノートなどを含めてほとんどが焼却され、後世には残らなかった。

「カルノーサイクル」とはなにか

ここでカルノー父子が心血を注いだ熱機関の考察について、その概略を説明しよう。

18世紀の初頭、英国で蒸気機関が発明された。図1―10は英国のニューコメンが、鉱山の排水ポンプを動かす動力として使用した初期の蒸気機関の模式図である。まず、大きなボイラーで水を加熱し沸騰させ、シリンダー内に水蒸気を送り込むと、その圧力によりシリンダーのピストンが上に押し上げられる（A）。ついでシリンダー内の水蒸気に冷水を注いで水蒸気を冷却、凝縮させると、シリンダー内の圧力が下がり、ピストンは下に戻る（B）。この過程を繰り返すことにより、この蒸気機関は排水ポンプとして働く。

この場合、水と水蒸気はこの機関を動かす媒体として働いている

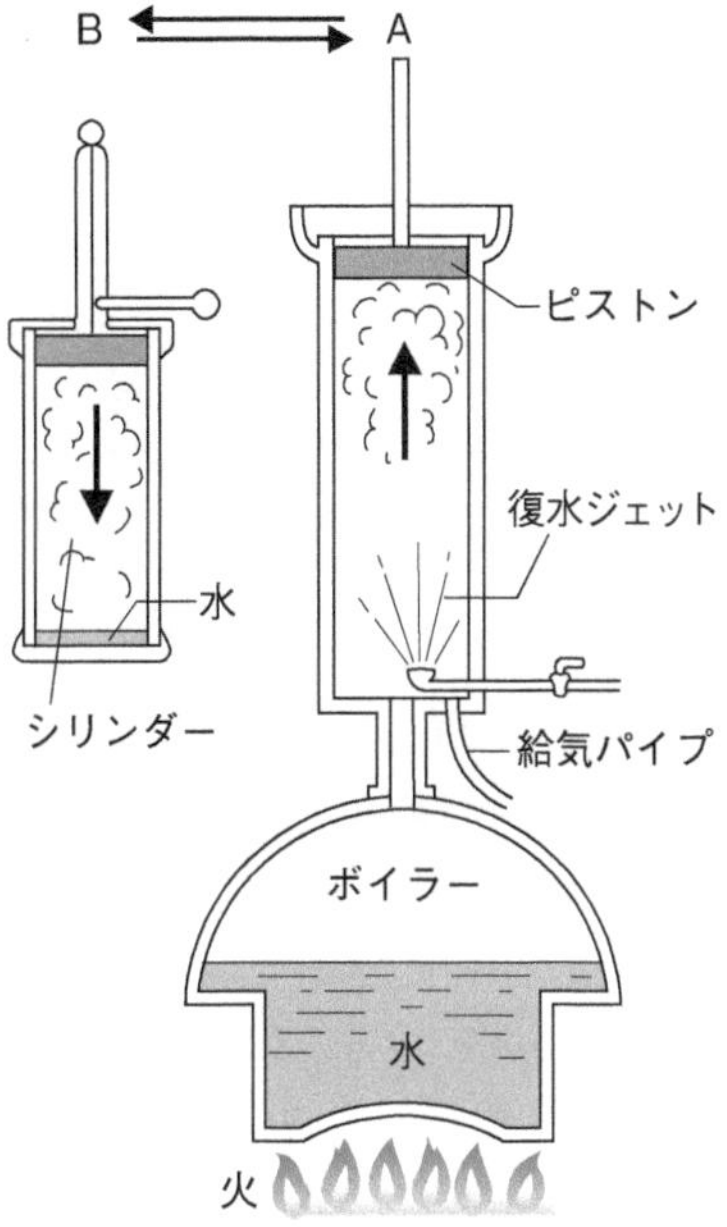

図1―10　ニューコメンの蒸気機関

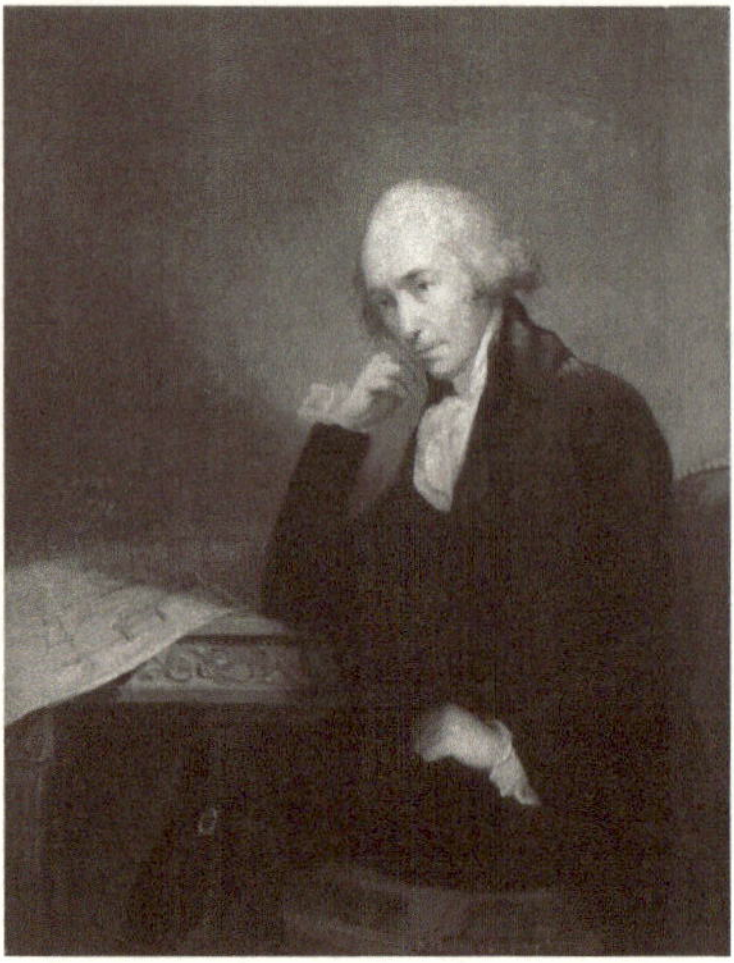

図1―11
産業革命を牽引したジェームス・ワット

が、動力源は明らかに、水を沸騰させ水蒸気を発生させる熱にほかならない。それまで人類が使用してきた動力源（つまりエネルギー源）は、人力と畜力を除けば水力と風力しかなかったので、熱がエネルギー源となることの発見は、人類文明史上の画期的な出来事であった。この初期の蒸気機関は、ジェームス・ワット（図1―11）により改良され、英国で起こった産業革命の原動力となった。

この蒸気機関の出現は、物理学者たちにとってはエネルギーを生み出す熱というものの本態を研究するきっかけとなった。そして、この問題に最初に取り組んだのがカルノー父子だったのである。サディー・カルノーはその論文で、まず「熱が大きな動力を生み出すことは、蒸気機関の存在から誰の目にも明らかである」と言い、「しかしこの熱機関をいかに改良するかについての理論的指針がまったくない」と述べて熱機関の理論的考察に入っている。

熱が動力を発生するとき、それは必ず高温から低温への熱の移動を伴う。高温の物体から低温

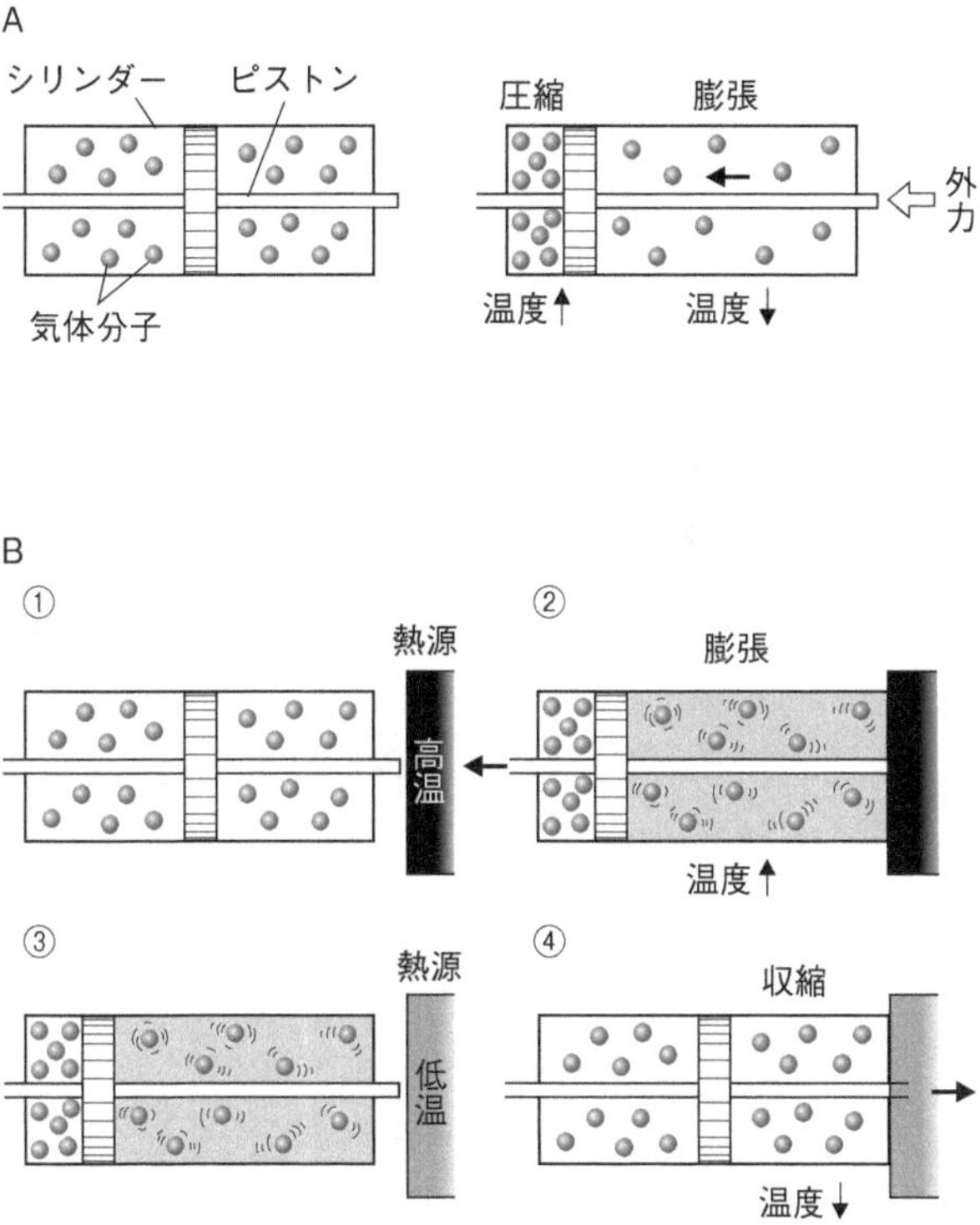

図1―12　カルノーサイクル

の物体への熱の移動が完了し、両者の温度差がゼロになれば、もはや熱から動力を取りだすことはできない。これは、水の高低差を利用して動力を取りだす水車が、水の高低差がなければ用をなさないことと同様である。

一方で、温度が一定なら、気体の体積と圧力の積は一定であるという事実（ボイル・シャルルの法則）がすでに知られていた。サディーはこの事実に着目し、彼我の気体の体積を力学的に変化させればそこに温度差が生じ、したがって熱の移動が起こりうることを指摘した。たとえば図1―12Aに示すように、密閉したシリンダー内でピストンを一方向に動かせば、一方の気体は圧縮されて温度が上昇し、他方の気体は膨張して温度が低下する。この結果、ピストンの両側の気体の間に温度差が生じる。

サディーはこのシリンダー内のピストンに外から力を加える代わりに、シリンダー内の気体を交互に高温の熱源と低温の熱源に接触させてピストンを動かすしくみを考えた。図1―12Bはこの操作の模式図である。この熱源から気体への熱の移動が、極限までゆっくりとおこなえると仮定すると、この機関のピストンを動かすはたらきは以下の4つの段階からなる。

（1）高温での気体の等温膨張
（2）気体の断熱膨張とこれによる冷却
（3）気体の低温での等温収縮

（4）気体の断熱収縮とこれによる温度上昇（加熱）

これが物理学の講義でわれわれが学ぶカルノーサイクルであり、これが理解できず悩まれた記憶を持つ読者も多いことだろう。

カルノーサイクルは思考実験の産物である完全に可逆的な機関で、現実には存在し得ない。サディーはこれによって、無限に動力を出し続ける「永久機関」は存在しないことを示したのである。言い換えれば、熱から動力を取りだすには高温から低温への熱の移動が必要であるが、この過程は不可逆的で逆方向には起こらないのである。

しかし彼は、高温から低温へと一方向にのみしか伝わらない熱というものの本態について思い悩み、ラムフォード伯（ラボアジエ夫人の再婚者）の提唱した「熱は物質内の粒子の運動ではないか」との考えに惹かれていたらしい。

このカルノーサイクルは多くの学者に刺激を与え、ドイツのマイヤーやヘルムホルツは「エネルギー保存の法則」を提唱し、英国のジュールは水中で羽根車を回転させたときの水の温度上昇を測定することによって、熱量と物理的仕事との間の「熱の仕事当量」（1kcal＝426.8kg・m）を決定した。現代の栄養士が食品のカロリー計算に用い、栄養学の教科書の冒頭に必ず出てくる式である。

3 ボルツマンが解明した「熱の本態」

受け入れられなかった「分子・原子」

物質が微小な粒子（現代の言葉でいえば分子あるいは原子）からなるという事実は、すでにギリシャ人が洞察していた。しかし、われわれがこの常識に達するまでには、長いジグザグの道のりがあった。

外部からの熱の出入りがない閉じた実験系では、熱は高温の物体から低温の物体に伝わり、両者の温度が等しくなれば熱の移動は停止する。両者の間に再び温度差が生じることはない。

熱のこのような不可逆的な性質は、ケプラー、ガリレオ、ニュートンによって樹立された力学系の可逆的な性質とはまったく異なる。では、熱あるいは熱エネルギーの背後には、自然界のどのような法則が存在するのだろうか。

この疑問に対する解答のヒントは、気体ガスのふるまいから得られた。たとえば水素ガス2容積と酸素ガス1容積を混合して爆発させれば、ガスは過不足なくすべて水（水蒸気）になるとい

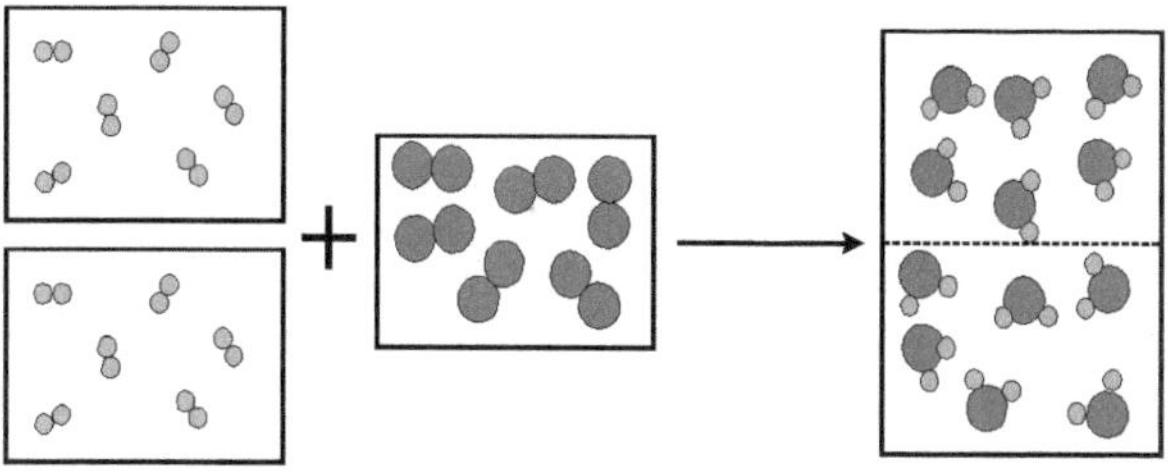

図1—13　水素と酸素は2個の分子が結合した分子の状態で存在する

う整数比が表れる。この「定比例の法則」から、英国のドルトンは水素原子2個が酸素原子1個と結合して1個の水分子になると考えた。同様な整数比はより複雑な化合物生成の際にもみとめられ、「倍数比例の法則」と呼ばれる。

このドルトンの考えは、その後、アボガドロらによって水素および酸素はそれぞれ2個の原子が結合した水素分子と酸素分子として存在すると訂正された（図1—13）。また、さまざまな物質の分子量が測定された結果、1グラム分子の物質中に含まれる分子の数は、およそ6×10の23乗という膨大な値（アボガドロ数）であることがわかった。さらに英国のマクスウェルは、ある温度Tでの気体の圧力は、個々の気体分子の平均運動エネルギー量κに依存し、以下の式で表されることを示した。

P（気体の圧力）×V（気体の体積）
＝κ×N（気体分子の数）×T（絶対温度）

この式の定数κはあとで説明するボルツマンを記念して「ボルツマン定数」とも呼ばれる。絶対温度Tの値はKをつけて表され、日常用いられる摂氏温度との関係は、0℃＝－273Kである。絶対温度はまず英国のトムソン（のちに爵位を受けてケルビン卿）によって使用された。単位につけるKはケルビンの頭文字である。実際に、気体の温度上昇に伴う膨張係数は1/273である。

このように、気体の圧力、体積、温度などの関係は、多くの偉大な学者によりみごとに説明された。しかし、個々の気体分子の運動量は古典的なニュートン力学にもとづいて計算することができたが、カルノー父子らの熱機関の考察で明らかになった、熱の伝わりの一方向性、非可逆性についてはまったく解明されていなかったのである。

この問題の解決には、ニュートンの運動の法則にしたがう気体分子の運動論に、「確率」の考えを持ち込む必要があった。しかし、現代の知識から見れば驚くべきことに、多くの物理学者はまだ、原子・分子の実在を疑っていた。そもそも彼らは、目に見えない分子・原子なるものの存在を仮定することさえ不愉快だったのである。

スウェーデンのウプサラ大学に勤める若い研究者アレニウスは、さまざまな酸の水溶液の伝導度を測定するうち、電解質は水中でプラスとマイナスの部分、つまりイオンに分かれていると考えた。それまでは、電解質が分解するのは溶液に電流を流したあとであると考えられていた。アレニウスはこの革新的な考えを学位論文としてウプサラ大学に提出したが、ばかげた考えとしてただちに却下された。さらに彼はウプサラ大学の同僚からも「イオン説」などというありえないことを考える愚か者と蔑まれ、他の大学に移らねばならなかった。革新的な考えは往々にして、このような扱いを受ける。

ところが、オランダのファント・ホフは、水溶液中の電解質分子が、希薄濃度では気体分子と同じようにふるまうことを発見した。電解質溶液の体積をV、浸透圧をPとすれば、ボイル・シャルルの法則と同じP×V＝R×Tの関係が成り立ったのである。ただしある電解質ではこの関係が変化し、たとえば食塩ではP×V＝2RTとなった。この結果は、食塩NaClは水溶液中でNa^+とCl^-に分かれている、というアレニウスの考えとみごとに一致した。イオン説はここに証明されたのである。

このようにして、気体の分子運動に続いて水溶液中の電解質イオンのふるまいも解明された。両人は20世紀の初め、開設されたばかりのノーベル化学賞を相次いで受賞した。

エネルギー実在説への挑戦

さて、このように分子の運動に着目することで自然現象が着々と説明されていく一方で、熱の本態を分子・原子の運動で説明することには、依然として反対する物理学者が多くいたのである。その旗頭はドイツのオストワルドであった。彼は分子・原子は現象の説明には役立つが、し

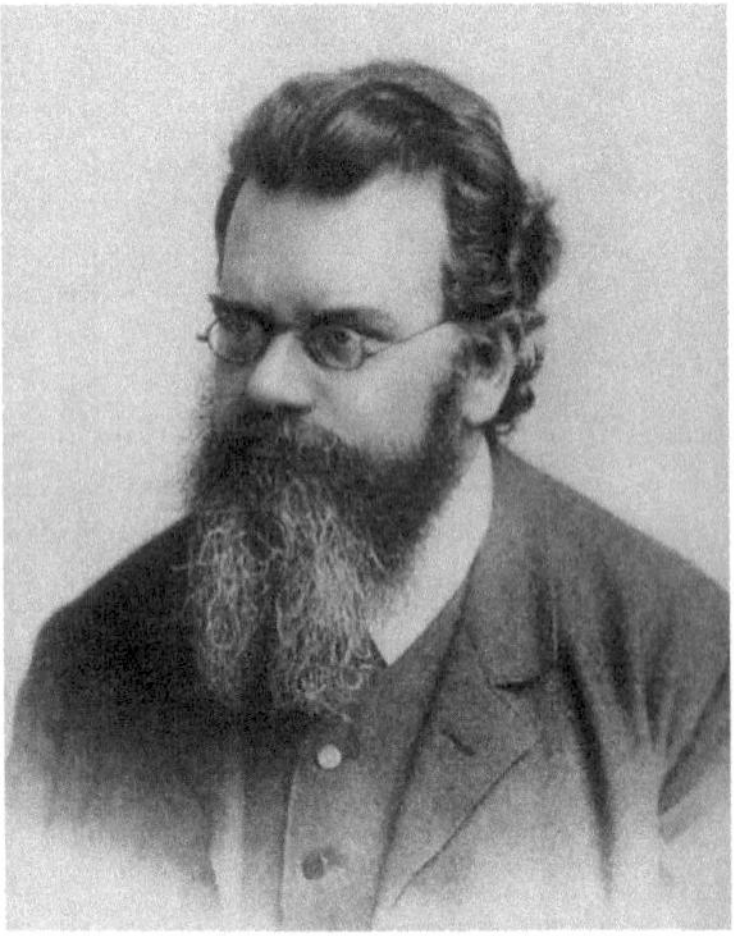

図1―14　熱の本態を分子・原子の運動に見いだしたボルツマン

ょせんは実在しない「幻」と考え、エネルギーこそがあらゆる物質に含まれる、実在するものであると主張した。分子・原子の実在に疑いの余地がなくなった現在では、このエネルギー実在説のほうがむしろ難解なのだが、当時は多くの物理学者が賛同する有力な説であった。

　このエネルギー実在説に対して、真っ向から分子・原子の実在を主張して立ち向かったのが、オーストリアの物理学者ボルツマンであった（図1―14）。すでに繰り返し述べたように、熱は高温から低温へと伝わるが、逆に低温から高温に伝わることはない。この熱の伝わりの不可逆性は、「熱力学の第二法則」と呼ばれ、その説明は物理学の難問であった（なお、第一法則は「エネルギー保存の法則」である）。この第二法則はまた、「エントロピー増大の法則」ともいわれる。エントロピーとは物理学者クラウジウスが考えたもので、ある状態Aから他の状態Bへの変化が不可逆的であるとき、状態Aと状態Bとの間の違いを示すある量をいう。どんな状態でもある値のエントロピーを持つが、エントロピーの変化が起こるのは状態変化が不可逆的な場合のみとする。

　クラウジウスはこのエントロピーの変化量を物体に加えられた熱量Ｑと、そのときの絶対温度Ｔの比として定義した。したがってエントロピー変化量は正の符号を持つため、物体のエントロピーは時間の経過とともに増大してゆく。この法則は全世界のあらゆる物質がエントロピー増大の方向に進んでいくことを規定しているという点で、ほかのどの法則からみても異質である。

ボルツマンの「美しい数式」

　ルードウィッヒ・ボルツマンは１８４４年、ウィーンで帝室財務書記官を父として生まれた。少年時代にはなんと大作曲家アントン・ブルックナーからピアノを学び、生涯、ピアノ演奏を楽しんだ。ウィーン大学に勤務したボルツマンは、気体や液体の解明において成功した分子運動の理論を使って、いかにして熱力学の第二法則を説明するかという難問に生涯を賭けて挑んだ。

　彼はまず、すでに英国のマクスウェルが示した、気体の分子運動が平衡状態にあるときの分子の運動速度分布（マクスウェル分布）が、釣り鐘状の正規分布曲線になることから出発し、この分布があらゆる気体のあらゆる条件下に普遍的に成り立つことを明らかにした。

　次にボルツマンは、気体はどんな状態から出発しても、最終的には平衡状態に達することを見いだした。つまり時間の経過とともに、気体分子の平均速度分布（分布関数）は不可逆的に変化してゆくのである。この過程を表す基礎方程式を求めることが、ボルツマンの課題となった。

そして1872年、彼はついにこの変化を記述する微分方程式を発表するとともに、彼の名を不朽にした「H定理」を論文にして発表したのである。

このH定理は難解であるが、要点をかいつまんで説明しよう。分子間の衝突などにより、気体分子の速度分布関数は時間とともに変化する。これは任意の時点における速度分布関数にHという値が対応し、このHの値が時間とともに減少してゆくためである。Hがゼロになれば、気体系は平衡に達する。

このHという値は、物理的には「気体分子の無秩序の度合い」を表すと考えればよい。ボルツマンはこの値がエントロピーに対応するものとした。Hの符号を負にとれば、Hの値は時間とともに増大し、やがてゼロになる。これはエントロピーが増大する方向に気体系の状態が進むとする「熱力学の第二法則」にほかならない。このようにして彼は、熱の伝わりの不可逆性を数学的に導き出すことに成功したのである。

しかし、ボルツマンの偉業はこの論文によってただちに認められたわけではなかった。個々の気体分子のニュートン力学に従う運動から出発しながら、いつのまにかニュートン力学とは無縁な不可逆性の説明に至る彼の理論は、人々に何か胡散臭いものを感じさせたのである。このためボルツマンは偉業を成し遂げたあとも、物理学者たちの執拗な攻撃の的となった。これはまさに

「学問の産みの苦しみ」と言えるもので、彼はこの論争に神経をすり減らし、ついには悲劇的な最期を遂げるのである。

ボルツマンは彼の理論に納得しない人々に対して、気体系の状態の変化は「確率的」であることを、次のように強調した。

「ある容器の中の気体分子が、最終的に一様に容器中に分布する（つまり平衡状態に達する）とは、確率的にのみ言えることなのである。たとえばあるはずみに、気体分子が容器の一方の隅に集まってしまう可能性もゼロではない。しかし、気体分子の数は（アボガドロ数からわかるように）天文学的な数である。したがって気体分子が容器の隅に集まる可能性は限りなくゼロに近く、実際にこの可能性を考える必要はない」

このような説明によって、ボルツマンは彼の不可逆性の説明は確率的、統計的な性質のものであることを示そうとした。1877年に発表した論文では、気体系のある状態が起こる確率Wと、エントロピーSとの間の関係を次の式で表した。

$$S = \kappa \log W$$

ここで定数κはボルツマン定数である。気体系がある状態をとる確率Wが大きいほど、エント

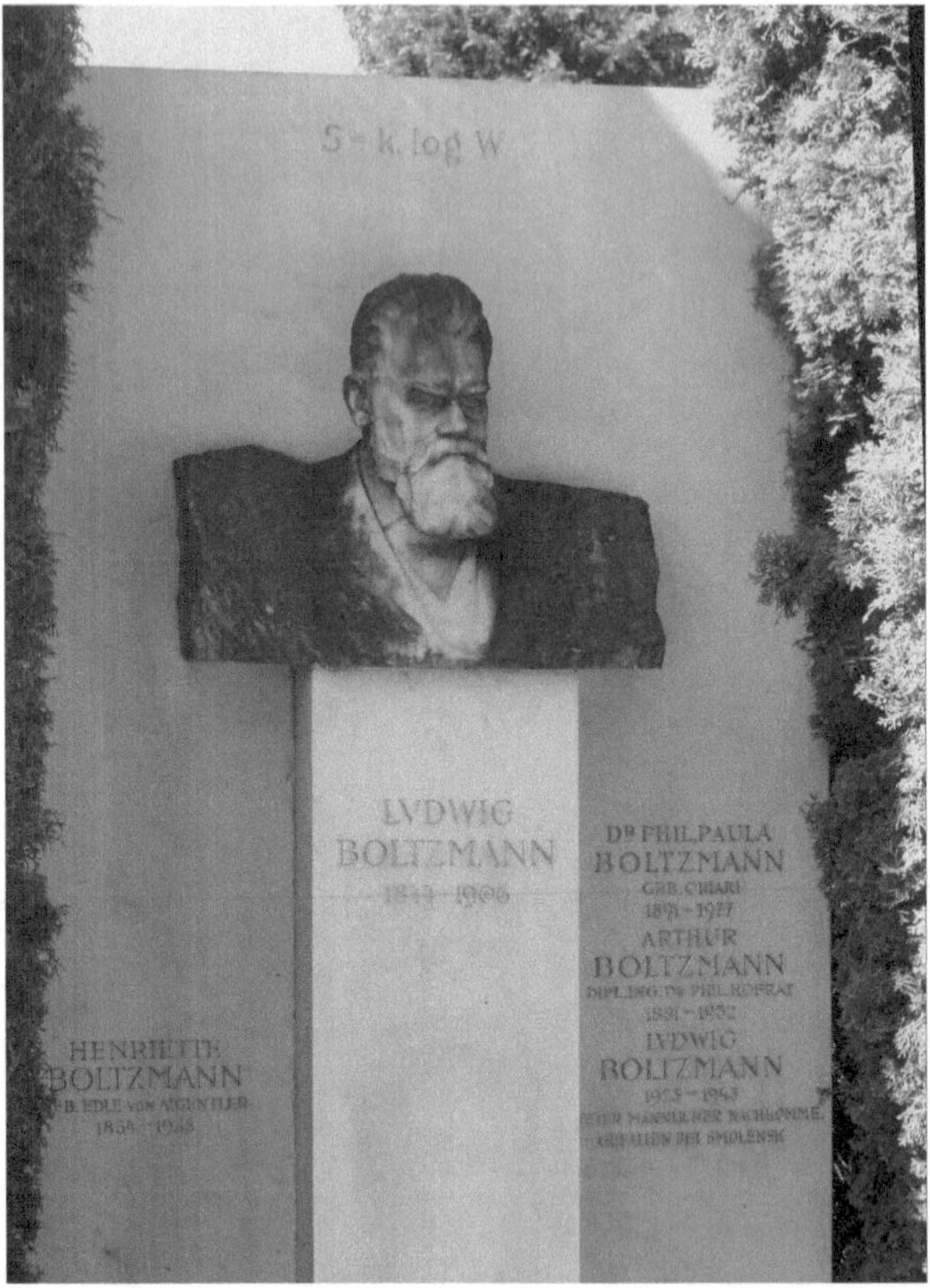

図１―15　ウィーン中央墓地にあるボルツマンの胸像。いちばん上には数式が刻まれている

ロピーSも大きくなることが表現されている。

ウィーン大学構内には、20体以上の大学教授の胸像が並んでいる。中央のよく目立つ場所にけばけばしい装飾つきで並んでいるのはみな、当時著名だった臨床医学の教授たちで、生前、超俗的な生活を送ったボルツマンの像はそんな彼にふさわしく、ひっそりと左端に置かれている。彼の胸像はウィーンの中央墓地にも建てられており、その像の背後の壁には、彼が文字通り生命を賭けた研究成果を要約する数式$S=\kappa \log W$が刻まれている（図1—15）。ここを訪ねた物理学者エーレンフェストはこの数式の簡潔な美しさに、「この式を書いたのは神であろうか」と感嘆したという。

ボルツマンの最期について語ろう。彼は1906年、妻と娘と一緒にイタリアの保養地ドゥイノに滞在し、楽しい時を過ごしていた。ところがある日、些細なことで突然、家族といさかいを起こしてしまい、妻と娘は彼をホテルに残して外出した。この間に、彼はホテルの部屋で首を吊って自殺したのである。62歳の早すぎる死であった。ボルツマンにはうつ病の傾向があり、長年のオストワルドらとの論争に神経を消耗していた。家族と口論の末にホテルに置き去りにされたことで、発作的に自死を選んだものと想像される。もう少し長く生きていれば、原子論のエネルギー論に対する完全な勝利を目にすることができたはずであった。

超音速を表すマッハ数を提唱したプラハ大学のマッハは、オストワルドとともに原子の存在を否定しつづけ、原子論者との議論で「それでは君は原子を見たことがあるのか」と質問して相手を黙らせた。しかし、放射性元素の発見と放射線研究の発展により、原子から出るアルファ線が蛍光板に当たって発光するのを目にしたとき、こう言ったという。

「私はいまや原子の存在を信じる」

このように、ラボアジエに始まりボルツマンに終わる天才たちの、文字どおり生命をかけた研究により、熱の本態が明らかにされた。彼らの成果は、現在のわれわれが用いる食品や運動のカロリー計算を介して、われわれの健康に寄与しつづけている。

コラム 1

マリー・キュリーとランジュバンの悲恋

ラボアジエ夫妻は科学者とその妻としては理想的な関係にあった。一方、偉大な科学者どうしの悲恋として筆者は、マリー・キュリーとポール・ランジュバンを思い起こさずにはいられない。マリーの夫であり、無二の共同研究者であったピエール・キュリーは、1906年に不慮の事故によって急死した。マリーが悲嘆にくれるさまは、彼女の娘エーブが著した『キュリー夫人伝』の一節にくわしく、わが国でも教科書に採用されたため広く知られている。しかし、この書にはマリーとランジュバンの悲恋については意識的にふれられていない。

ランジュバンはピエールの愛弟子で、多くの業績をあげた大物理学者であった。アインシュタインは「私でなければ彼が相対性理論に到達していただろう」と述べているほどである。

ランジュバンには妻がいたが、結婚生活は破綻しており、夫婦は長らく別居状態にあった。そして、ともにすぐれた物理学者であるマリーとランジュバンが互いに惹かれあい、愛しあうようになったのは自然のなりゆきで、とくに非難されるべきものではなかった。ランジュバンがパリのアパートの一室を借り、マリーとここでしばしば逢うようになったとき、彼らの近しい友人たちは、この恋愛が成就するよう密かに願っていたという。

このマリーの人生最後の恋は、ランジュバンがマリーに宛てて書いた手紙をはからずも新聞記者が手に入れたことで、明るみに出された。新聞は興味本位に、マリーは妻子ある男を誘惑し、彼の家庭を破壊した「悪女」であると書き立てた。しかし、当時のフランスは現在では信じられない男尊女卑社会であり、ランジュバンには何の非難も加えられなかった。

この事件により、二人の恋は実ることなく終止符が打たれ、彼女は深く傷ついたのであった。

この話には続きがある。マリーは以後、放射性物質を「恋人」として研究に打ち込み、長年にわたる放射線被曝が原因でこの世を去った。彼女の遺体は、パリ郊外の美しい町ソーにある夫ピエールの一族の墓所に、夫婦そろって埋葬された。『キュリー夫人伝』も、この埋葬の記述で美しく終わっている。ところがあろうことか、1995年に夫妻の遺骸は、安らかに眠っていたソーの墓地から掘り起こされ、パリ中心部のパンテオン寺院の、冷たい石壁の中に移されたのである。

この改葬式にはフランスの大統領と、マリーの故国ポーランドの大統領が参列した。明らかに政治目的による演出であった。それだけではない。同じパンテオン寺院には、なんとマリーの最後の恋の相手ランジュバンの遺骸も埋葬されているのである。フランス政府はなんという心ないことをしたのだろう。キュリー夫妻の遺族は、これに異を唱えなかったのだろうか。

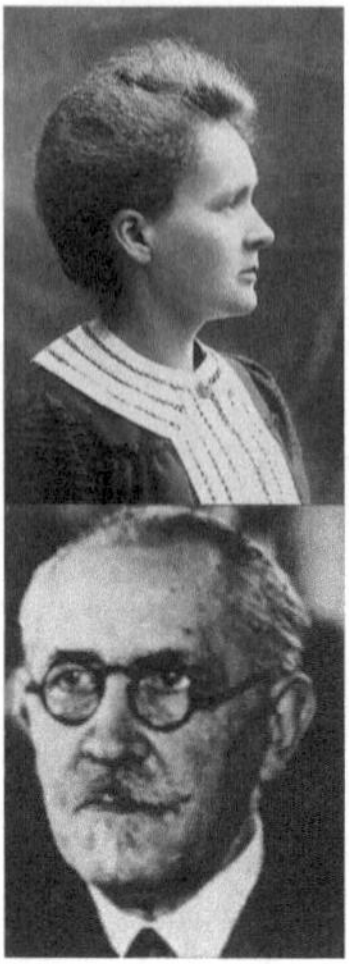

マリー・キュリー（上）とランジュバン（下）

第2章

「消化と吸収」をめぐる論争

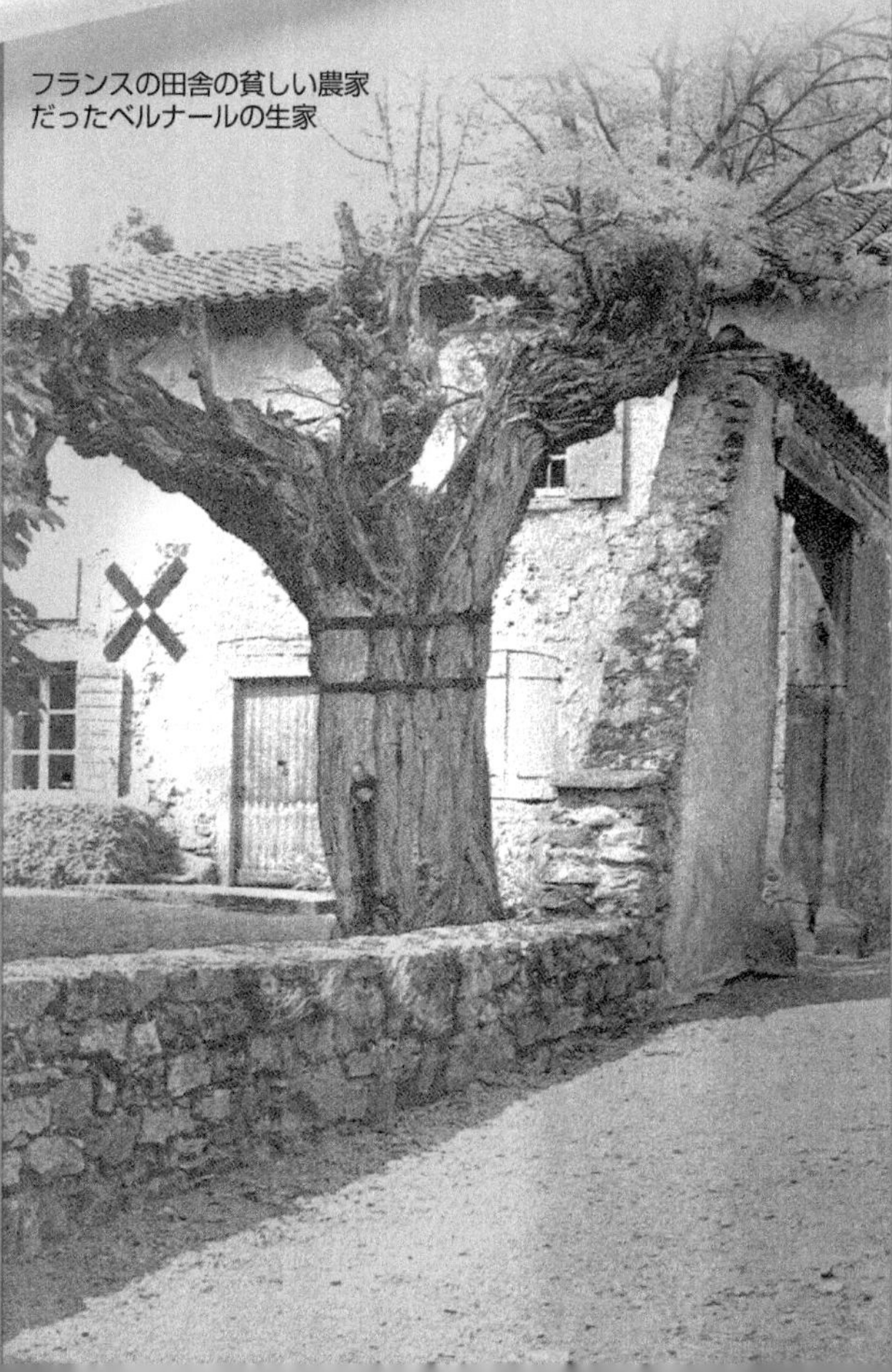

フランスの田舎の貧しい農家
だったベルナールの生家

1 「消化作用」の発見

前章では、栄養学の基礎となる生体の呼吸が食物の体内での燃焼であること、産業革命で技術的に発明された蒸気機関により、物理学者たちは熱が力学的な仕事を生み出すことを覚り、熱の本態の解明に挑んでこれに成功したいきさつを説明した。

この物理学の進歩とは別に、化学の分野では、それまで単純な構造の無機化合物を研究してきた化学者たちが、研究対象を炭素、水素、酸素などからなる複雑な有機化合物の研究に移し、有機化学についての多くの知識が蓄積した。

そして、それらの知識をもとに、生体が摂り入れた食物の体内における化学的な消化・吸収過程の研究が始められた。この過程で現在のわれわれにとって常識となっている「栄養」「栄養素」の概念が獲得され、われわれの健康増進にとって重要な「栄養学」が学問として成立していったのである。

だが、この栄養学成立の歩みは決して直線的なものではなかった。現在の目から見れば、ときに滑稽なほどの誤りを含む紆余曲折をたどったのである。

ラボアジエの「遺言」

呼吸が体内における燃焼であることを示した偉大なるラボアジエは、非業の死を遂げる以前にフランス学士院に対して、この分野の研究者が解明すべき課題を提案した。当時はまだ、現在のように政府が重要と考える研究課題に研究費を支出する制度は存在しなかったが、フランス学士院は優れた研究の提案に対し、賞金というかたちで研究費を与えていた。彼の生涯の晩年になされたこの提案は、彼の「遺言」ともいえるものとなった。

食物が身体を形成する物質に変化する過程を、ラボアジエは「動物化」（現在の言葉では「消化・吸収」に相当する）と呼び、この未知のしくみこそ、将来解明されるべき中心課題であるとした。彼はさらにこの課題についてこれまでに知られている知識を要約し、研究の重要点を以下のように述べている。

（1）食物の消化は、口腔から出る唾液→胃から出る胃液→膵臓から出る膵液の順で行われる。
（2）これらの液の作用により、食物は粥状の乳糜《にゅうび》に変化する。
（3）この乳糜は、呼吸により消費された血液を補充する。残りは糞便として排泄される。
（4）肝臓では疑いもなく生体の重要な化学変化が起こっているので、これを明らかにせねばならない。

（5）肝臓、胆嚢、胆汁の解剖学的、化学的関係を明らかにせねばならない。
（6）肝臓の門脈および他の臓器の動脈と静脈の化学組成を調べねばならない。

これらの項目のうち、（1）（2）（3）はこれまでに得られた知見のまとめである。（1）（2）は正しいが、（3）は間違っている。以下（4）（5）（6）の項目はいずれも現代栄養学の基礎をなす重要課題で、ラボアジエの卓見を示している。しかしフランス革命は彼の命を奪い、これらの提案は水泡に帰したのだった。

胃液の研究と「生化学」の成立

胃液の消化作用を明らかにしたのは、ラボアジエの同時代人、イタリアのパビア大学の教授、スパランツァーニである。彼はさまざまな動物の胃液の消化作用に興味を持ち、自分が飼っていたタカで研究をおこなった。タカは獲物のうち消化できない骨や羽毛を吐き出す。また、幼鳥には半ば消化した食物をもどして与えるので、研究に適していた。彼はタカの胃液に浸した挽き肉を容器に入れ、自分の腋に三日間挟んで、体温下では食物が胃液によって粥状に消化されることを示した。

さらにスパランツァーニは、自分の胃液の消化作用を調べた。穴を開けて胃液が入りこめるようにした容器に肉を入れると、それを飲み込み、大便からこの容器を回収したのである。容器内の肉は、彼の胃液（実際には膵液の作用も加わっているが）により、やはり粥状に消化されていた。このみずからによる実験で彼は、消化とは化学作用であり、消化管の運動による力学作用ではないことの確証を得た。当時はまだ、消化作用が化学反応であるという説に反対する者が多かったのである。

時代は下って1822年、研究者が人間の胃の中を直接観察する機会が偶然訪れた。北米のヒューロン湖の島で、ある男が事故で散弾銃の弾丸を受け、横隔膜と胃壁に穴があいた。彼は運よく一命をとりとめたが、胃にあいた穴は皮膚に開口したまま、胃瘻管《いろうかん》となった。たまたまこの島にいた医師ボーモントはこのチャンスをとらえ、胃瘻管からさまざまな食物を彼の胃の中に挿入したあとこれを引き出し、胃液の消化作用を研究した。この男はやがて実験対象とされるのを嫌い逃亡してしまったが、ボーモントはこの研究で著書『胃液についての実験、観察と消化生理学』を出版し、消化生理学に大きく貢献した。

ただし、この時点では、胃液よりもはるかに強力な膵液の消化作用はまだ明らかにされていない。胆嚢、胆汁、膵臓の関係解明の重要性を指摘したラボアジエの提言がフランス革命で無に帰さなければ、消化生理学はもっと早く進歩していたであろう。

このようにして胃液の消化作用が化学変化であることが明らかになると、多くの化学者が生体内で起こる現象を研究対象とする生理学に興味を持ち、他方、生理学者たちは生体内の化学変化を研究する手段としての化学の重要性を認識した。両者は互いに協力しあうようになり、ここに「生化学」という新しい研究分野が生まれた。

だがその一方で、従来の有機化学者たちは、生化学を「汚物化学」と呼んで軽蔑した。生化学が生命現象の解明にほとんど万能の威力を発揮することを科学が証明するまでには、まだ多くの時間を必要としたのである。

2 「三大栄養素」をめぐる論争

タンパク質の発見

生化学の成立とともに、科学者たちは徐々に、食物中に含まれる生命の維持に必須な成分、つまり「栄養素」の存在に気づいていく。しかし、その歩みは当時の不完全な分析技術と相まって、多くの誤った推論と、それらの推論をめぐる論争が繰り返され、文字どおりジグザグな軌跡をたどった。

構造の単純な無機化合物の構造を解明した化学者たちは、生体を構成する有機物質の研究を始めた。そこから「有機化学」という学問分野が発展した。オランダの化学者ムルダーは、卵白から窒素を大量に含む物質を取り出し、「プロテイン」（ギリシャ語で「最も重要なもの」を意味する）と命名した。わが国でこれを「タンパク質」と呼称しているのは、ドイツでの命名（Eiweiss つまり「卵白」）の訳語である。

ムルダーは、タンパク質が炭素（C）、水素（H）、酸素（O）、窒素（N）のほかに微量の硫黄（S）とリン（P）を含むことを発見した。元素分析の結果から、彼はタンパク質の分子式をC40H62N100O120S1(2)P1であるとした。この化学式はタンパク質がきわめて巨大な分子からなることを示していた。彼はさらに、卵白や血液から得られるタンパク質分子を「アルブミン様分子」と呼び、これは動物でも植物でも同一であると考えた。このため、動物は植物からアルブミン様分子をそのままのかたちで取り込んでいると推論した。しかし、これは誤った考えだった。

また、当時の化学者たちは、植物も動物も、窒素を大気中から体内にとりいれていると至極単純に考えていた。

リービッヒの「三大栄養素」仮説

生体の栄養の問題に正面から取り組んだ最初の化学者は、ドイツのリービッヒ（図2―1）である。彼は1803年、薬剤師の息子として生まれ、さまざまな曲折を経たのち、パリに出て勉

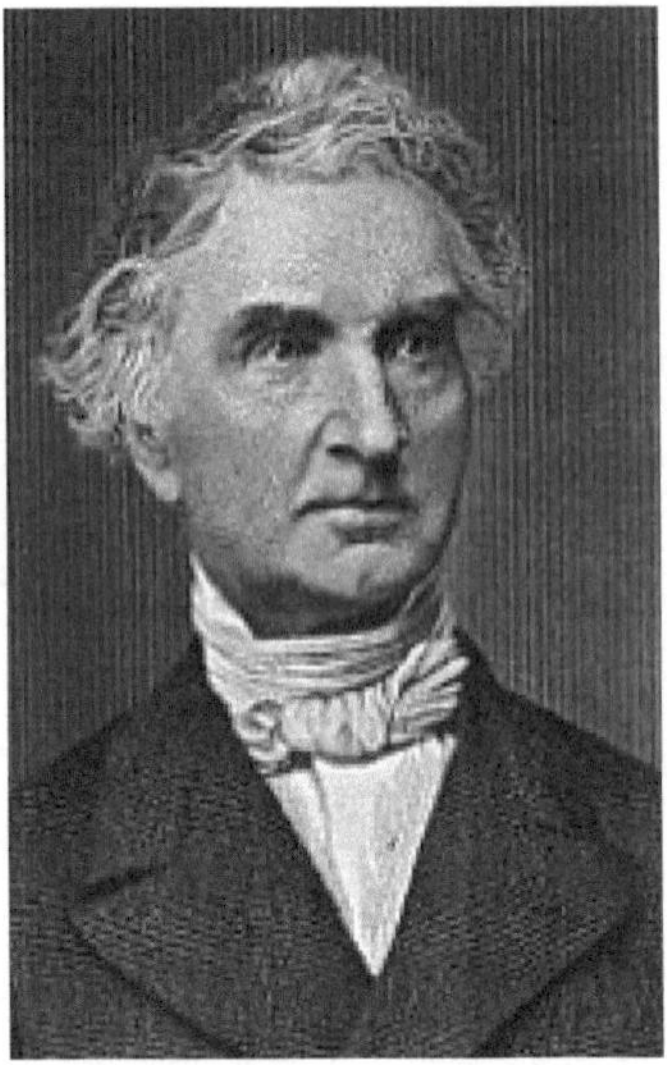

図2—1　三大栄養素の存在を明らかにしたリービッヒ

学していた。このとき、科学者フンボルトが彼の有為な素質を認め、ドイツの地方都市にあるギーセン大学に彼を助教授として推薦した。リービッヒはやがて教授に昇進し、類い稀な政治力を発揮してギーセン大学に大研究室を建設した。そして従来の科学の授業が理論に偏っていたのを改め、もっぱら化学分析法の応用や改良をおこなう教育計画を創案して、学生をトレーニングした。このリービッヒの研究室は国際的に名声を博し、各国から学生が集まって非常な活況を呈した（図2—2）。これにより、生化学の分析および合成技術は大いに進歩し、その結果、食物の主成分はタンパク質、糖質、脂質であることが明らかにされたのである。

１８４２年、リービッヒは彼が率いる一門の研究結果をまとめた著書『動物化学』を出版した。そこには現在、三大栄養素とされているタンパク質、糖質、脂質が取り上げられ、これらの物質が動物の生命の維持、つまり栄養素としてはたす役割について彼の仮説が述べられている。

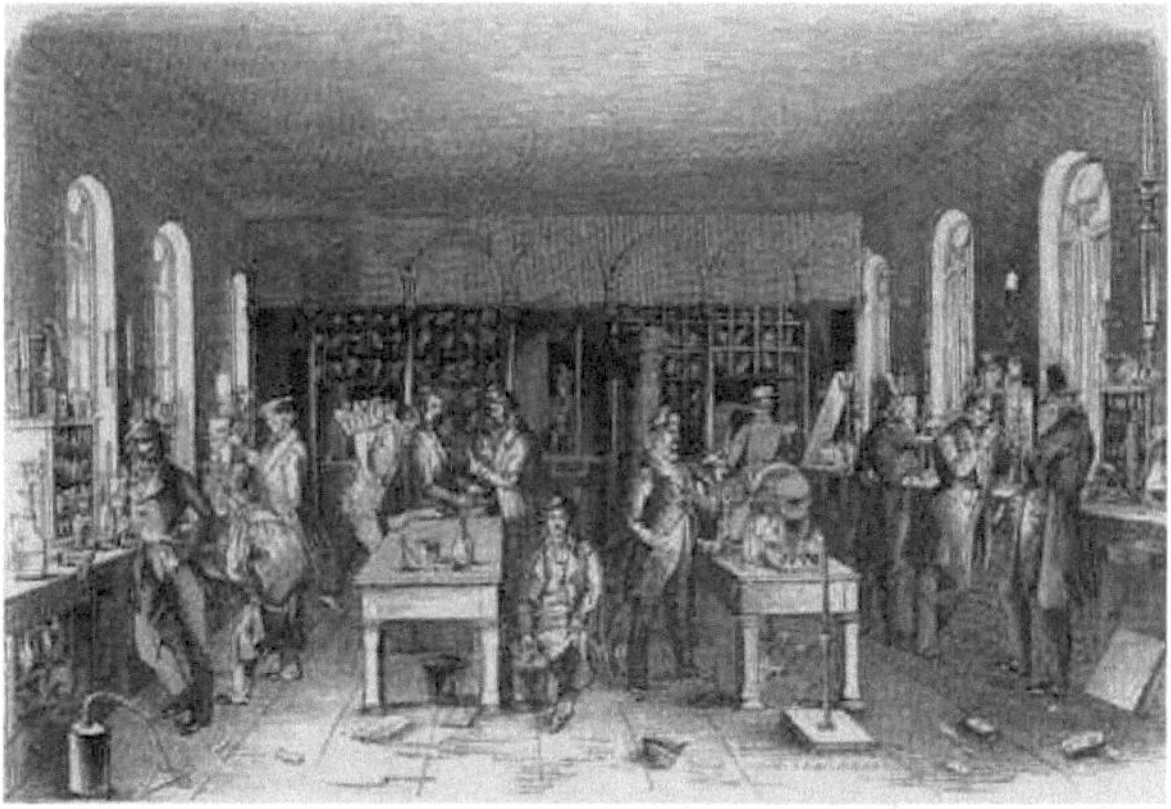

図2—2 各国の学生が集まったリービッヒの研究室

「タンパク質は動物の肉に由来し、体内に取り入れられるとかたちを変えて、身体の筋肉組織や血液になる。糖質は植物に含まれ、脂質は動物の肉に含まれる。糖質と脂質は身体の組織になることはなく、もっぱら体内で燃焼してエネルギー源になる。このとき、糖質や脂質中の炭素は炭酸ガスとして呼気により排泄される」

以上の考えには現在の目から見て正しいものもあるが、まったく見当違いのものも多い。当時の限られた知識からすれば、致し方ないところである。

リービッヒはさらに、筋肉は身体の運動を起こすと消耗して分解し、分解産物は窒素を含む尿素として排泄されると考えた。この考えによれば、尿中の尿素の量は身体の筋肉がおこなった仕事量に比例することになる。これは何の実験的根拠もない思いつきに過ぎなかったが、大研究室に〝帝王〟として君臨していたリービッヒは自信満々であった。

だが、この説にはまず、草食動物の牛や馬のような家畜が、激しく使役されているにもかかわらず、排泄される窒素量があまりにも少ないことから疑問符がつけられた。さらに、リービッヒがギーセンからミュンヘン大学に移ったときに研究員として採用した医師フォイトは、安静時のイヌと運動させたイヌとの間に窒素排泄量の差が見られないことを発見した。フォイトはリービッヒの立場を損なわないよう気をつかって、筋肉は運動しなくても自然に分解するなどの余分な仮定をつけ加えた。

脂質と糖質についての誤解

一方、脂質のひとつである中性脂肪は、その構造がタンパク質や糖質より単純だったため、19世紀前半にフランスの化学者シュブルールらによってそれが脂肪酸とグリセロールの化合物であることが明らかにされた。さらに、中性脂肪は膵液によって脂肪酸とグリセロールに分解されることも19世紀半ばに発見されている。

脂質の栄養的な役割について、フランスのデュマとプサンゴーは、動物が体内に取り入れた脂質はもっぱら燃焼してエネルギー源になるという仮説を立て、これを実験によって証明しようとした。彼らはまず、脂質を含む雑多な飼料で飼育したブタを解剖して組織を分析した。次いで脂質を含まない植物性飼料で飼育したブタの組織を分析した。しかし、その結果は彼らの期待を完全に裏切るものだった。脂質を含まない植物性飼料で飼育したブタのほうが、組織の脂肪は多かったのである。

この結果は明らかに、脂質は体内で、植物に由来する糖質からつくられることを証明していた。つまり彼らは、現在でも栄養学の基礎となる、重要な発見を成し遂げたのだった。にもかかわらず彼らは、この結果が彼らの仮説を支持しなかったことに失望し、栄養の研究をやめて他分野の仕事に移ってしまった。当時の学者の意識構造には、現代のわれわれに理解しえないものがある。

エネルギー源論争とアルプスでの決着

ここで話をリービッヒに戻す。タンパク質からなる筋肉の分解が、身体活動エネルギーの源であるとの彼の考えは、前述のフォイトの実験によってすでに覆されていたが、さらにロンドンの医師で社会活動家のデアッタ・エドワード・スミスは、刑務所の囚人について、労働期間と休息期間における尿中の尿素の排泄量と、呼気中の炭酸ガスの排出量を測定して比較した。結果は明快にリービッヒ説を否定していた。炭酸ガスの排出量は運動によって増加し（これは以前にラボアジエも観察していた）、一方で尿素の排泄量は、摂取した食物によってのみ決まるのであった。

しかし、リービッヒはそれでも自説に固執した。彼がついにこれを撤回したのは、化学者と生理学者が共同でおこなったある大胆な実験の結果によってであった。

チューリッヒ工科大学の化学教授ウィスリツェーヌス（図2―3A）は、大学の同僚で生理学者のフィック（図2―3B）と、フィックの親戚である英国の化学者フランクランド（図2―3C）と相談し、次のような実験を計画した。

スイスの高山ファウルホルンに登頂して、登山者がおこなった仕事量を算出（登山者が上った高度差×登山者と携行品の重量）し、このときタンパク質の分解により発生するエネルギーを比較するというものである。当時、すでにジュールの測定した熱の仕事当量はよく知られていたので、登頂に要した仕事量は容易に熱量に換算できた。一方、タンパク質の分解量は、登山者の尿中の窒素量から測定することにした。

実験当日はあいにくの悪天候に見舞われたが、ウィスリツェーヌスとフィックの両名は危険を冒して約2680メートルのアルプスの一角に挑み、無事に登頂し、下山した。彼らが得た結果は明快であった。登山によりなされた仕事量は、登山者の排泄した窒素量（つまり分解したタンパク質量）から期待される仕事量よりも、はるかに大きかったのである。両名の勇気ある実験の結果を、共同研究者のフランクランドは次のように説明した。

「筋肉は神経の命令により活性化され、筋肉中に蓄えられていたエネルギーを運動（仕事）と熱

A

B

C

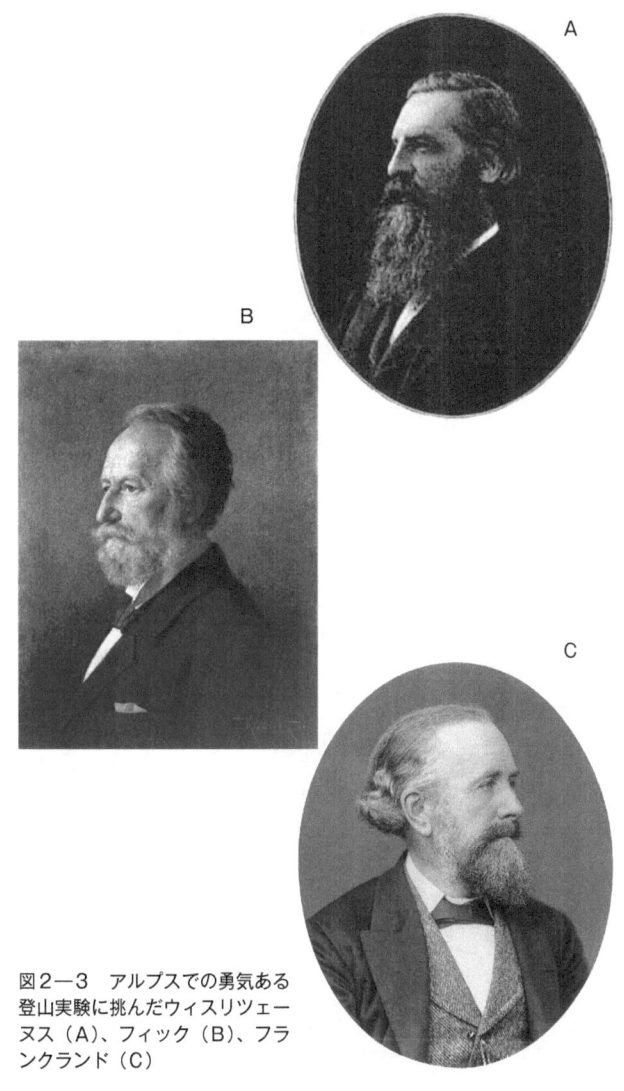

図2—3　アルプスでの勇気ある登山実験に挑んだウィスリツェーヌス（A）、フィック（B）、フランクランド（C）

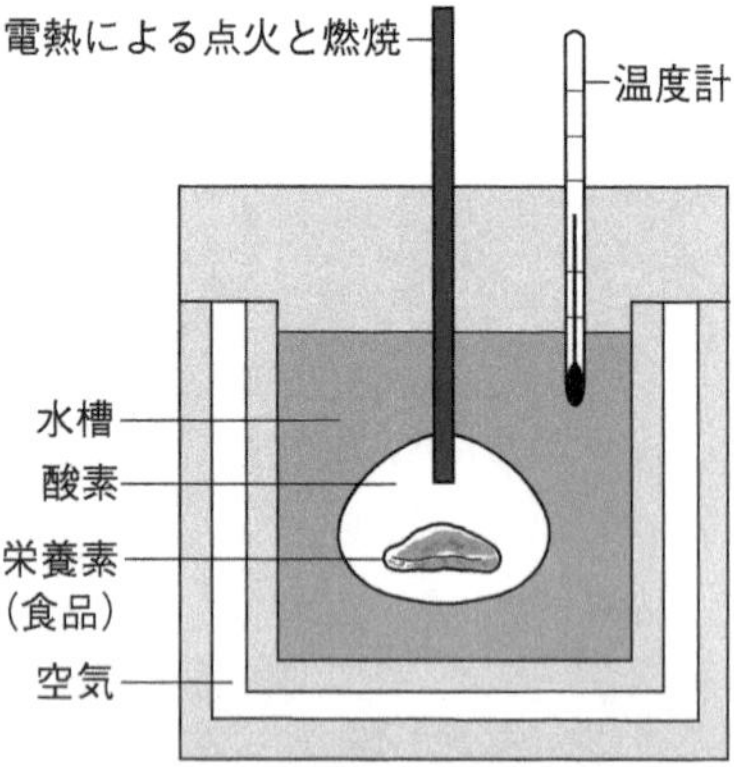

図2―4　物質の燃焼による温度上昇を測るボンブ熱量計

に変換する。つまり、筋肉は熱を運動に変換する蒸気機関のシリンダーとピストンに喩えられる。蒸気機関も筋肉も燃料を必要とするが、この燃料は外部から与えられるのであり、自分自身を燃料として分解するのではない」

　さらに、彼はリービッヒの考えに追い討ちをかけた。

「蒸気機関は金属でできているが、元来、燃料である石炭など含んでいない。リービッヒの説は蒸気機関が金属を燃料にしていると言っているようなものである」

　フランクランドは、タンパク質が燃焼し分離する際に発生する熱を、当時開発されたボンブ熱量計（図2―4）によって測定した。この装置の原理は、あのラボアジエがラプラスとともに動物の呼吸が燃焼であることを示した実験装置（図1―4参照）と同じであった。すなわち、密閉した容器中で物質を伝熱ヒーターなどで瞬時に燃焼させ、それによる容器内の温度上昇を測定するのである。

フランクランドはこの熱量計に、当時の代表的なタンパク質であったアルブミンなどを入れて燃焼時に発生する熱を測定した。彼はさらに、さまざまな食物を燃焼させてその燃焼エネルギーを測定した。このことから彼は、食品カロリー計算の始祖といわれる。

さすがのリービッヒも、この実験結果には屈服した。彼は友人あての手紙に「彼らの研究は私の理論を墓場へ送った」と記したのだった。

3　「代謝」を解明した巨人

ベルナールの登場

食物の体内での化学変化を「代謝」という。現在、われわれが知っている代謝についての知見の多くは、フランスの巨人クロード・ベルナール（図2—5）が明らかにしたものである。しかし、彼が代謝の研究を天職として選ぶまでには、長い紆余曲折があった。彼の歩んだ道のりは、自分の本当にやりたいことを見つけられずに悩んでいる、現代の多くの若い人々を勇気づけるものであろう。

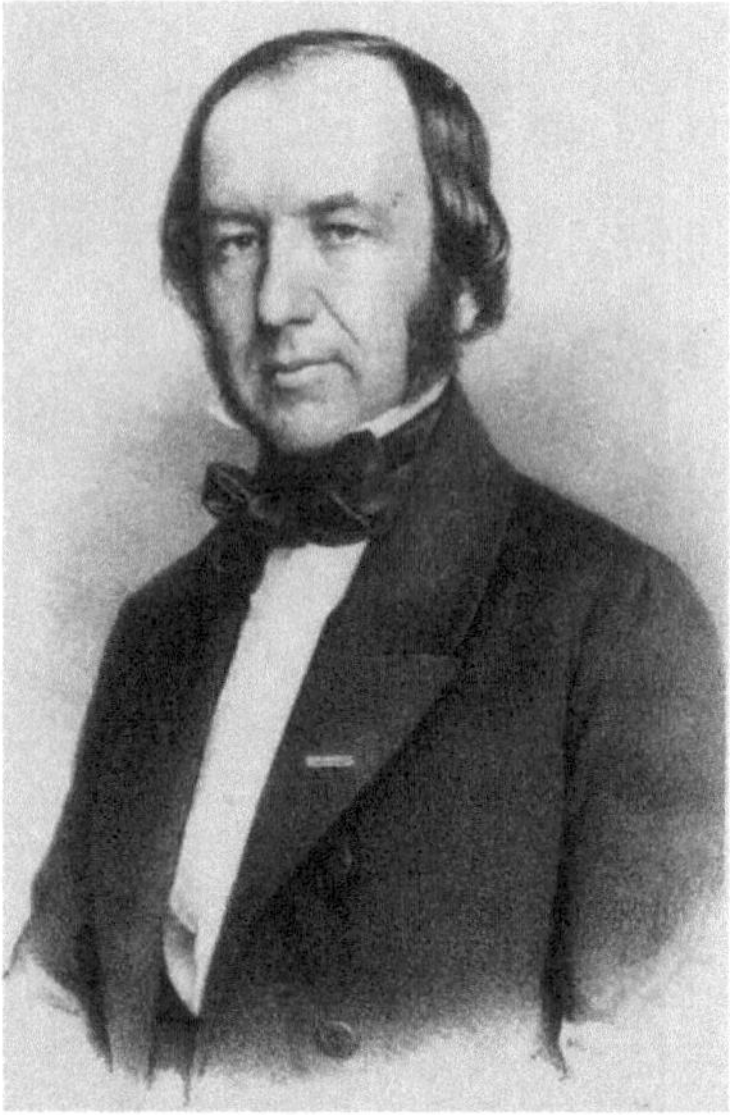

図2―5　体内の代謝のしくみを解明したクロード・ベルナール

ベルナールは1813年、フランスのローヌ川渓谷にある村で生まれた。父親は葡萄栽培家であったが、事業に失敗し、貧困に苦しむ家族を残して死亡した。村の神父の好意で地方のカレッジを出たベルナールは、当初はリヨンで薬剤師になろうとしたがこれに満足できず、今度は劇作家になる望みを抱いた。最初に書いた喜劇「ローヌ川のバラ」は、地方の劇場で上演されて好評を博した。この成功に自信を持った彼は大作歴史劇「ブルターニュのアーサー王」を書き上げ、この草稿を持ってパリに出て、ある文芸批評家に意見を求めた。批評家はその作品をなかなかよくできているとは思ったが、ベルナールが劇作家として独立して成功する可能性は大きくないと判断した。彼はベルナールに、とりあえず医師になることを勧めた。これはベルナールにとって、実に適切な助言であった。彼は劇作家をあきらめ、医学の道に進路を定めた。なお、この戯曲は彼の死後、出版された。

医学生時代のベルナールは講義に気乗りせず、無口で鈍重、怠惰な印象を友人たちに与えたようだ。劇作家の夢をまだ思い切れなかったのかもしれない。しかし、医師の資格を取り、コレージュ・ド・フランスの研究室でフランソワ・マジャンディ教授（脊髄前根と後根の機能に関する「ベル—マジャンディの法則」の発見者）の実験助手として勤務しはじめると、突如、魚が水を得たように才能を発揮したのである。

多くの功績が認められたベルナールは、のちにマジャンディの後任としてコレージュ・ド・フランスの教授となり、ソルボンヌ大学の教授をも兼任するまでになった。

偉大にして多彩な業績

ベルナールの栄養学に対する最大の貢献は、体内での糖質の代謝の解明である。彼はリービッヒらがおこなったような、物質の体内への取り入れと排泄を調べる、いわばエネルギーの「出納」の研究を評価せず、これを「家のドアから何が入り、煙突から何が出るかを外から眺めて、家の中で起こることを考えようとするもの」と酷評した。

彼の最初の成果は、蔗糖（sucrose）からブドウ糖（glucose）ができることを発見し、ついで体内で両者がどのように利用されるかを調べたことである。蔗糖をイヌの静脈に注射すると、蔗糖はそのまま尿に排泄された。次にブドウ糖を注射すると、尿には現れずどこかへ行ってしまった。つまり、糖質は体内で蔗糖というかたちでは利用されないが、ブドウ糖にかたちを変えれば利用されるのである。

また彼は、餌を与えず飢餓状態にしたイヌの血液中にブドウ糖が現れるのを見出した。次いで、栄養素を消化管から肝臓へと運ぶ門脈中に、大量のブドウ糖が存在することを発見した。そして肝臓からも、動物の食物の種類にかかわらず、大量のブドウ糖が見つかった。さらには、動物体から分離した肝臓が、ブドウ糖をつくりだすことも発見した。こうして、肝臓が体内における糖質の代謝反応の中心的存在であることの、最初の手がかりが得られたのである。

ベルナールはなおも研究を進め、ついに肝臓から、ブドウ糖生成の原料となる、でんぷん様の巨大分子からなる物質を単離することに成功した。この物質はのちに「グリコーゲン」と呼ばれるもので、肝臓はそのエネルギー源となるブドウ糖を、この物質のかたちで貯蔵しているのである。彼はこの栄養学上の不朽の業績を、10年間で達成した。それまでの遅々とした栄養学の歩みに比べると、まさに一瀉千里の勢いであった。

ベルナールは以上の糖質代謝の研究のほかにも、膵液にタンパク質と糖質を消化するはたらきがあること、さらに胆汁に脂質を消化するはたらきがあることを明らかにした。彼は結局、ラボアジエが重要性を指摘し、後世に委ねた研究のほとんどすべてを成し遂げたといえよう。

彼の業績は、臨床医学の分野にも著しく貢献した。動物の延髄の、特定の部位に針を刺すと、一時的に糖尿病の症状が起こることを発見したのである。これは延髄の交感神経が刺激され、その結果、肝臓でグリコーゲンが分解されてブドウ糖になり、血液中に放出されるために起こる現象であることが確かめられた。

ベルナールはこれらの研究以外にも、交感神経が血管を収縮させる作用の発見、アフリカ先住民の矢毒クラーレが運動神経と筋肉間の接合部（現在のシナプス）に作用して動物の運動を抑制する作用の解明、一酸化炭素（CO）が赤血球のヘモグロビンに結合してその酸素結合を阻害すると中毒が起こるしくみを明らかにするなど、驚くべき多彩な研究成果をあげたのだった。

音楽の分野では「楽聖」モーツアルトが過去、現在、未来を通じて最高の天才といわれるが、クロード・ベルナールは生理学・栄養学の分野でのモーツアルト的な存在であるといわれる。筆者にとってはまた、生理学の分野におけるラボアジエの再来のように思われる。

家庭の崩壊

ところで、ベルナールの時代にはまだ麻酔薬が開発されていなかった。実験動物は麻酔なしに実験に供されてうめき苦しみ、そのさまは正視に耐えないものだった。しかしベルナールは動物たちを憐れみつつも、彼の愛する学問の進歩のため、あえて動物実験を続けた（図2—6）。

これに対して、まず英国の動物愛護団体から動物虐待であるとの非難の声があがった。やがて

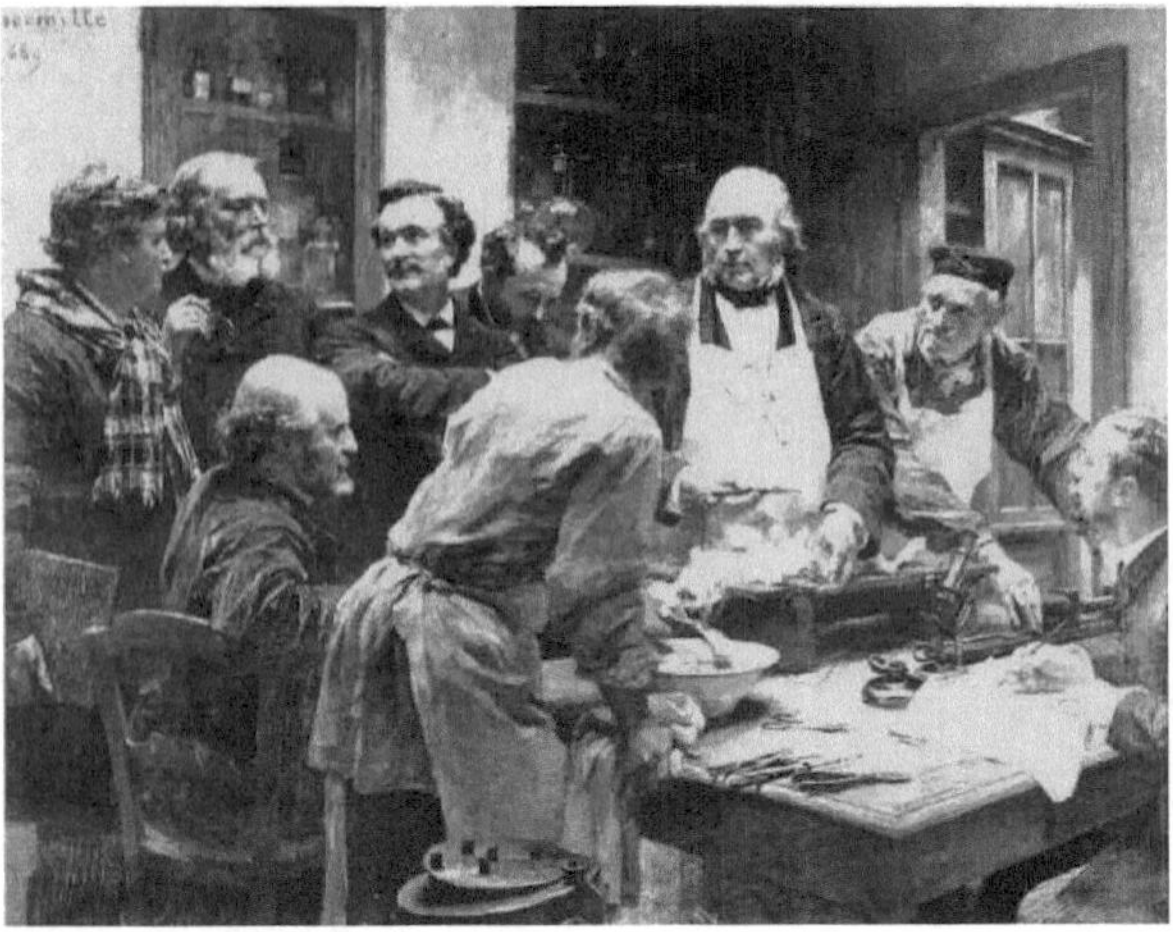

図2—6　動物実験に取り組むベルナール（右から3人目）

フランスでも同調者が現れた。不幸なことには、ベルナールの妻と2人の娘までが、動物愛護の立場から彼の実験に反対した。それでも、医学研究を天職と定め、動物実験が将来の人類のためになると信じていたベルナールは、実験をやめることはできなかった。

彼の家族は「罪滅ぼし」のため、捨てイヌや捨てネコを拾ってきては養っていたが、ついには彼の家を出てゆき、再び戻ることはなかった。この家庭崩壊は、彼の動物実験が直接の原因ではあったが、彼の妻が夫の知的貢献を理解することができず、夫婦の心に亀裂が生じたことがその根本にあったと思われる。

いかに研究で大きな業績をあげ、多くの栄誉と名声に包まれても、妻と娘に去られたベルナールは心中、どんなに寂しかったであろう。彼は健康を害して休養していた時期に、医学・生物学者必読の書である『実験医学序説』を著した。そこには、生理学を物理学・化学と比べうる定量的な学問にすることをめざす彼の思いが込められていた。そして彼はそれを成し遂げたのである。ちょうどラボアジエが、化学を物理学と比肩するレベルにまで高めたように。なお、ベルナールは大学での講義中、彼の著書を賞賛するラファロビッチという女性に出会い、その後、彼女との心の通いあう知的な交際を長く続けた。

生涯を実験室で、文字通り血まみれになって格闘したベルナールは、64歳のとき、実験中に突然倒れ、まもなくこの世を去った。死の数日前には「実に残念だ。この研究を成し遂げていたらどんなに幸せだったろう」と言い、カトリックの司祭を呼んで最後の秘蹟を受け、安らかに息をひきとった。このとき彼は、研究のために家族を失った寂しさを司祭に訴えたという。彼の死に際してフランス政府は、この国の学者としては空前の、国葬の栄誉をもって弔った。

4 カロリー計算のはじまり

19世紀の食生活とエネルギー所要量

　これまで述べた先人たちの業績により、栄養学は19世紀に学問として確立した。これにより、人々の食事と、日常生活の活動からみたエネルギー所要量の関係が論議されることになった。

　現在わが国では、エネルギー所要量の推奨値が、栄養学の最新知見や社会状況を反映して厚生労働省によって策定され（表2―1）、数年ごとに出版物として流布されている。

　では、19世紀の人々の食生活はどのようなものだったのだろうか。英国を例にとって調べてみよう。まず、彼らの主食であるパンは、小麦の脱穀が従来の石臼から、蒸気機関でローラーを回転させる脱穀機に代わると、ふすまや胚芽が完全に除かれるようになり、見かけも味もよい白パンが製造されるようになった。経済的に豊かな人々はこれを好み、ふすまや胚芽を含む黒パンは嫌われた。現在の常識に照らせばいうまでもなく、白パンからはビタミン類が失われている。だが当時の人々はこれに気づかなかったから、ビタミン欠乏症が蔓延していたであろう。この事情

表2―1　厚生労働省によるエネルギーの食事摂取基準（2010年版）

性別	男性			女性		
身体活動レベル	Ⅰ	Ⅱ	Ⅲ	Ⅰ	Ⅱ	Ⅲ
0～ 5（月）	—	550	—	—	500	—
6～ 8（月）	—	650	—	—	600	—
9～11（月）	—	700	—	—	650	—
1～ 2（歳）	—	1,000	—	—	900	—
3～ 5（歳）	—	1,300	—	—	1,250	—
6～ 7（歳）	1,350	1,550	1,700	1,250	1,450	1,650
8～ 9（歳）	1,600	1,800	2,050	1,500	1,700	1,900
10～11（歳）	1,950	2,250	2,500	1,750	2,000	2,250
12～14（歳）	2,200	2,500	2,750	2,000	2,250	2,550
15～17（歳）	2,450	2,750	3,100	2,000	2,250	2,500
18～29（歳）	2,250	2,650	3,000	1,700	1,950	2,250
30～49（歳）	2,300	2,650	3,050	1,750	2,000	2,300
50～69（歳）	2,100	2,450	2,800	1,650	1,950	2,200
70 以上（歳）	1,850	2,200	2,500	1,450	1,700	2,000
妊婦（付加量）初期				＋50	＋50	＋50
中期				＋250	＋250	＋250
末期				＋450	＋450	＋450
授乳婦（付加量）				＋350	＋350	＋350

成人では推定エネルギー必要量を基礎代謝量（kcal/日）×身体活動レベルとして算定。

身体活動レベルは18～69歳ではⅠ（低い）＝1.50、Ⅱ（ふつう）＝1.75、Ⅲ（高い）＝2.00とし、70歳以上ではⅠ＝1.45、Ⅱ＝1.75、Ⅲ＝2.00として算定。

はわが国でも同じであった。江戸時代になると白米が好まれ、玄米が嫌われたため、江戸ではビタミンB1欠乏症である「江戸わずらい」が流行した。一方でヨーロッパ大陸諸国では、むしろ黒パンやライ麦パンが好まれていた。フランスではマジャンディが、白パンで飼育したイヌは黒パンで飼育したイヌより早く死亡するという栄養学的研究を発表している。

当時の貧しい人々は、もっぱらパンとジャムと野菜で食事をとり、ほとんど肉を食べなかった。対して富裕な人々は、おもに牛肉や馬肉を食べ、野菜類を嫌ってほとんど食べなかった。そのため富裕層には痛風患者が多かった。いずれにしても、彼らは栄養学的に著しく偏った食事をとっていたのである。

当時、食肉は一般に塩漬けや酢漬けにして保存されていたが、この保存法はあまり有効ではなかった。このためフランス革命評議会は肉の保存法の発明者に高額の賞金を与えると発表し、ナポレオンは軍隊の保存食の必要性を強調して「軍隊は胃で行進する」という言葉を残している。

この期待に応えたのが、パリで菓子づくりをしていたアペールであった。腐敗は食物に空気が触れるために起こる（実際には空気中の腐敗菌が触れると起こる）と考えたアペールは、食物を圧力鍋の中で加熱して空気を追い出したあと、容器を密閉する保存法を考案した。フランス海軍の航海でテストされたこの方法は成功を収め、当時ロシア遠征を計画していたナポレオンはおおいに喜んでアペールに賞金を与えた。この食品保存法は「アペリザシオン」と呼ばれ、やがて英国に伝わるとただちに金属容器を使用した缶詰が発明されて、全世界に広まっていった。後年、フランスのルイ・パストゥールが葡萄酒の低温殺菌に成功したとき、この方法が「パストゥーリザシオン」と呼ばれたのと好対照をなしている。

栄養学のドグマ

さて、この間、ドイツの生理学者フォイト（前述したリービッヒの研究員）とペッテンコーファーは、栄養学の知識を食生活の改善に生かそうと真剣に取り組んでいた。ペッテンコーファーは貧しい小作農の8番目の子で、労働者になる運命であったが、紆余曲折を経てリービッヒに才能を認められ、ミュンヘン大学の教授に出世した。彼がフォイトとおこなった研究は、栄養学史における古典となるものである。

彼らは密閉した部屋に被験者を入れて、部屋の温度変化を測定するとともに、空気を一定速度で送り込み、被験者の呼気によって増えた室内の空気中の炭酸ガス、および被験者の尿と大便中の窒素を測定した。彼らはこの実験で人のエネルギー出納を研究し、その結果から人の栄養素所要量を求めたのである。たとえば体重70kgで中程度の労働に従事する成人男子は、毎日タンパク質105g、脂質56g、糖質500gを摂取すべきで、これにより3000kcalのエネルギーが得られるとした。また、デスクワークに従事する者は毎日2400kcalでよいとした。彼らが提唱し

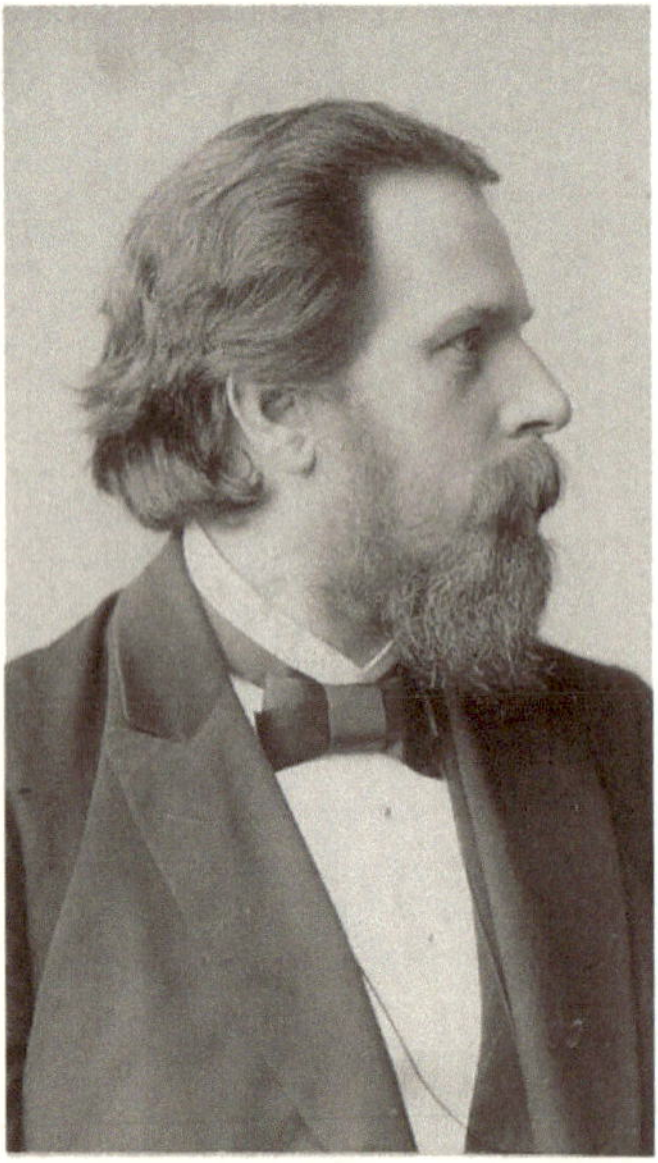

図2—7　食物の熱エネルギーを精密に測定したルブナー

たこのエネルギー所要量は、多くの国で採用された。

また、米国ウェスリアン大学の化学教授アトウォーターは、熱量測定装置内で学生に自転車のペダルを全力で一定時間漕がせたときの運動量を、高脂質食を与えたときと高糖質食を与えたときとで比較した。その結果、被験者が一定時間に出すエネルギーには差がなかった。つまり、エネルギー産生の効率は脂質も糖質も同じであった。この結果から、人体は体内で栄養素を燃焼させて、必要なエネルギーを発生する「機械」と見なしうることがわかった。人体が脂質や糖質から運動エネルギーを生み出す効率は10～15％で、蒸気機関の約10％より効率が高いこともわかった。

19世紀後半、ドイツでは農産物が不作となったため、社会不安が生じたことがあった。このとき、フォイトの弟子でリービッヒの孫弟子にあたるベルリン大学教授ルブナー（図2—7）は、食物成分の熱エネルギー産生を精密に測定した。その結果、フォイトらの得た値よりも少し大きな栄養素エネルギー所要量が得られた。また、彼は「労働生理学」という学問を創始した。

こうしてリービッヒ一門による三大栄養素とエネルギー所要量の考えは、「栄養学のドグマ」として広く認められ、人々の食生活と労働条件とに結びつけられることで、各国政府の政策にまで影響を与えるようになってゆくのである。しかし、それは学問の進歩にとって必ずしも有益なことばかりではなかった。

普仏戦争でパリがプロシャ軍に長期間包囲されたとき、ほとんどの市民が飢餓状態に陥った。このとき化学者デュマは、乳幼児に与えるミルクが不足したため、さまざまな食品を調整して代替食品として与えたが、乳幼児の多くは栄養失調で死亡した。この結果から彼は、三大栄養素に塩分と水を加えたものだけでは乳幼児の生命を維持するには不十分で、何か未知の必須物質が必要であると結論し、この考えを論文として発表した。ところが、この論文は「栄養学のドグマ」に跳ね返され、忘れ去られてしまったのである。もっとも、このようなことは現代でも、つねに起こってはいるのだが――。

コラム 2

ベルナールとコッホに見る「偉大な夫」の難しさ

クロード・ベルナールの伝記によれば、家庭が崩壊したあとの彼の研究生活を支えたのは、彼と同等の知性に恵まれた女性ラファロビッチであった。彼女はベルナールに関心を持ち、彼の講演や講義を聴講するうち、いつしか彼との交際を深めていったようだ。ただし彼らの関係はマリー・キュリーとランジュバンのような恋愛ではなく、精神的なつながりであった。

ベルナールの著書『実験医学序説』は、当時まだ発展途上にあった生理学を、物理学や化学と同等の学問であるとする彼の考えが述べられている。生物には、物理学や化学の対象とはならない特有の神秘的な「生気」というものが存在すると当時は考えられていた。ベルナールはこの「生気論」に抗して、生体も実験の対象であるかぎり、物理・化学現象として把握するしかないことを主張したのである。ラファロビッチは賢明にもこのベルナールの考えを理解し、ときには議論さえ戦わせたという。どんな人にもあてはまるが、とくにすぐれた資質をもつ人にとって、自分と同じレベルで心の通い合う友をもつことは、人生の至福である。

ベルナールはフランスの貧しい農村に生まれ、そこで結婚した。彼の妻は、夫が学問の世界で才能を現し、高い社会的地位を得るにつれ、夫の学問はもとより夫の属する学者の社会にもなじめなくなったに違いない。これはベルナールをしてもどうにも解決できない難問であった。かりに麻酔なしの動物実験というきっかけがなくとも、妻と娘がベルナールのもとを去ることは不可避だったように思われる。つまりベルナールの異数の出世が、この夫婦に不幸をもたらしたのである。

ベルナールの家庭の悲劇は、フランスの大作家ロマン・ロラン（ラボアジエとカルノーを題材とした戯曲を書いた）もよく知っていたに違いない。彼の代表作『ジャン・クリストフ』では、主人公クリストフは結婚することなく生涯を終える。母を失い、親友を失ったクリストフの孤独な晩年を夕映えのように彩ったのは、若い頃に彼を慕っていて、その後、結婚するも夫に先立たれて寡婦となっていた女性グラチアとの心の交流であった。ロランはおそらくグラチアを、ベルナールの後半生を支えたラファロビッチに重ね合わせていたのであろう。

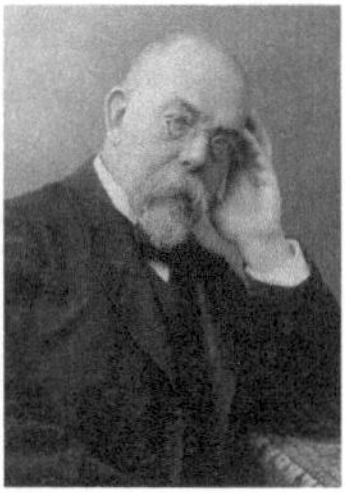
ロベルト・コッホ

偉大な細菌学者ロベルト・コッホはドイツの田舎の開業医であったが、誕生日に妻から贈られた顕微鏡がきっかけとなり、細菌学の分野で不朽の業績を残した。しかし、彼に成功の機会を与えた妻との間には、彼の名声が高まるとともに亀裂が生じていき、ついにコッホ夫妻は離婚した。事情はおそらく、ベルナールの場合と同様であったろう。

コッホは心の空虚を満たしてくれる伴侶を求めて30歳年下の少女に熱烈に求愛して結婚し、晩年の16年間を幸せに過ごした。

第3章

病原菌なき難病

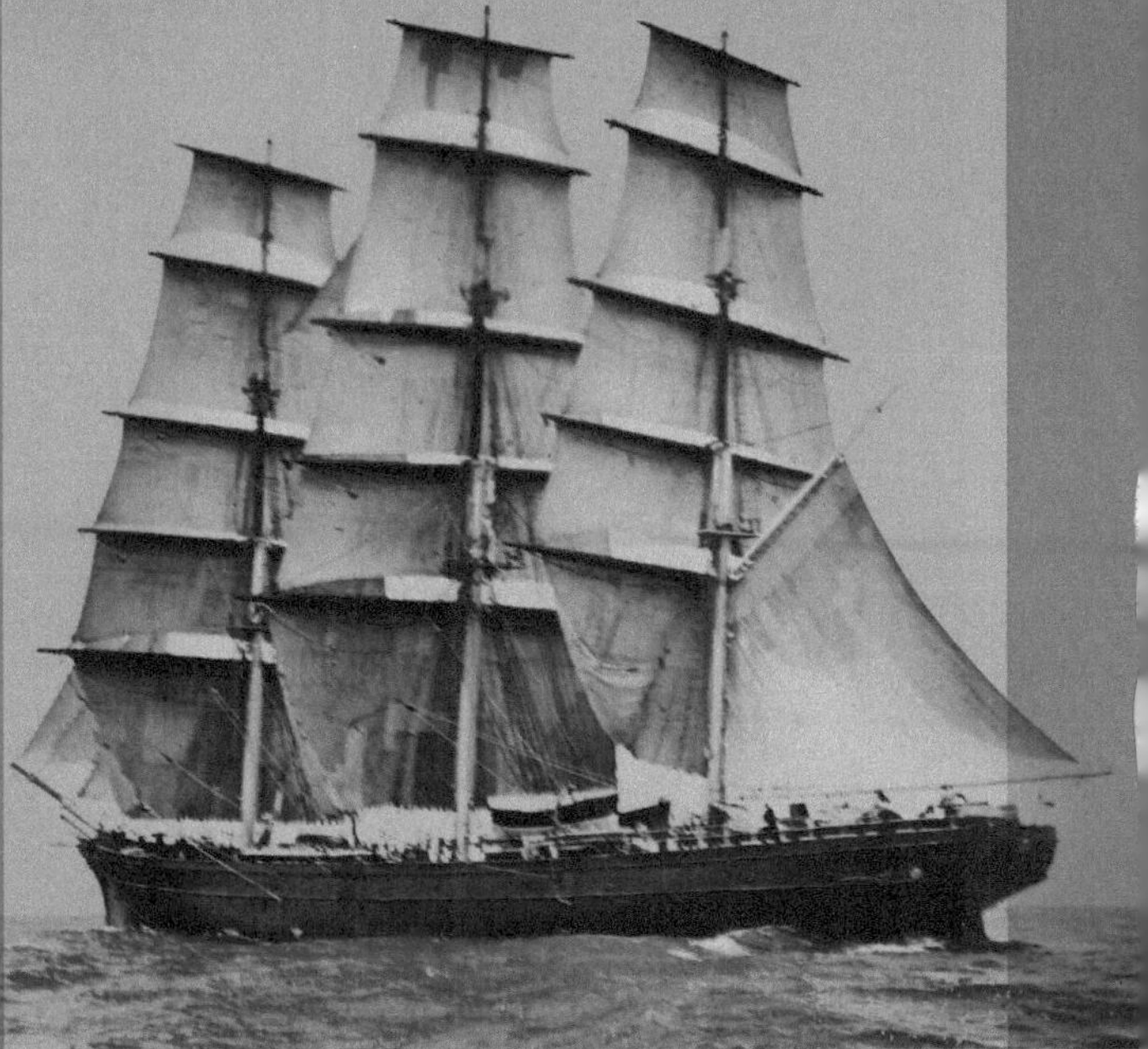

脚気が蔓延した英国海軍の軍艦

三大栄養素のほかに、生命の維持に不可欠な「未知の微量物質」があるのではないか——。

このことを示唆する事実は、19世紀にすでにいくつか知られていた。前章の最後に述べた普仏戦争時のデュマの報告もその一つである。しかし、それらの事実はリービッヒ一門の権威の前に無視され、忘れ去られていた。

状況を変えたのは、航海術の発達であった。ヨーロッパ諸国の活動が世界に広がるにつれ、長期間の航海をする船員や海軍の軍人たちが、「壊血病」という原因不明の病気に苦しめられ、大きな問題となったのである。この病気は、原因となる病原菌が見つからなかった。ドイツのコッホやフランスのパストゥールによって多くの感染症の病原菌が発見され、多くの人々が病気には必ず病原菌が存在することを信じていた。それが存在しない病気など、想像もできなかった。したがって、ある疾患がビタミンなどの栄養素の不足によるという、現在では常識となった考えにたどりつくのは容易なことではなかった。当時の医師たちは、原因の究明に乗りだす余裕もなく、もっぱら症状を軽減し、治癒する方法を探し求めることに汲々としたのであった。

この章では、ビタミン欠乏症患者に直面した医師たちが、その疾患が伝染病（感染症）ではないことを一般の人々に納得させるために払った努力を紹介しながら、いかにしてこの難病に対処していったかを説明しよう。

1 「壊血病」の論争と決着

無視された治療法

まず歴史的に見て、古代から人類に広く認められていた難病、壊血病から話を始めよう。

この病気はギリシャ・ローマ時代から「海の紫斑病」といわれ、船乗りがかかる病気であった。患者は気力がなくなり、体力も衰える。さらに内出血を起こし、毛根からも出血して貧血症となり、歯茎が壊死して歯が抜け、食物をとれなくなり、長引けば死亡した。

壊血病の歴史で不可解なのは、その治療法がはるか以前から繰り返し記録されていたにもかかわらず、無視され続けてきたことである。たとえば16世紀初めにインドに航海した船員で壊血病にかかった者は、ミカンを食べることで治癒した。また同じ頃、フランスの探検家ジャック・カルティエがカナダ沿岸に植民地を建設しようとしたとき、１１０人の部下のうち１００人が壊血病にかかったが、先住民が経験的に治療法を知っていて、樅の葉のしぼり汁を飲ませてくれたため全員が命を救われた。このような治癒例がありながら、船乗りたちは壊血病の原因が未知の物

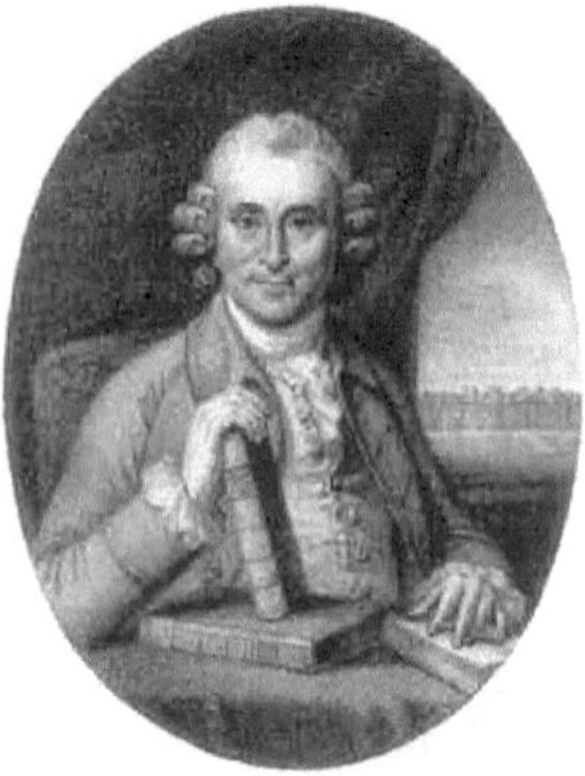

図３—１　「ナポレオンを破った」と評されたジェームス・リンド

質の欠乏によることに思い至らず、船内の劣悪な状態あるいは船員の気質によるとか、船内の人員の過密状態が引き起こす伝染病であるとか、見当違いなことを考えていた。

17世紀にも、ミカンなどの果物による壊血病の治癒例は報告された。船乗りの食事についての著書を出版した学者プラットは、レモンジュースが壊血病の予防手段であると記している。やがて英国が東インド会社を経営するようになると、ミカンを積んだ船では壊血病患者が出ず、積まなかったすべての船は壊血病に悩まされた。しかし驚くべきことに、相変わらず大多数の人々はこれらの事実を無視しつづけた。

しかし、ついに英国海軍省が壊血病の治療法に真剣に向き合うべきときがくる。世界一周の航海から帰還した軍艦の船員２０００人のうち、実に約１４００人が壊血病で死亡していたのである。１７４６年、軍艦ソールズベリー号の船医となった医師ジェームス・リンド（図３—１）は海軍における壊血病問題の解決に乗り出した。

ナポレオンを破ったレモンジュース

リンドは翌1747年、計画的な臨床医学実験の好例としてよく栄養学の教科書に紹介される、有名な実験をおこなった。まず彼は、軍艦の乗組員から症状がよく似ている壊血病患者を実験対象として12人選び、同じ食事を与えつづけた。この食事はそれまでの経験から、壊血病にかかりやすいと考えられている内容のものであった。この段階では彼らの症状に改善はみられなかった。次いで彼は、12人の患者を2名ずつ6組にわけ、それぞれ異なった内容の食事を与えた。そして1つの組の2人にのみ、毎日オレンジとレモンを与えた。すると、この2人はオレンジとレモンを貪るように食べた。それは、彼らが生理的にこれらの果物を要求していることを示していた。そして、この2人のみが数日以内に症状が軽くなり、やがて病気から快復した。

この実験によりリンドは、柑橘類の果物が壊血病の治癒と予防に有効であることを、疑問の余地なく立証したのである。その論文は、1753年に書きあげられた。

ところが英国海軍省は怠慢にも、リンドの実験結果に従って水兵の食事に柑橘類を加える処置を50年も先延ばしした。ようやく実行したのは、フランスのナポレオンに対する戦争が起こる寸前というタイミングであった。しかし、この処置によりネルソン提督率いる英国海軍では壊血病が一掃されていた。一方、フランス海軍では相変わらず壊血病患者が多く、このためフランス海軍は英国海軍に敗北した。このことから「ナポレオンを破ったのはネルソンとリンドである」、あるいは「ナポレオンを破ったのはレモンジュースである」などと言われた。

しかし、リンドの実験結果もビタミン欠乏症の根本的な治療には結びつかなかった。柑橘類はただ壊血病を治癒するためだけの医薬品と見なされ、柑橘類に含まれる微量だが健康に必須の物質の探求にはつながらなかったのである。この人々の無理解は、当時の事情を考えれば驚くべきことではない。なぜなら、感染症が突如発病するのに対し、ビタミンの欠乏症はゆっくりと進行するので、患者はたとえ症状が現れはじめても、これが物質の欠乏によるものであることなどわからないからである。時代が20世紀に入るまで、医学者はビタミン欠乏症を明らかにするきっかけをつかむことができなかったのである。

解けたミステリー

壊血病が英国海軍で根絶されたにもかかわらず、その後、柑橘類の壊血病に対する予防・治療効果に疑問を投げかける出来事が相次いで起こった。

たとえば英国海軍が北極圏を探査したとき、多量の果物ジュースがあったのに、多くの船員が壊血病にかかった。だが、これより前にロス卿がおこなった北極探検では、3年間も北極圏に滞在しながら、ほとんど壊血病患者が出なかった。ロス卿もやはり果物ジュースを携行していた。

さらに後年のナンセンによる北極圏探検でも、壊血病患者は出ていない。英国海軍はこれらの矛盾する結果に当惑し、原因を検討したが、はっきりした結論は出せなかった。

そうしているうち、ついに壊血病の予防に果物や野菜は不必要であるという意見も出てきた。その理由は、「北極圏に住むイヌイットは、果物をとらず海獣の肉と脂肪ばかり食べているが、壊血病にかからないではないか」というものであった。

壊血病をめぐるこれらのミステリーは、以下のような理由によって解決されることがわかった。

（1）果物はその産地により、品質のよいものと悪いものがある。とくに西インド産のものは品質が悪く、壊血病予防成分が欠けていた。

（2）果物中の有効成分（のちにビタミンCと判明）は、熱や酸化により破壊されて無効になりやすい。

（3）イヌイットが食べる生肉にはビタミンCが含まれている。また、ナンセン隊の隊員も生肉をよく食べていた。

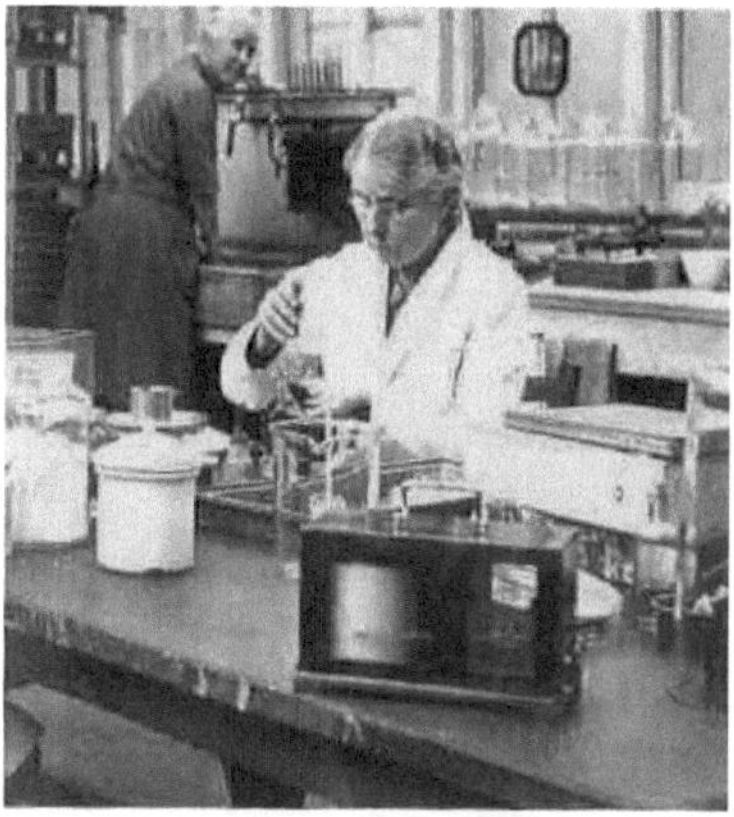

図3―2　壊血病をめぐる謎を解き明かしたチック

ミステリーを解いたのは、ロンドンの女性化学者チックであった（図3－2）。現在では、亜硫酸塩がビタミンCの酸化を防ぐことがわかり、果物ジュースに添加されている。

このあとの、壊血病を予防し治癒する微量物質がついに単離され、ビタミンCと命名されるいきさつについては、次の第4章で説明することにしたい。

2 「難病ペラグラ」糞尿まみれの解決

「病気の探偵」ゴールドバーガーの慧眼

20世紀初頭、米国南部の貧しい人々の間に蔓延し、毎年数千人もの死者を出した「ペラグラ」という病気がある。その名称はイタリア語の「pelle」（皮膚）と「agura」（荒い）を組み合わせたもので、文字通り皮膚の紅斑や赤舌、口腔炎など、粘膜上皮に炎症を起こし、さらには、消化不良、貧血、下痢、精神障害など、あらゆる忌まわしい症状が現れる。それまでにも200年間にわたってイタリアやスペインで流行していたのだが、いつの時代も医師たちは原因がわからず、困惑するばかりであった。

20世紀初頭の米国でも、それは同じだった。この難病への適切な処置をとれない公衆衛生局に対し、連邦議会や一般民衆から囂々《ごうごう》たる非難が巻き起こった。そこでついに、公衆衛生局はこの原因を調査することになった。それまで調査委員会はペラグラの原因を「未知の経路によって人から人へと感染する伝染病ではないか」と考えていた。しかし、のちにわかるように、この考えは完全に間違っていたのである。

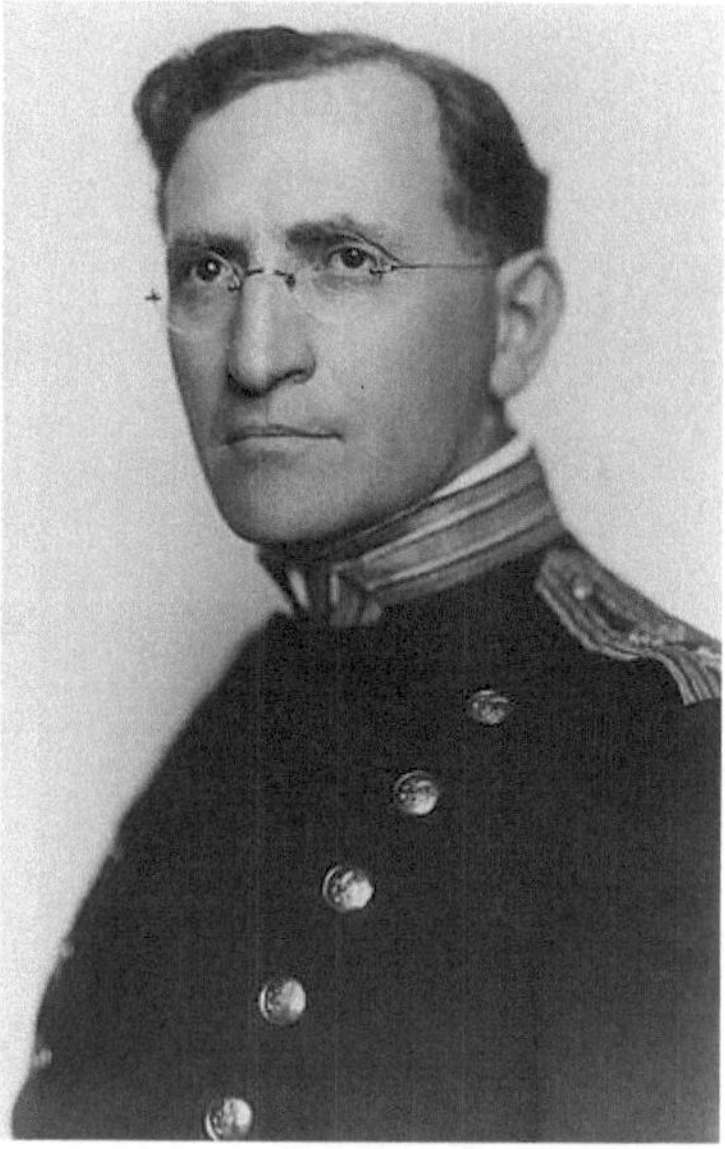

図3—3　自身と妻の生命を賭けた人体実験を敢行したジョゼフ・ゴールドバーガー

ペラグラの原因調査に着手したのは、公衆衛生局の医務官ジョゼフ・ゴールドバーガーであった（図3—3）。彼はすでにいくつかの疾患の原因究明に成功しており、「病気の探偵」とまで呼ばれてその能力を高く評価されていた。ペラグラ調査の命が下った当時、彼は社会的地位も収入も現職に比べてはるかに高い、ある研究所の所長になるよう要請されていた。だが彼は悩んだあげく、薄給の医務官の身分にとどまってペラグラの原因を究明する道を選んだ。この決心により彼は栄養学、公衆衛生学に不朽の名を残すことになった。

ゴールドバーガーはまず、ペラグラに関する夥しい報告を読んだ。しかし、何の手がかりも得られなかった。次にペラグラが流行している地域のある病院を訪ねた彼は、そこで驚くべき事実を見た。多くの入院患者がいるにも拘わらず、医師や看護師に一人もペラグラにかかった者がいなかったのである。彼はさらにほかの多くの病院を訪ね、どの病院でも従業員にペラグラ患者はいないことを確認した。この事実は、ペラグラが伝染病であるという考えを覆すものであった。

伝染病ではないとすると、その原因は何であろうか。ゴールドバーガーは慧眼にも、食生活にあると考えた。そこで助手とともに病院の食事の献立を調べ、従業員と患者の食生活を比較した。従業員はミルク、バター、卵、肉などの動物性食品を食べているのに対し、貧しい入院患者は穀類、トウモロコシなどの糖質が多く、タンパク質をほとんどとっていないことがわかった。

ゴールドバーガーはさらに、多くのペラグラ患者がいるある児童養護施設の食事を調べた。ここでは孤児たちを年齢により(1)6歳未満、(2)6歳以上、12歳未満、(3)12歳以上、の3つのグループに分けて別々の献立で食事を与えていて、ペラグラ患者は(2)のグループに集中していた。それぞれの献立を調べたゴールドバーガーは、(1)のグループには大量のミルクが、(3)のグループには十分な肉が与えられていたが、(2)のグループには肉もミルクも少量しか与えられていないことに気づいた。そこで彼は、（2）のグループにも十分なミルクと肉を与えさせた。結果は劇的だった。その施設にペラグラ患者はたちまちいなくなった。それを見て彼は一般の病院でも、ペラグラ入院患者の食事を従業員と同じ内容にさせたところ、やはり患者は快癒してしまった。このようにしてゴールドバーガーは、ミルク、卵、肉に含まれる未知の物質が、ペラグラの予防・治療効果を持つことを証明した。まさに探偵が犯人を追いつめるように、彼はペラグラの原因に近づいていったのである。

頑迷なる反発

しかし、すでにペラグラは当時の大きな社会問題となっていた。ペラグラを伝染病と信じている一般の民衆を納得させ、予防の効果をあげるには、食事の改善によってペラグラが治ることを示しただけでは不十分であり、不適切な食事がペラグラの原因となることを示さねばならなかった。そのためには、実際に不適切な食事を与える実験によって、ペラグラを発症させる必要がある。

そのような実験への協力を、一般の人たちに頼むことはいうまでもなく不可能である。そこでゴールドバーガーは、刑務所の囚人に協力してもらうことを思いついた。実験動物の役を果たしてくれる代わりに、もし特赦が与えられれば、囚人たちは喜んで協力してくれるに違いない。彼はミシシッピー州知事にその要請をして、理解ある許可をとりつけることができた。実験対象者となることを希望した囚人は12人。いずれも健康で、実験目的が達成されたら特赦を受けることになった。

彼らに与えられた食事は、すでに病院や児童養護施設で調査ずみの、タンパク質が少ないものであった。実験開始当初、囚人たちは特赦されることに喜び、はしゃいでいた。ところが、日を追うにつれ、彼らは憂鬱な様子になっていった。やがてペラグラの症状が現れはじめ、日ごとに悪化していった。ついには最も特徴的な皮膚の紅斑も現れた。ゴールドバーガーは念のため医師を呼び、彼らの症状が典型的なペラグラのそれであることを確認させた。

この実験結果は学術雑誌に論文として発表され、彼の結論――ミルク、卵、肉に含まれる物質にペラグラの予防・治療効果があることは学問的に承認された。ところが意外にも、問題はまだ片づいていなかったのである。

ペラグラが伝染病であると信じていた医師たちの多くが、ゴールドバーガーの考えを激しく非難したのである。具体的な反証は何もできないにもかかわらず、である。読者は当時の医師たちの頑迷さにあきれられるであろう。しかし、同様なことは、実は現代の学問の世界でも頻繁に起こっている。既存のドグマを否定する発見をして学術雑誌に論文を投稿しても、大部分は論文審査員により、ドグマに異を唱えたとの理由のみで却下される。そこで投稿者があきらめれば、発見は闇に葬られる。このような理不尽な仕打ちの例として、あとの章で述べる細胞内のエネルギー産生の場「ミトコンドリア」は太古にほかの生命体が細胞に入りこみ共生したという、現在広く信じられている「ミトコンドリア共生説」の提唱者マーギュリスがいる。彼女の論文はなんと17回も、荒唐無稽との理由でさまざまな雑誌から掲載を拒否された。実は筆者自身も、このような目に遭いつづけている。筆者を含め多くの研究者は彼女ほどの執念は持ちあわせないので発表をあきらめてしまい、ドグマは安泰に保たれるのである。

話をゴールドバーガーに戻そう。医師たちの理由のない非難によってペラグラ患者の救済が遅れてはならないと考えた彼は、反対者に決定的なインパクトを与えるための実験にとりかかる。

勇気ある実験

ゴールドバーガーは、ペラグラがもし伝染病であれば、必ず感染するに違いない条件を考えた。

（1）ペラグラ患者の血液を採取し、健常者の体内に注射する。
（2）ペラグラ患者の鼻腔と喉から分泌物を採取し、健常者の同じ場所に塗布する。
（3）ペラグラ患者の排泄物や、皮膚の紅斑部分の組織を、健常者の食物に混ぜて食べさせる。

これらを実行し、それでも健常者がペラグラを発症しなければ、もはやこの病気が伝染病であるなどという主張をすることは不可能となる。だが問題はいうまでもなく、誰がこれを実行するかであった。

勇気ある被験者は、ゴールドバーガー自身と、彼の妻、そして彼の志に共感したボランティアなど16人だった。それはまさに、糞尿まみれ、血みどろとなって、みずからの命をも賭した人体実験であった。彼らは3ヵ月間、この条件を実行しつづけた。はたして、ペラグラを発症した者は誰ひとりいなかった。

こうしてゴールドバーガーは、ついに頑迷な反対者を沈黙させたのである。

ペラグラの予防・治療に有効な物質がミルク、卵、肉などに含まれることをつきとめたゴールドバーガーに残された仕事は、この物質を最終的に食品から単離することであった。彼はこの物質を「P－P因子」と命名して、これが酵母にも含まれていることを発見した。さらに、この物質の化学的同定に取り組んでいる途中の1929年、惜しくもガンのため死亡した。

「脚気」と戦った先駆者たち

日本の海軍で続出した死者

米を主食とする民族特有の疾患に、「脚気」がある。この病気の原因についての探求は、主としてわが国とオランダ領東インド（現在のインドネシア）でおこなわれた。その症状は、初期には身体の倦怠感、食欲不振などだが、やがて多発性神経障害による感覚麻痺、運動障害、循環器障害が起こり、ついには呼吸不全、心不全によって死亡する恐ろしい病気である。

わが国では古くから知られている病気であったが、明治維新後に来日した欧米の医学者たちは、わが国に脚気患者が多いことに驚いた。だが、その対策が本格的に検討されるようになったのは軍隊において脚気の流行が大問題になってからであった。

現在の知識からすれば、軍隊で脚気が蔓延したのは自然のなりゆきである。なぜなら、当時の経済的に恵まれなかった農村の多くの青年にとって、「軍隊に入れば白い飯が毎日食える」ことが職業軍人を志願するうえで大きな動機だったからである。欧州での白パンと黒パンの関係のように、日本人にとっては玄米よりも白米のほうが貴重だった。軍隊は白米で若者たちを誘い、そして脚気は、現在では常識となっているように白米食を原因とする疾患である。

医務局長として、わが国の海軍が直面した脚気問題をみごとに解決し、栄養学史上に名を残した高木兼寛（図3―4）は、1849年、薩摩藩領の小村に武士の子として生まれた。彼の母は

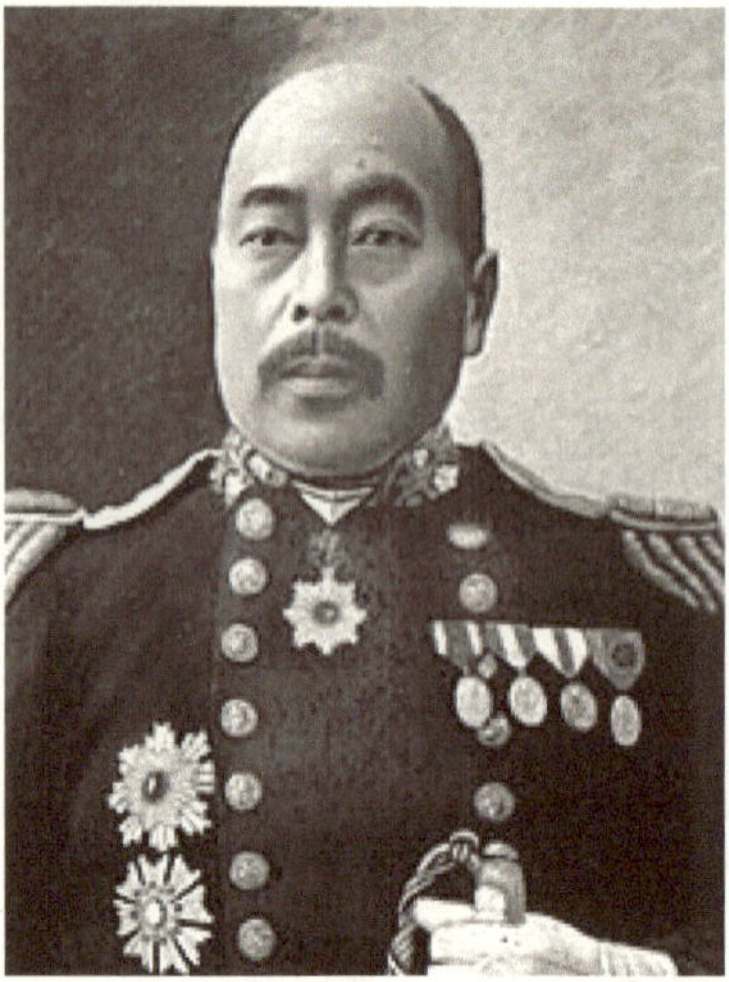

図３—４　海軍を脚気から救った高木兼寛

わが子の非凡さを見抜き、学問の道に進ませた。医学を修めた高木は、明治維新に先立つ戊辰戦争に軍医として従軍したのち、大日本帝国海軍に勤務した。英国を範として建設された帝国海軍は高木に英国留学を命じ、彼はロンドンの聖トーマス病院で5年間、英国式の医学を学んだ。だが、当時のわが国の医学はドイツ医学が主流であり、医学行政の権威者はみなドイツ留学研究者であった。この事情が、のちに高木の功績が世界的に賞賛されたにもかかわらず、わが国では彼の生前、頑として認められなかった原因となる。

さて、英国から帰国して海軍医官として勤務した高木が直面した大問題が、軍艦の遠洋航海において水兵の間で猛威をふるう脚気であった。たとえば軍艦「龍驤《りゅうじょう》」は白米、魚、野菜を食料として積み込んで出港したが、２７２日の航海で、３７６人の乗組員中、実に１６９人が脚気にかかり、そのうち25人が死亡するという惨状であった。

欧米の軍艦では、脚気はまったく発生していなかった。このことから高木は、脚気の原因は食事にあるといちはやく判断し、水兵の食事の改善にとりかかった。

劇的な効果

当時、わが国の軍艦の水兵たちは一定額の金銭を支給され、その範囲で各自が食事を購入するという制度になっていた。このため多くの水兵は、金銭を貯めるために上司が想定した量より少ない食事しかとらなかった。これでは食事のコントロールはできない。高木はまずこの制度を改め、全員に均一な食事を与えることにした。そして欧米の海軍にならって、小麦のパン、ミルク、肉を献立に加えてみた。しかし、当時はまだ江戸時代の食習慣が色濃く残っていたため、四足獣の肉やミルク、食べなれないパンを拒否し、海に投げ捨てる者が続出した。

そこで高木はパンの代わりに、白米に大麦を混ぜることにした。これは水兵たちにも受け入れられた。さらに、糖質に偏りタンパク質が少なかった従来の献立を、タンパク質を多く含むものに変えてみた。この新しい食事の効果をテストするため、軍艦「筑波《つくば》」が遠洋航海に出発した。

はたして287日の航海中、333人の乗組員のうち脚気患者はわずか14人、しかも死者は一人もいなかった。この劇的な結果を見て、海軍はただちに高木案に従って麦飯を柱とする海軍標準食を制定した。こうして海軍を悩ませた脚気は一掃されたのである。

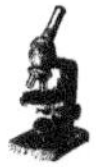

陸軍が引き起こした惨禍

ところが驚くべきことに、陸軍の医官たちは、海軍におけるこの高木の目ざましい成果を終始一貫して無視しつづけた。彼らはドイツに留学して学んだ者たちだった。当時のコッホ一門が、伝染病をその病原菌の発見により征服してゆくのを見て心酔した彼らは、英国に学んだ高木を軽蔑していたのである。そうした人々のなかには、「文豪」森鷗外の名で知られる森林太郎（図3―5）もいた。ドイツから帰国した彼らは、高木のような合理的な原因究明をおこなうことなく、脚気は劣悪な環境と食事によって発症する伝染病であるとひたすら主張しつづけた。そのさまはペラグラ問題を解決したゴールドバーガーを悩ませた医師たちにも重なる。だが陸軍医官たちは大きな権力を握っていたため、帝国陸軍の兵士たちに多大な犠牲をしいることになった。

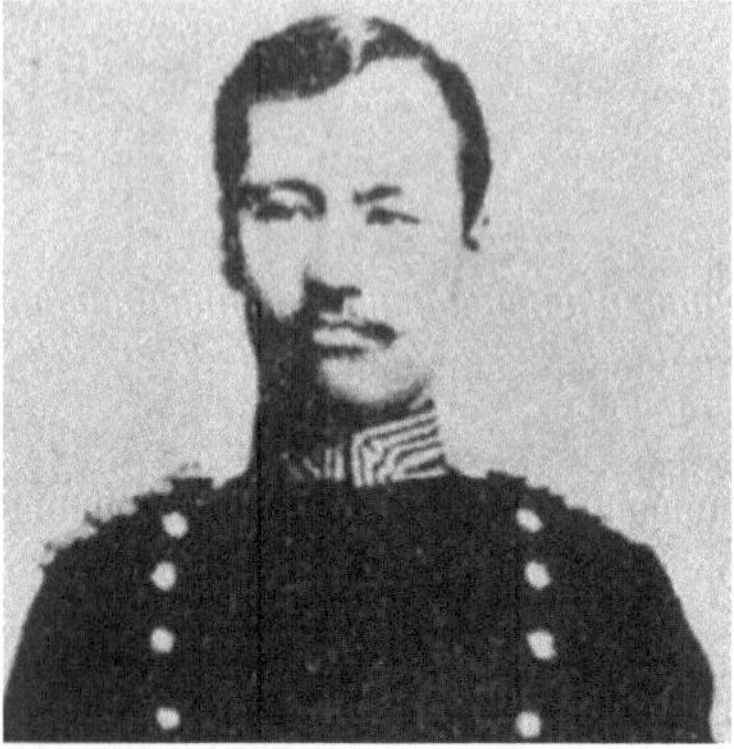

図3―5 「脚気は伝染病である」と主張した森林太郎（鷗外）

日清戦争（台湾平定を含む）において、陸軍では戦闘によって1270人の死傷者を出した。ところが、戦闘が原因ではない、脚気による死者数は4064人にも達したのである。一方、海軍では脚気にかかった者は皆無であった。

陸軍でも一部の部隊は、海軍にならって麦飯を採用していた。そこでは脚気患者はきわめて少なかった。このため陸軍でも上層部に麦飯の採用を具申する将官は続出したが、上層部はこの意見をことごとく退けた。なかには白米食の方針に逆らったとして左遷される者さえあった。こうした上層部の判断の背景には、森林太郎による、白米食をテストしたところ問題なしとの報告があった。

こうして「白米主義」のまま日露戦争に突入した陸軍は、さらに悲惨な結果を招いた。戦死者は約4万7000人であったのに対し、脚気患者は約21万1600人、そのうち死亡者は実に約2万7800人を数えたのである。対して海軍ではやはり、脚気患者はほとんど出なかった。欧米諸国であれば陸軍上層部が無事ではすまなかったと思われるが、わが国ではこの事態に何のおとがめもなかった。2つの戦争で陸軍第二軍軍医部長などの要職にあった森林太郎は、のちに軍医総監まで登りつめた。高木が脚気から海軍を救った業績はわが国では、森が死去するまで、公には封印されたままだったのである。

なお、高木はその後、慈恵会医科大学の創立者の一人となった。同大学構内には彼を記念する高木会館がある。

エイクマンの成功と失望

わが国の軍隊における脚気の研究が、現代のわれわれには気恥ずかしささえおぼえる顚末であったのとは対照的に、同じ米食民族の住む東アジア地方では、脚気の原因の探求がオランダ人の医師たちによって組織的におこなわれた。

セイロン島（現在のスリランカ）では、脚気は「ベリベリ」と呼ばれる。その語源はシンハラ語の「弱い」、あるいはヒンドゥー語の「膨れ（浮腫）」にあるといわれる。当時、オランダ領だった東インドでは、この疾患に現地オランダ軍が悩まされ、原因究明に乗り出した。研究が開始された当初は、これは感染症であり、症状のひとつである神経の炎症は、病原菌の毒素のためと考えられた。しかし、この考えにはやがて疑問が生じてきた。そこで１８８６年、問題解決の責任者としてオランダから東インドに赴任してきたのが、エイクマン（図３―６）であった。

のちにビタミンの発見者としてノーベル賞を受賞することになるエイクマンは、１８５８年、ドイツで子だくさんの学校教師の子として生まれた。教育費が安いことからアムステルダム大学に入学し、卒業後は生理学者として軍に勤務していた。

ジャワに赴任したエイクマンはすぐに、ニワトリが脚気に症状がよく似た病気にかかることに気づいた。この病気にかかったニワトリは、脚を広げて倒れてそのまま起き上がれず、やがてトサカが変色して死亡した。彼はこの「ニワトリの脚気」を人間の脚気のモデルと見なして、検討を試みることにした。

はじめは、ニワトリの脚気は伝染病と考えられる実験結果を得た。だが、注意深くさまざまな条件を精査するうち、ニワトリの餌が実験中に変わっていたことに気づき、これが原因ではないかとの仮説を立てた。そこで、エイクマンはニワトリを2つのグループに分け、一方には脱穀しただけの玄米を、他方には精米した白米を与えつづけた。すると、白米を与えられたニワトリのすべてに脚気の症状が現れ、玄米を与えられたニワトリには症状は現れなかった。これによって、白米には脚気を予防するなんらかの物質が欠けていることがわかった。彼は一挙に問題の核心に到達したのである。

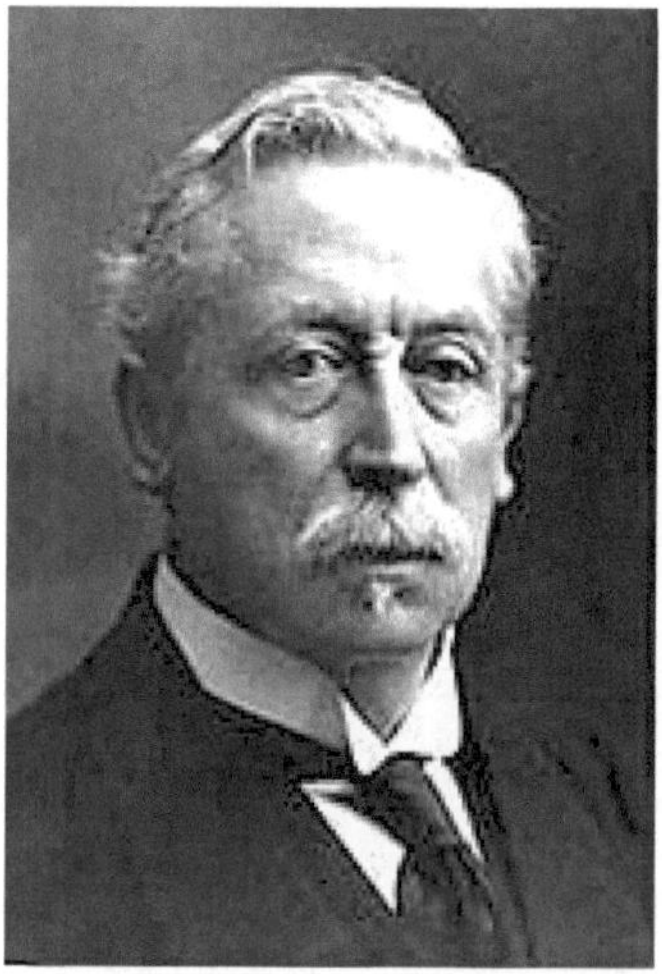

図3―6　東インドで脚気の解明に取り組んだエイクマン

残念なことにエイクマンは当時、わが国の高木の仕事を知る機会がなかった。高木の報告は英文で書かれており、赴任先のジャワの図書室にはドイツ語とオランダ語の論文しか置かれていなかったのである。エイクマンは脚気の予防・治療因子が米を精米する際に除去される「米ぬか」の中に含まれることを示したものの、その後、マラリアにかかったためにオランダに帰国し、ジャワに戻ることはなかった。

帰国後、エイクマンは動物園の園長の好意でニワトリの実験を再開した。しかし、その結果はジャワでのそれと違っていた。この不可解な結果はのちに、オランダの動物園のニワトリが米を好まず、ほかの餌をつついて食べていたためであることが判明した。強制的に米だけを食べさせれば、ジャワでの結果が再現された。だがエイクマンは実験結果の相違に混乱し、落胆して実験をやめてしまった。

それでも、玄米食にはヒトの脚気も一掃しうる効能があることを示したのがエイクマンの大きな功績であることに変わりはない。ところが、この事実はオランダにおいて、脚気に関心のない為政者によって無視されてしまい、相変わらずオランダ領東インド諸島では脚気が流行した。その点、日本もオランダも似た経緯をたどったといえる。

なお、エイクマンは、米ぬか中には脚気の原因となる「毒物」に対する解毒作用を持つ物質が含まれていると考えていた。これは誤った認識であり、そのため彼を「ビタミンの発見者」と見なすことは適切ではない。したがって彼のノーベル賞受賞には疑問符を付けざるをえないのである。

米ぬかの重要因子を発見

一方、英国の領土であったマレーシアでは、複数の英国人研究者によって脚気の原因が研究されていた。

首都クアラルンプール病院の医師フェレッチャーは、脚気の入院患者を、白米を与えるグループと玄米を与えるグループとに分け、さらに定期的に2つのグループ間でメンバーを入れ替えたり、病室を入れ替えたりして病状を観察した。すると、白米グループ患者の病状は一貫して好転せず、逆に玄米グループの脚気は快癒した。

さらに医師フレイザーとスタントンは、中国人の脚気にかかった労働者（中国人は白米を好んだ）に玄米を与えて治癒させるとともに、エイクマンがおこなったニワトリの実験を繰り返して、脚気のニワトリが米ぬかの抽出液を与えることで回復することを見いだした。これは米ぬか中に脚気の予防・治療因子が存在することを示す決定的証拠となった。

こうして、白米食が脚気の原因であることが認知されてゆき、1910年にマニラで開かれた第1回の脚気に関する国際会議でも、このことが確認されたのである。

このあと、脚気については米ぬか中の予防・治療因子を物質として単離、同定する段階に入り、その成功に至るまでには長い道のりが続く。これについては次章で説明する。

4 マッカラムの脂溶性栄養素の発見

逃されてきたチャンス

本章でこれまで述べてきた病原菌のない病気、すなわち壊血病、ペラグラ、脚気などは、現代の知識から見ればいずれもビタミン欠乏症である。しかし当時、これらの問題解決に立ち向かったのはおもに臨床にたずさわる医師であり、彼らにとっては病気を予防・治療する手段を発見することこそが喫緊の課題であった。したがって、予防・治療因子がどのような物質なのかをつきとめる化学的な研究は、後回しにされた。これらの物質を単離・同定してビタミンが発見されるまでの過程は次章でくわしく述べるが、ここでは、ほかのビタミン欠乏症についても見ていきながら、ビタミン発見の先駆的な業績となった研究のみを、少し紹介しておきたい。

ビタミンのうち最初に発見されたのは、ビタミンAである。その欠乏症も、はじめは医師たちにとって謎であった。

まずオーストリア海軍の長期航海で、乗組員に夜盲症が発生したが、医師シュバルツが肝臓を食べさせたところ治癒した。しかし、彼の報告は無視されてしまった。また、1880年、エストニアのドイツ大学の研究生レニンは、ある飼料で飼育したマウスがすべて死亡したのを見て、ミルクを飼料に加えたところ、正常に育つことを見いだした。レニンはミルクに必須の栄養素があるのではないかと考えたが、彼の指導者ブンゲはこの考えを否定した。ブンゲは生化学者であったが、偏見によりビタミン発見のチャンスを逃した。

1906年、オランダのペケルハリングは、レニンと同じような動物飼育実験で、やはりミルク中に未知の栄養素が存在すると結論して論文を発表したが、不幸にもオランダ語で書かれていたため英語圏の学者の目にとまらず、結果的に無視されてしまった。なお、英国のホプキンスも同様な動物飼育実験でミルク中の栄養素の存在を指摘し、彼は後年、「ビタミン発見者」としてノーベル賞を受賞する。ただし、この受賞には次章で述べるように問題があった。

ついにこの未知の栄養素を発見したのが、栄養学史上最大の巨人といわれる米国の化学者エルマー・マッカラムであった。

初めてネズミを実験に使用

マッカラム（図3―7）は1879年、カンザス州の農家に生まれた。1歳のときに重い壊血病にかかったが、母親が試みにリンゴの皮を与えたところ、幼いマッカラムはこれを貪るように

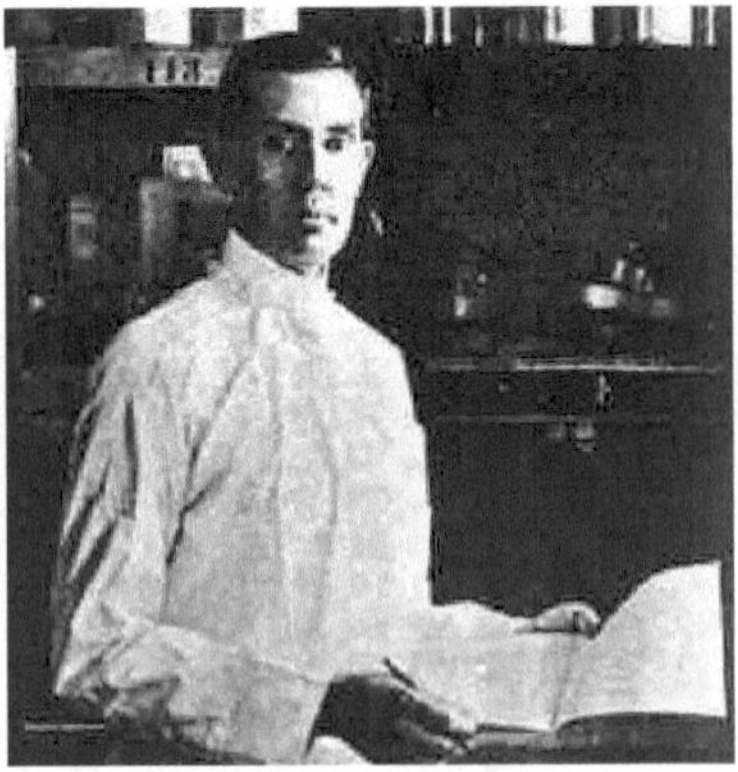

図３―７　「栄養学史上最大の巨人」ともいわれるエルマー・マッカラム

食べ、容態は快方に向かった。母親がさらに野菜とイチゴジュースを与えると、彼は快癒した。母親は本能的に、息子がかかった病気を治す栄養素（現在のビタミンＣ）を多く含む食品を察知していたと思われる。驚くべきことである。

成長したマッカラムは１９０７年、ウィスコンシン大学農学部に勤務し、栄養学の研究を開始した。当時の農学部では、動物に与える飼料を化学分析し、飼料の成分が動物の健康に及ぼす効果を検討していた。彼が研究に参加したときは、牝牛を３つのグループに分け、それぞれ小麦、カラス麦、トウモロコシを与えて飼育する実験が進められていた。これらの飼料は化学分析の結果を見れば、みなほとんど同じ化学組成であった。

ところが、飼育の結果は劇的な差を示した。小麦で飼育した牝牛は体が小さく、みな盲目であった。この牝牛が産んだ子牛は未熟児で、生まれてまもなく死んだ。カラス麦で飼育した牝牛も、生まれてきた子牛のほとんどがまもなく死んだ。しかし、トウモロコシで飼育した牝牛は正常で、生まれてきた子牛もまた正常であった。

研究に参加したマッカラムは、化学組成が等しいにもかかわらず、このように結果に大きな差が生じる謎の究明を任された。

最初、マッカラムは牝牛の飼料をさまざまに変えて研究を進めたが、一向に成果があがらなかった。やがて彼は、牛の寿命が長く、結果が得られるのに時間がかかるのが難点であることに気づいた。そこで、寿命が短く、また短期間で成熟して子を産むネズミを実験に使用することにした。現在では生物学的、生理学的、栄養学的なあらゆる研究に使用されている、この短寿命の小動物を実験に使用する方法は、マッカラムが創始したのである。

栄養学の最も輝かしい勝利

マッカラムはネズミを化学組成が等しいさまざまな飼料で飼育し、健康と成長に及ぼす影響を観察した。数年間の努力の末、１９１２年、ついに彼は、飼料中の脂肪を含む食品が謎の鍵を握っていることに気づいた。脂肪がバターか卵の黄身である場合には、ネズミは健康に成長を続けたのに対し、脂肪がラードやオリーブ油の場合は、ネズミは失明し、健康が損なわれ死んでしまったのである。当時、脂肪はそれを含む食品の種類にかかわらず、すべて同じ栄養価があると考えられていた。しかしこの結果は、バターや卵の黄身の中には、ラードやオリーブ油にはない、動物の生死にかかわる物質が含まれていることを示していたのである。

優れた化学者であったマッカラムは苦心の末、バターに含まれる謎の物質の抽出に成功し、これをオリーブ油に混ぜてネズミに与えた。ネズミは元気に生きつづけた。この結果は、それまで知られていた三大栄養素のほかに、未知の栄養素が存在することの決定的な証拠となった。

１９１４年、マッカラムはこの栄養素を「脂溶性Ａ因子」と命名した。現在の「ビタミンＡ」である。前述したように、それまでのビタミン欠乏症はいずれも、医学的には対策が発見されたが、疾病の原因となる物質の同定にまでは至っていなかった。マッカラムは化学的技術により、一挙に栄養素の化学物質としての本態にまで到達したのである。これは栄養学史上最も輝かしい勝利といわれる。彼はのちにジョンズ・ホプキンス大学の教授となり、栄養生化学の創始者となった。

ところで筆者は、かねがねマッカラムの風貌に魅せられている。実験対象に迫ろうとする不屈の意志、実験結果から問題の本質を見通す洞察力、そして豊かな人間性があふれ出ている彼の写真を見るたびに、勇気づけられるのである。

もう一つの脂溶性因子の発見

本章の最後にもう一つ、別の種類の脂溶性因子発見についても述べておきたい。その欠乏が「くる病」を引き起こす因子である。

古代ギリシャの有名な学者ヘロドトスは「歴史の父」といわれる。彼はエジプトのポートサイド近くにある原野を歩いていて、当時から100年ほども前にペルシャ軍とエジプト軍が戦った古戦場に、まだ兵士たちの頭骸骨が散乱しているのを見た。ペルシャ兵の頭蓋骨を小石で叩いてみると、すぐに砕けた。ところがエジプト兵の頭蓋骨は、大きな石で打たなければ砕けなかった。不思議に思ったヘロドトスは、土地の人々にこの理由を尋ねてみた。その答えは、「エジプト人は日光の下で帽子をかぶらないから頭蓋骨が頑丈で、ペルシャ人はターバンを巻いているから頭蓋骨が弱いのだろう」というものであった。そしてこの答えは驚くべきことに、ほぼ正しかったのである。

くる病が文献に現れるのは、それよりはるかに時代を下った17世紀のことである。成長期の子供に起こり、背骨や下肢が曲がり、頭が角ばって大きくなり、歯はぼろぼろに欠け、さらに関節や腹部に腫れなどを起こすのが特徴であり、日照に恵まれない北欧に多く見られた。

とくに英国では、1760年代から起こった産業革命により都市の空は煤煙で覆われ、太陽光線のうち紫外線が遮られた。英国政府がアフリカのボーア戦争で大量の新兵を募集したとき、国民の体格が劣悪になっていることに驚き、徴兵合格基準を大幅に下げねばならなかった。原因を調査する委員会が結成されて英国民の劣悪な環境、食事条件が明らかになったが、結局、対策は講じられなかった。実は18世紀にはすでに、スコットランドではタラの肝油を子供に与えるとくる病にならないことが偶然見いだされていたのだが、これは広く知られていなかった。

19世紀になってフランスの医師トルソーは、くる病の原因は太陽光の不足であることを指摘し、また、くる病は肝油によって治るが、植物油では効果がないことを報告した。さらに英国のメランビーは、動物脂肪を含まない餌を与えられた子犬はくる病にかかるが、卵黄またはタラ肝油を餌に加えると健康に育つことを観察した。やはり植物油は効果がなかった。

これらの報告に対してグラスゴー大学から、動物脂肪なしでも新鮮な空気と十分な運動によって子犬は健康に育つとの反論がなされ、事態を一時混乱させたが、この条件下では子犬は十分な日光を浴びているはず、という結論に落ち着いた。事実、ドイツでは、水銀紫外線ランプの照射がくる病の症状を軽減することが報告された。

このようにして、くる病の予防・治療に有効と認められたタラ肝油は、工場で生産されて広く食品として用いられるようになった。また、紫外線照射もくる病治療に使用されるようになった。

タラ肝油中の抗くる病因子は、１９２２年に脂溶性Ｄ因子として単離された。これに成功したのは、やはりマッカラムであった。この因子は「ビタミンＤ」と命名された。現在ではビタミンＤは、身体の皮膚で紫外線によって合成されることがわかっている。

コラム3

森鷗外の実らなかったロマンスと後日譚

本章に登場した森林太郎は、その頑迷さにより多くの兵士を脚気で死なせるという大罪を犯してしまった。その原因は、彼が若き日、ドイツに留学し、コッホらによる病原菌発見と、感染症征服というめざましい成果に心酔したことにある。森はプライベートでもドイツ留学を思う存分、楽しんでいた。対照的なのが、同じ頃に政府から英文学研究を命じられてイギリスに留学した夏目金之助（漱石）だった。彼は日本の伝統と西欧文明の落差に悩み、ロンドンの下宿に閉じこもって「夏目は神経衰弱になった」と噂された。帰国するときは客船から「こんなところへ二度と来るものか」と叫んだ。彼が「和魂洋才」という難問を克服して大文豪となるのはまだ先のことである。

しかし、森のような医学者（自然科学者）にとっては学問に国境はなかった。むしろ留学生活を楽しむあまり、羽目をはずしすぎたようだ。彼はベルリンの教会で知りあった若いドイツ人女性と恋に落ち、結婚を真剣に考えるようになった。当時の日本では国際結婚など言語道断とされ、とくに森のようなエリートにとっては立身出世の道を絶つものであった。友人や先輩は翻意するよう説得したが、森の決心は変わらない。そこで、せめてドイツ人女性同伴で帰国して将来を破壊することは避けようと、まず貨物船で彼女を送り出し、そのあと森が帰国するようにとりはからった。

ところが、帰国した森は彼女との結婚について母親から反対されると、あっさりとあきらめてしまったのである。突然の森の変心に、彼女はむなしくドイツに帰国した。

のちに文豪「鷗外」となった森は、このロマンスを題材に『舞姫』を書いた。小説では、日本の留学生に恋した女性が、彼の突然の帰国に衝撃をうけて発狂するという悲惨な結末になっている。個人的な感想だが筆者は、かつて自分が見捨てた恋人をこのようなかたちで題材にする森に不快感をおぼえ、日露戦争でおびただしい兵士を脚気で死なせたことにも共通する冷酷さを感じる。

ところで、このドイツ人女性はその後、どんな運命をたどったのだろう。これについてNHKが克明に取材した興味深いドキュメンタリー番組がある。まず取材班は彼女の両親が、当時のヨーロッパでは稀な、カトリック信者とプロテスタント信者の組み合わせであることを知る。夫婦は宗派にとらわれない柔軟な心の持ち主であり、だから恋人を追って日本に旅立つ娘を許したのだろう。

さらに取材班は彼女の子孫を追跡し、二人の孫に会った。高齢のいまも健在な彼らの話によれば、彼女は帰国後、結婚して、夫を支えて事業を成功させ、子どもたちを立派に育てあげたのだそうだ。しかし、彼らは祖母の存命中に、森についての話はいっさい聞いたことがなかったという。彼女は自分を裏切ったかつての恋人について、誰にも語ることなく、生涯を終えたのである。

一方で、晩年の森の結婚生活は、取材によれば幸せではなかったようだ。人生が残り少なくなってからの彼は、若き日のドイツの恋人を懐かしく思い起こしており、ワグナーの楽劇「トリスタンとイゾルデ」の中でトリスタンがイゾルデを想う歌の一節をよく口ずさんでいたという。

第4章

ビタミン発見をめぐるドラマ

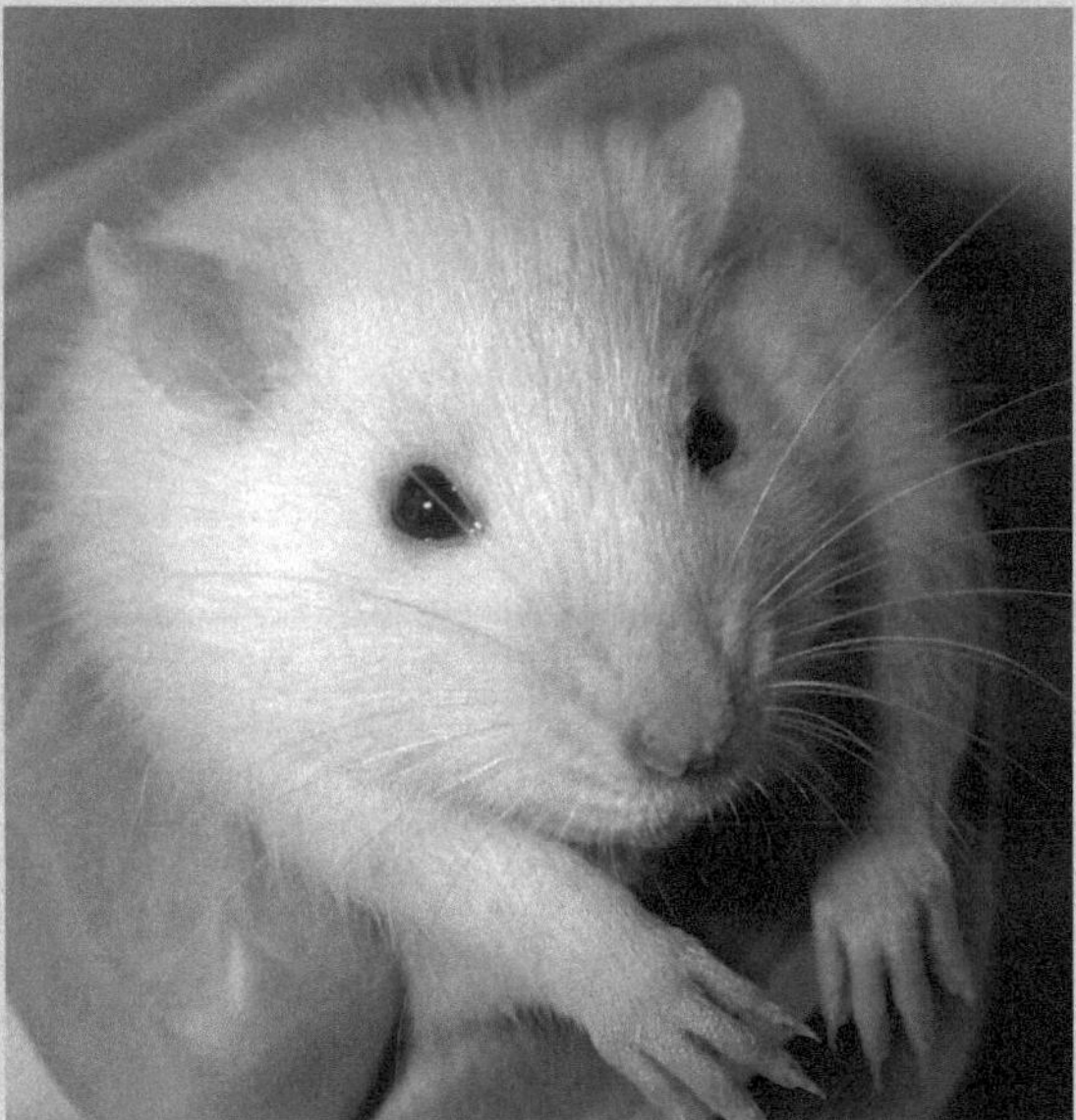

ラットなどの実験動物なしに栄養学の進歩はなかった

1 エイクマンとホプキンスのノーベル賞受賞

前章ではおもに、病原菌のない難病――ビタミン欠乏症が、医師たちの努力によって解決されていく状況を説明した。本章では、食品中に含まれる健康にとって必須の微量の栄養素が、化学者によって単離され、有機化合物として同定されて「ビタミン」という概念が確立するまでを追ってゆくことにする。マッカラムによる脂溶性A因子（ビタミンA）と脂溶性D因子（ビタミンD）発見の偉業についてはすでに述べたが、本章で扱うのはそのあとに続く研究者たちによる熾烈な「ビタミン発見」の競争史である。

それは、すでにその存在に疑いの余地がなくなった物質についての単離、同定の競争であり、もはや病気を治療する医師の手を離れ、有機化学物質を扱う修練を積んだ農芸化学者と生化学者の先陣争いであった（生化学者には医師になったのち生化学を身につけた者が多い）。競争の場は臨床の現場から化学実験室に移り、実験の着想、結果の解釈、および運の良し悪しが勝者と敗者を分けることになる。そのほかに微妙な要因もからみあい、この競争ではいくつもの劇的なドラマが展開された。

疑問がつきまとう受賞

１９２９年、前章にも登場したオランダのエイクマンは「抗神経炎ビタミンの発見」により、また、英国のフレデリック・ホプキンス（図４―１）は「成長促進ビタミンの発見」により、いずれもノーベル生理学・医学賞を受賞した。だが、彼らの受賞はさまざまな物議を醸すものであった。その理由をあげてみよう。

栄養学上では、ビタミンなどの微量栄養素の発見は以下の段階を経ておこなわれる。

（１）ある飼料（食事）が、実験動物（人間）の健康に害があることを発見する。

（２）その飼料（食事）に新たにある食物をつけ加えると、動物（人間）が健康を取り戻す。

（３）新たにつけ加えた食物中に未知の栄養素があることを指摘する。

（４）この未知の栄養素を食物から単離し、化学的性質を明らかにする。

（５）さらにこの栄養素の化学構造を決定し、化学的合成を可能にする。

第３章で説明したように、ビタミン欠乏症が原因不明の難病だった時代には、とりあえず（１）と（２）の段階で難病を克服し、さらに（３）の段階にも実質的には達していたと考えてよい。また、マッカラムの場合には、１９１４年にビタミンAを、１９２１年にビタミンDをそれぞれ脂溶性物質として発見していたので、いちはやく（４）の段階に達していた。

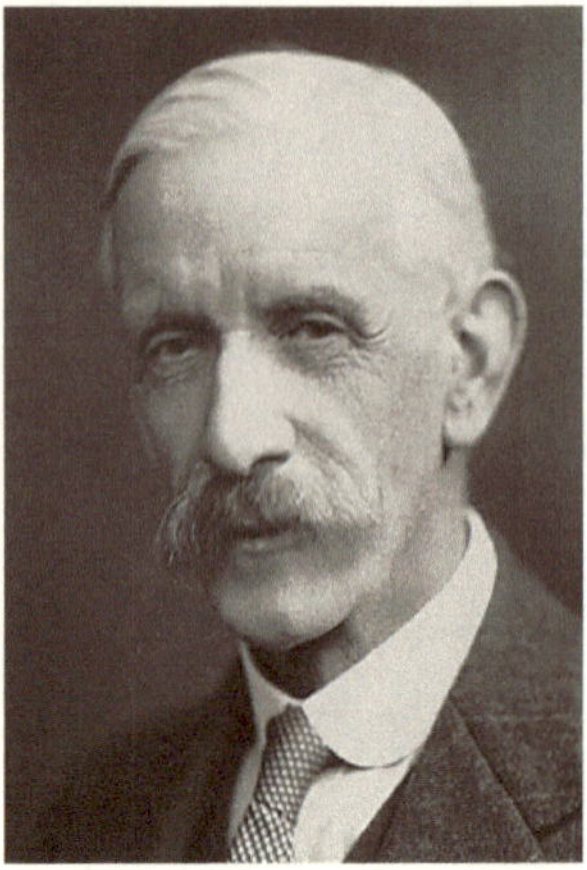

図4—1　「ビタミン発見者」としてエイクマンとともにノーベル賞を受賞したフレデリック・ホプキンス

これに対してエイクマンは、第3章で説明したように、脚気を治す物質が米ぬか中にあることは指摘したが、それは栄養素ではなく、解毒作用を持つものと考えていた。したがって彼の発見は（1）（2）の条件は満たすが、（3）の条件を満たしておらず、その意味ではビタミン発見者とは認められない。ただし、エイクマンはのちに彼の実験を引き継いだグレインズの、米ぬか中の物質は解毒物質ではなく脚気を治す物質であるという意見に同意してはいる。

また、ホプキンスの場合は栄養素に興味を持ち、ラットの実験によりミルクに成長促進因子が含まれるという結果を得て、論文を発表している。しかし、有名な彼のこの実験は、その後、誰が試みても結果が再現されなかった。つまり、彼のノーベル賞受賞対象となった実験には、なんらかの理由から誤りがあったのである。したがって現在では、エイクマンとホプキンスの名を栄養学におけるビタミン発見者のリストに見つけることはできない。

一方でオランダのペケルハリングは、ホプキンスよりも1年早く同様の実験をおこない、ミルク中に成長促進因子が存在することを発見している。だが前述したように彼は論文をオランダ語で書いたため、英語圏の研究者に見過ごされてしまった。このためホプキンスは自身がノーベル賞を受賞したときに忸怩たる思いにかられたようで、受賞講演で「もしわれわれがペケルハリングの立派な仕事を当時知っていたら、どんなに幸せだったでしょう」と述べている。

彼らが受賞した1929年の時点で、栄養学の巨人マッカラムはビタミンAとビタミンD発見の偉業をとうに成し遂げていた。これら2つのビタミン研究に残されていたのは（5）の段階、つまり化学構造の決定と化学合成のみであった。しかし、彼にノーベル賞が与えられることはなかった。賞の選考も人間の営みである以上は誤りも不公正もつきものだが、マッカラムが選に漏れたのはおそらく、当時、ノーベル生理学・医学賞は欧州人のためのものだ、という暗黙のルールがあったからであろうと思われる。

事実、賞が1901年にスタートして以来、1933年にモーガンがショウジョウバエの染色体の研究で受賞するまで、生理学・医学賞においては米国人の受賞者は皆無であった。また、わが国でもアドレナリンを発見した高峰譲吉、タール発ガンを発見した山極勝三郎や偉大な細菌学者の北里柴三郎など、受賞にふさわしい面々が選に漏れたのは、やはりこの〝暗黙のルール〟によるといわれている。

「ビタミン命名者」フンクの憤慨

エイクマンとホプキンスの受賞理由には「ビタミン」という名称が明記されている。ビタミンの命名者は、ポーランド出身の化学者フンク（図4―2）である。彼は1910年からロンドンの栄養学研究の中心であるリスター研究所に勤務し、米のもみ殻中の抗脚気因子の単離をまかされた。この物質は水溶性であり、アミノ酸とは異なっていた。彼はこれを塩基性物質であるアミンであろうと考えた。1912年、彼は栄養素欠乏症について、それまでに得た知識をまとめる総説を書き、その中でこれらの栄養素を総称して、初めて「ビタミン」（vitamine）と呼んだ。「生命に必須なアミン類」（vital amine）という意味である。

ただし、実際にはビタミン類にはアミンでないものもあり、この名称は正確なものではなかった。マッカラムはこの名称を嫌ったという。やがて、「vitamine」の末尾の「e」を除いて「vitamin」とする呼称が定着した。

なお、フンクは自他ともに認めるビタミンの命名者であるにもかかわらず、ビタミンにかかわるノーベル賞受賞者はエイクマンとホプキンスのみであり、彼は外された。しかも、2人の受賞理由には「ビタミン」の名称が記されていた。このことにフンクは憤り、「サイエンス」誌上に「誰がビタミンを発見したのか」という一文を寄稿してホプキンスを非難した。

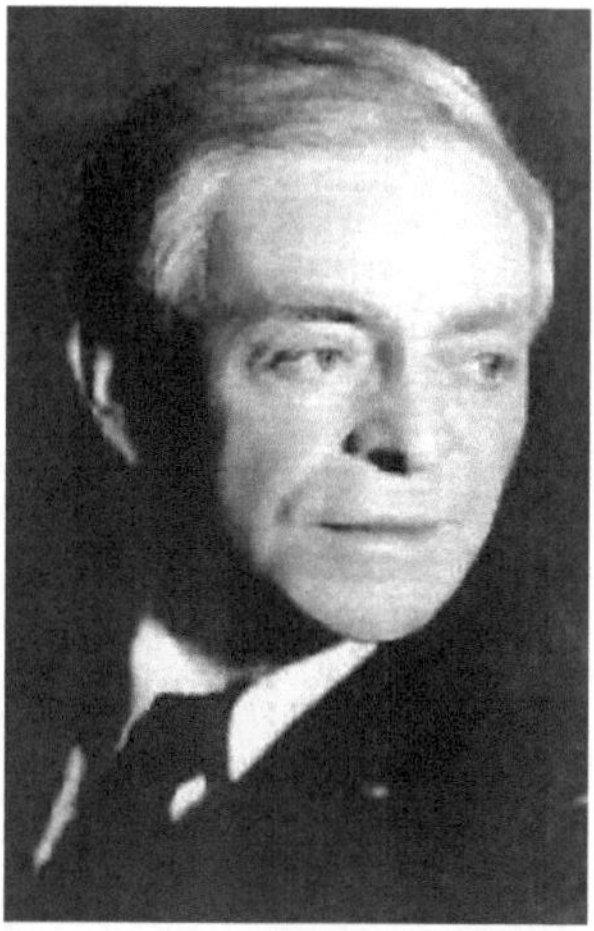

図4—2　ノーベル賞から外された「ビタミン」の命名者フンク

ホプキンスは体内の物質のダイナミックな変化を研究する「動的生化学」の提唱者であり、ケンブリッジ大学の生化学教授として多くの学者を育て、みずからも必須アミノ酸のひとつトリプトファンを発見している。あえてビタミン研究を受賞理由としなくても、ノーベル賞に値する業績を十分にあげていた。筆者の私見ではあるが、このホプキンス受賞について生理学・医学賞選考委員会の決定は、「そろそろホプキンス先生にもノーベル賞を差し上げようではないか」といった意思を選考委員が共有した結果ではないだろうか。

ノーベル生理学・医学賞の選考委員会はスウェーデンのカロリンスカ研究所にある。スウェーデン在住の筆者の友人たちに聞いたところでは、この当時、スウェーデンの若き生理学者のステータス・シンボルは、英国に留学することであった。そして当時の生理学・医学賞は、英国の有力な学者の意見が反映されがちであったらしい。ただし現在では、このようなことは皆無であるという。

2 ビタミンAとビタミンDの発見

マッカラムの独走

ここで、マッカラムがネズミを実験動物として研究していた頃に話を戻す。第3章では述べなかったが、マッカラムには競争者がいた。

イエール大学のオズボーンとメンデルは、マッカラムと同じく、未知の栄養素が欠けた飼料で飼育したラットが失明し、死亡することを見いだしていた。また、ストラスブールの医師シュテップも同様な実験をおこない、謎の栄養物質を見つけようとしていた。努力の末にシュテップは、ミルクや卵黄に含まれる謎の物質は脂溶性ではあるが、当時知られていた単純な脂肪ではないことを知った。しかし彼はもともと臨床医だったため、それ以上の研究を進めることはできなかった。結局、シュテップは臨床分野に戻り、ミュンヘン大学の教授となった。

こうして競争者は脱落してゆき、やがてマッカラムの一人舞台となった。彼はミルク、バター、卵黄のエーテル抽出液を、賢明にもアルカリで処理した。この処理により、脂肪成分の大部分を占める中性脂肪（トリグリセリド）は石鹸となって、抽出液から取り除かれた。謎の物質は、抽出液の残りの成分中に存在していた。マッカラムはこれを前述した脂溶性A因子と呼んだ。なお、彼は米ぬかの水抽出液中からも未知の栄養物質を取り出し、これを「水溶性B因子」と呼んだ。のちのビタミンBである。

マッカラムが単離した脂溶性A因子は、1920年代にはすでに「ビタミンA」と呼ばれるようになっていた。だが、その化学物質としての同定には、まだかなりの年月が必要であった。

「カロテン」はビタミンAの前駆体だった

マッカラムの弟子であるウィスコンシン大学のスティーンボックは、さまざまな植物あるいは動物の組織からのエーテル抽出液が、ラットの成長や眼の疾患の治療にどのような効果をあげるかを調べているうち、不思議なことに気づいた。ニンジンやサツマイモなどの黄色を呈する抽出液は効果を示したが、白色のジャガイモや、赤色のテンサイの根の抽出液は効果がなかったのである。この結果から彼は、脂溶性A因子（ビタミンA）は黄色の物質であろうと考えた。しかし、肝臓の抽出液は無色にもかかわらず効果を示したので、この考えは根拠に乏しかった。

もしかしたら、脂溶性A因子には黄色のものと無色のものの2種類があるのではないか。ケンブリッジ大学の生化学者ムーアはこの着想のもとに、ニンジンから黄色の化合物を取り出してみ

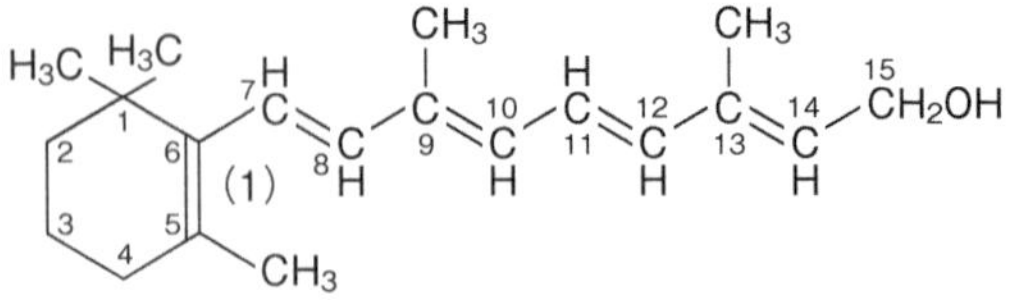

図4—3　ビタミンAの構造

たところ、これがビタミンAと同じはたらきを持つことを確認した。ムーアはこの物質を、ニンジンの英語名（carrot）にちなんで「カロテン」と名づけた。さらにムーアは動物飼育実験により、餌として取り込まれた黄色のカロテンが、肝臓で無色の脂溶性A因子（ビタミンA）に変化することを見いだした。つまり、カロテンはビタミンAと近縁の物質であり、容易にビタミンAに変化する、ビタミンAの化学的前駆体だったのである。黄色のトウモロコシにはカロテンが含まれているが、白色の小麦には含まれていない。これが第3章で述べたマッカラムの最初の研究で、牝牛はトウモロコシではよく成長するが、小麦では成長しなかった理由だった。

　なお、スイスの有機化学者ケラーらは、純粋なビタミンAを得てその構造を決定し、のちにその合成にも成功した。ビタミンAは化学名を「レチノール」といい、図4—3のような構造をもつ。このレチノールが変化した誘導体レチナールは、視物質ロドプシンの成分として光を感知するはたらきがある。ビタミンA欠乏症の初期症状として、人間に夜盲症が現れるのは、このレチナールの欠乏によるものである。

ビタミンAにはそのほかに、皮膚や粘膜を保護する作用、細胞内の遺伝情報の伝達に関する作用があるといわれる。ビタミンAが欠乏した動物が結局は死に至るのは、おそらく遺伝情報の正常な発現が損なわれるためであろう。

偶然見つかったビタミンD

マッカラムによる、もう一つの脂溶性ビタミンである「ビタミンD」の発見は、偶然の産物だった。

当時、骨の成分はリン酸カルシウム（$Ca_3(PO_4)_2$）であることがすでに知られていた。実際に食餌中にカルシウムとリン酸を加えると、くる病の予防に効果があった。しかし、その2つの物質が抗くる病因子であるとは考えられなかった。

一方で、ビタミンAは酸素によって酸化されると破壊されて、はたらきを失うことがわかっていた。あるときマッカラムが、タラの肝油に酸素を作用させてみたところ、予想どおりにビタミンAのはたらきは失われた。ところが、くる病に対しての有効なはたらきは残ったのである。

この結果は、タラ肝油にはビタミンAのほかに、抗くる病因子となる未知の物質が含まれていることを示していた。マッカラムはこれを「ビタミンD」と命名した。

すでに太陽光、とくに紫外線には抗くる病効果があることが知られていて、乳幼児のくる病は

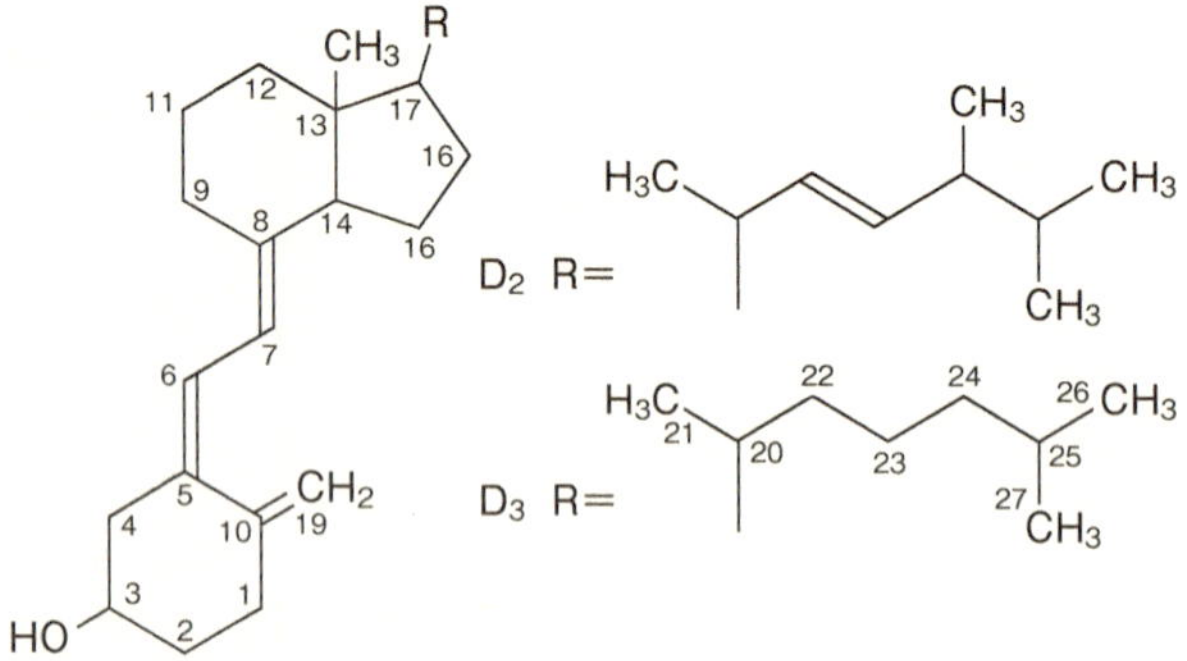

図4—4　ビタミンDの構造

紫外線照射によって治療されていた。これを確認したマッカラムらは、さらに重要な発見にたどりついた。動物に紫外線を照射すると、肝臓にビタミンDが増えるのである。つまり、動物は紫外線を利用して、皮膚でビタミンDをみずから合成しているのだ。

さらに、脂質の一つであるコレステロールに紫外線を照射するとビタミンDができることもわかった。

のちにビタミンDは純粋な結晶として単離され、その構造が決定された（図4—4）。化合物としての名前は「カルシフェロール」である。

なお、ビタミンDに関する特許をとったのは前述したマッカラムの弟子のスティーンボックであった。彼はこれによって得られた膨大な利益をウィスコンシン大学同窓研究会の設立と研究費用にあてた。現在もこの研究会は活発な活動を続けている。

3　抗脚気因子「サイアミン」の発見

抗脚気因子の単離競争

すでに説明したように、抗脚気因子（脚気の予防・治療因子）の研究は、エイクマンが先鞭をつけていた。その後、彼の研究を引き継いだグレインスは、これが抗神経炎因子であることを指摘した。さらにマッカラムは、同じ因子を「水溶性B因子」と名づけた。

これをもって抗脚気因子の研究は一つの段階を通過し、あとに残されたのは、この水溶性因子を誰がいちはやく単離し、同定するかの競争であった。

この因子の単離、結晶化に成功したのは、東京大学教授の鈴木梅太郎（図4―5）と、ビタミンの命名者フンクであった。

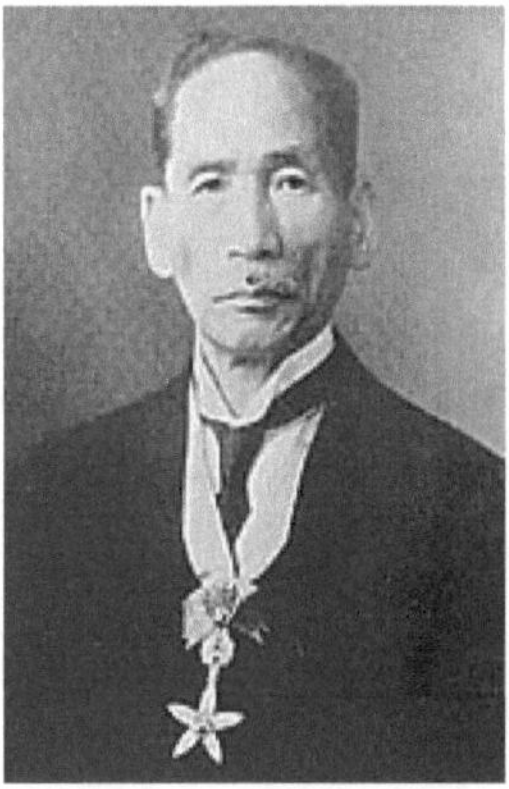

図4―5　水溶性B因子を単離した鈴木梅太郎

鈴木は米ぬかを処理してこの因子の結晶を得るこ

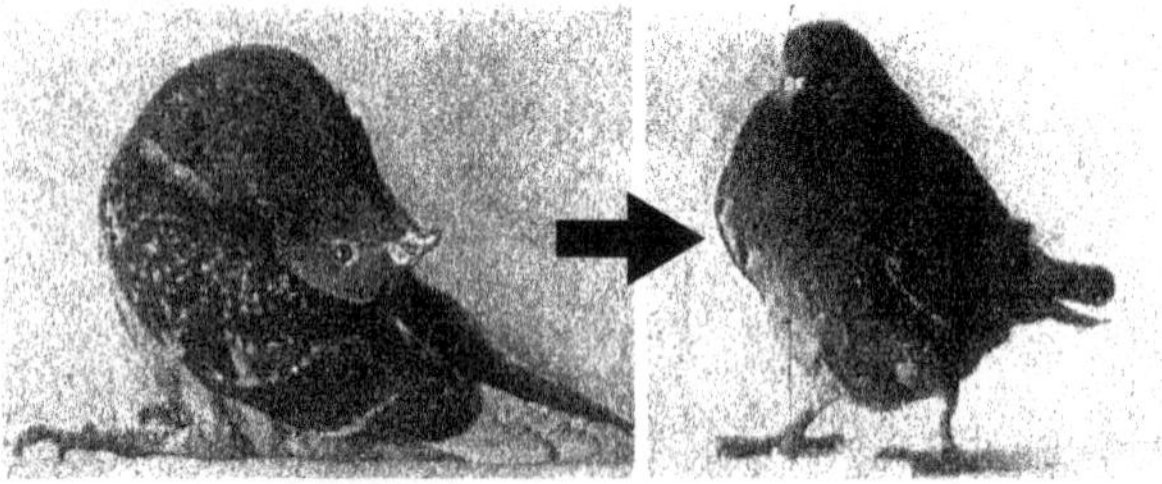

図4―6　フンクによるハトの脚気症状の治癒

とに成功し、イネの学名（oryza）にちなんで「オリザニン」と命名した。この物質はたしかにニワトリの脚気症状に対し、予防・治療効果を示した。しかし、この結晶はのちに混合物であったことがわかった。彼はこれらの結果を、1912年にドイツ語の論文として発表した。

一方、フンクもほぼ同じ時期に、この因子を単離・結晶化し、英文の総説論文を書いた。また、結晶化した因子をハトに与えて、その脚気症状を治癒してみせた（図4―6）。彼が「ビタミン」という呼称を使ったのはこの研究においてであった。

しかし、フンクはその論文中で、本来なら引用すべきであった鈴木の研究を無視している。また、のちにこれを引用したときには、鈴木の結果は追試できないとして、非難している。このため、鈴木の業績は欧米であまり評価されなかった。こうしたフンクの「あく」の強い性格は、エイクマン、ホプキンスのノーベル賞受賞に強く抗議したことからもうかがえる。

ただし鈴木、フンクの両者とも、本章の初めに掲げた微量栄養素の発見段階では（5）の手前までしか達していない。つまり（4）未知の栄養素を食物から単離し、化学的性質を明らかにすることには成功したが、（5）さらにこの栄養素の化学構造を決定し、化学的合成を可能にするまでには至らなかった。

成人が健康を保つために必要な抗脚気因子の量は、現在では1日あたり1・2㎎とされている。これほどのごく微量で、この因子は効果を現すのである。したがって食餌中に含まれる因子の量もきわめて微量でしかない。この事実が、化学技術の未発達であった20世紀初頭の研究者にとって、いかに重荷であったかは想像にあまるものがある。

ウィリアムズの四半世紀にわたる苦闘

この困難を克服して、半生のほとんどを抗脚気因子の単離・同定への挑戦に費やし、ついにこれに成功した英雄は、米国の化学者ロバート・ウィリアムズである。

ウィリアムズは1886年、宣教師の子としてインドに生まれた。シカゴ大学で工業化学を修めたのち、フィリピンに学校教師として赴任した。そこで彼は米軍の軍医ヴェッダーに出会う。ヴェッダーは現地の児童の脚気を憂慮していて、ウィリアムズに教師を辞めてフィリピン科学局に勤め、抗脚気因子を解明してくれるよう説得した。これがウィリアムズの運命を決めた。

彼はフィリピンで1910年から、米ぬかのアルコール抽出物から抗脚気因子を単離することに取り組んだ。抽出液はさまざまの物質をおびただしく含んでいるので、ここから極微量の因子を得ることは、麦わらの山の中から1本の針を探し出すにもひとしい気の遠くなるような難事であった。

彼はまず、抽出液をいくつもの化学成分に分けて、その一つ一つについて、抗脚気作用の有無を愚直に調べあげていった。この努力は5年間も続けられたが、成果はほとんど得られなかった。

彼は米国に帰国し、ベル電話研究所に勤務して、やがて化学部長となった。だがその間にも20年以上にわたって、会社の本業の余暇をつかって抗脚気因子の探究を続けた。

当初、この研究のためのグラント（政府などからの補助金）は得られなかったので、彼は自宅のガレージで実験動物を飼育していた。やがて抗脚気因子は世界的な関心を集めるようになり、多くの研究者がこの研究課題に参入してきた。だが、彼らはこの難問にとうてい歯が立たず、脱落していった。

そのうち世界は大不況時代に入った。そのあおりを受け、ベル電話研究所は職員の勤務時間を週3日に短縮した。これはウィリアムズにとっては、研究時間に余裕が生じるという幸いとなった。また、コロンビア大学と共同して、研究に必要な抽出物を大量に得ることができた。こうしてついに1934年、ウィリアムズは、純粋な抗脚気ビタミンを結晶として大量に分離すること

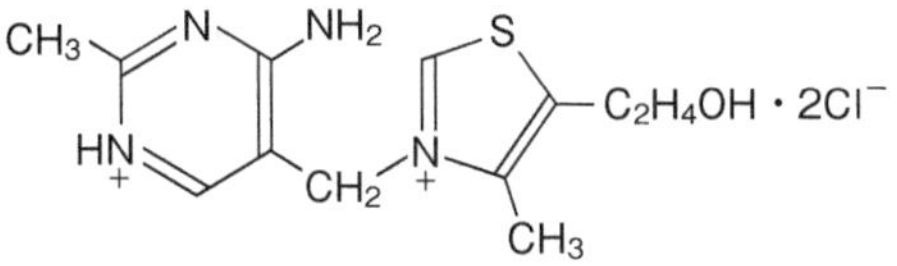

図4－7　ビタミンB1（サイアミン）の構造

に成功した。フィリピンで研究を始めてから、23年が経過していた。その執念には、驚嘆するほかはない。

しかし、前述の（5）の段階を完了するには、結晶として得られたビタミンの化学構造を決定し、それを合成するという仕事がまだ残っていた。ウィリアムズはさらに3年をかけて、これらの課題も達成した。

この栄養素は「ビタミンB1」とも呼ばれるが、現在では、ウィリアムズの命名による「サイアミン」（または「チアミン」）という呼称のほうが広く用いられている。サイアミンは図4—7のような構造をもち、ミトコンドリアでＡＴＰを産生するクエン酸回路の関門で、化学反応の補酵素としてはたらくことが現在ではわかっている。このしくみについては次の第5章で説明する。

現在ではサイアミンは、脚気に対し急速に確実に効果を表す治療薬として、また食品に添加する脚気予防剤として広く用いられている。

4 ビタミンC発見をめぐって

モルモットによる壊血病研究

　前章で、長期の航海中に船員がかかる病気である壊血病に対しては、果物や野菜に予防・治療効果のある物質が含まれていることを述べた。この抗壊血病因子を発見する研究は、まずオスロにあるクリスティアナ大学のアクセル・ホルストによって始められた。

　ホルストは１８６０年に生まれ、フランスとドイツで医学を学んだあと、東インド諸島のエイクマンの研究所を訪問して、ここでニワトリを使った脚気の研究を目撃した。

　ホルストはこの実験法にならい、ハトに壊血病を起こさせようとした。だがこの実験に失敗し、次にネズミを使うことを考えたが、病原菌を持っているかもしれないことや、噛みつかれやすいことから使用せず、モルモットを使うことにした。この選択は幸運であった。なぜならネズミは体内で抗壊血病因子（ビタミンＣ）を合成できるので、壊血病にはかからないことがのちにわかるからである。

モルモットは小麦のパンだけを与えて飼育すると、首尾よく壊血病の症状を起こし、死亡した。だがレモン、リンゴなどを与えると、ほぼ回復した。この実験結果からも壊血病は伝染病ではなく、なんらかの因子の欠乏によって起こることは明らかであった。残念ながらホルストの研究はノルウェーの財政悪化により中止されてしまったが、壊血病の研究にはモルモットが適していることを示したのは、彼の功績である。

ビタミンC発見競争の開始

１９１８年、エール大学のメンデルらは、マッカラムが命名していた脂溶性A因子（ビタミンA）と水溶性B因子（ビタミンB1またはサイアミン）をモルモットに与えても、壊血病が起こることを示した。この実験結果をもとに英国のドラモンドは、これらとは別に抗壊血病因子となる物質が存在すると考え、これを「水溶性C因子」と呼ぶことを提唱した。

しかし、マッカラムは当初、この提唱に不同意であった。マッカラムはもっぱらネズミを実験に使用していた。前述のようにネズミには壊血病は存在せず、この病気の研究には適さなかったため、ドラモンドの考えが理解できなかったのである。栄養学の巨人が犯した、珍しい誤りであった。

ドラモンドはさらに、フンクがすでに提唱していた「ビタミン」という呼称を用いて、これまでのA因子、B因子、C因子という呼び方に代えてビタミンA、ビタミンB、ビタミンCと呼ぶことを提案し、これが広く受け入れられた。

この時点で、未知のままであった抗壊血病因子（または水溶性C因子）に、ビタミンCの名が与えられたのである。あとは誰がこのビタミンを単離・同定するかであった。

ロンドンのリスター研究所では、ポーランド出身のツェルバがモルモットを使ってレモンジュース中のビタミンCの単離に挑戦した。彼はクエン酸などの有機物の酸は求める物質ではないことを明らかにし、抗壊血病因子を含む成分を濃縮することに成功した。

一方、米国ピッツバーグ大学のチャールス・キングも、レモンジュースからビタミンCを単離する研究に取り組んでいた。彼は１８９６年に生まれ、同大学を卒業後、コロンビア大学でモルモットを使ったビタミンC研究法を学び、１９２７年、母校に戻った。キングはビタミンCがブドウ糖ほどの低分子化合物であることをつきとめた。

このほかにも、世界各地でビタミンC発見競争が展開されていた。

セント・ジェルジの天才的発想

ここで登場するのが、20世紀最大の生化学者の一人に数えられるアルバート・セント・ジェルジ（図4―8）である。ここでは彼の多岐にわたる仕事のうち、ビタミンC発見のみを述べることにする。

　セント・ジェルジはハンガリーの貴族の血をひくブダペストの地主の家に１８９３年に生まれた。ブダペスト大学医学部を卒業し、欧州各地の大学を転々としたのち、オランダのグローニンゲン大学生理学教室に勤務した。理解ある教室主任のハンブルガー教授は、彼に自由なテーマで研究することを許してくれた。

　ここでセント・ジェルジは、レモンジュース中には強い酸化作用を持つ過酸化酵素があることに注目した。過酸化酵素の存在は、ベンジジン反応という化学反応で調べられる。ベンジジンは無色の物質だが、酸化されると濃青色になる。ところが彼は、ベンジジン溶液をレモンジュースに滴下すると、濃青色になるまでに時間的な遅れがあることに気づいた。そこで彼は、レモンジュース中には酸化を遅らせる物質、つまり還元物質が存在するのではないかと考えた。ここ

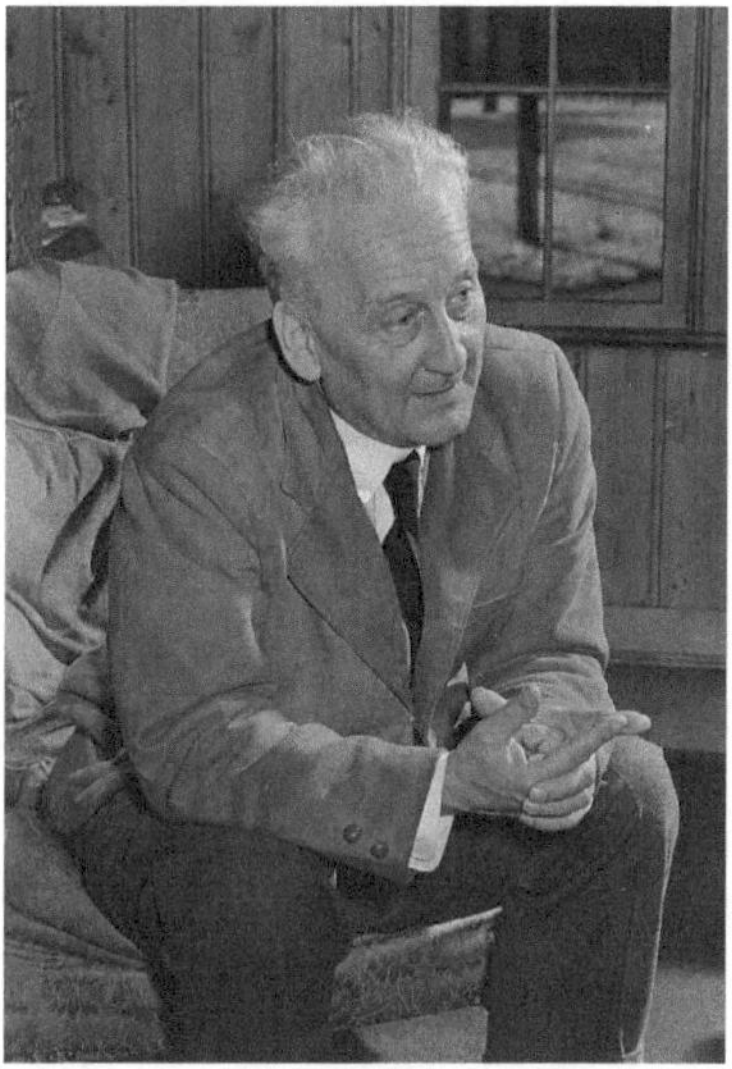

図４—８　激しい競争を制してビタミンＣを発見したアルバート・セント・ジェルジ

から、彼の考えは飛躍した。それはまさに、天才に特有の発想の飛躍であった。

顔色が青色を呈する、アジソン病という病気がある。その原因は、副腎の機能が衰えることにある。すると、正常な副腎には、レモンジュース中に含まれる酸化を遅らせる物質のような、顔色を白くする還元物質が含まれているのではないか。

そうひらめいた彼は、ウシの副腎のしぼり汁にベンジジンを滴下してみた。予想通り、青色の発色は著しく遅れて起こった。彼は副腎からこの還元物質を純粋に近い形で取り出すことに成功し、1926年、これまでの結果を論文として発表した。

ついにビタミンCを発見

ところが、ここで彼を不運が襲った。ハンブルガー教授が急死したのである。後任としてやってきたのは生理学者ではなく、動物心理学者であった。これは筆者もしばしば経験したことなのだが、心理学者と生理学・生化学者とは、その世界観において水と油のような相違がある。セント・ジェルジは研究室から追い出され、落胆し自殺まで考えたという。

だが幸運にも、救いの手はすぐにさしのべられた。彼の仕事を高く評価した英国のホプキンスが、ケンブリッジ大学の研究室に招いてくれたのである。ここでセント・ジェルジは副腎にある還元物質の結晶化に成功した。

彼には茶目っ気があり、発見した低分子の炭素、水素、酸素からなる還元物質に「誰も知らない」(ignore)を意味する「イグノース」という名をつけて雑誌に論文を投稿した。だが、ふざけた名前であるとして拒否された。すると今度は「神のみぞ知る」という意味をこめた「ゴッドノース」(God knows)という名に変えて投稿し、またしても拒否された。結局、この物質の名は雑誌編集者の意見で「ヘキスウロン酸」となった。

実はこの物質こそ、ビタミンCそのものだったのである。だがさすがのセント・ジェルジも、当時、ビタミンには関心がなかったので、この大発見にまだ気づいていない。

ところで、彼が招かれたケンブリッジ大学は予算や設備が十分でなく、ヘキスウロン酸の構造を決定するために十分な量の結晶を得ることは困難であった。そこで彼は米国ロチェスターのメイヨー研究所に依頼して十分なヘキスウロン酸の結晶を手に入れ、バーミンガム大学のハワースにその一部を送って、構造決定を依頼した。

1930年、セント・ジェルジは母国に新設されたセゲド大学の医化学教授に迎えられた。ここで彼は、のちにナチスの手を逃れて米国に亡命するまで、多くの研究を成しとげるのだが、着任早々、米国のキングの下でビタミンC単離の研究に参加していた、スワーベリというハンガリー人の若者の訪問を受けた。セント・ジェルジは彼に、ヘキスウロン酸に壊血病の予防・治療効果があるかどうかを調べるよう依頼した。つまり、彼が結晶化した物質がビタミンCかどうかを調べようとしたのである。

はたして、ヘキスウロン酸を一日に1㎎、動物に与えれば、壊血病を予防できることが確かめられた。抗壊血病因子、ビタミンCは、ヘキスウロン酸そのものだったのである。セント・ジェルジとスワーベリは1932年、連名で「抗壊血病因子としてのヘキスウロン酸」と題した論文を「ネイチャー」誌に発表した。

キングとの先取権争い

ここで、ビタミンC発見の先取権争いが起こった。スワーベリが以前に在籍したキングらの研究室から「ビタミンCの発見」という論文が「サイエンス」誌に発表されたのである。その発表時期は、セント・ジェルジらよりも2週間先行していた。

実はキングも、かねてからヘキスウロン酸がビタミンCではないかと疑っていた。そこへ、セント・ジェルジらがビタミンCを発見したことをなんらかの手段（おそらくはもとの弟子スワーベリからの連絡）で知ることになったため、実際にヘキスウロン酸がビタミンCであることをとり、急遽、論文を書いたようだ。

このビタミンC発見の先取権争いは、1937年にセント・ジェルジのみが「ビタミンC発見」の功績でノーベル生理学・医学賞を受賞したことで、けりがつけられた。

キングが無視されたのは、まだノーベル賞に欧州優先の傾向が残っていたためなのか、あるいは英国の大家ホプキンスが、セント・ジェルジのみを強力に推薦したためかは、定かではない。しかしいずれにしても、米国の栄養学者がまたしても受賞からはずされる結果となったことは事実である。なお米国では、ビタミンCの発見者はキングであるとされている。

セント・ジェルジの信念

ここで、先入観が災いしてビタミンC発見のチャンスを取り逃がしたロンドンのツェルバについて述べておこう。

彼は20年近くもビタミンCの単離に挑戦しつづけ、この間、セント・ジェルジからなんとヘキスウロン酸の作用の検定も依頼されていた。ビタミンCの正体に、限りなく近いところにいたのである。

しかし彼は、ヘキスウロン酸が抗壊血病作用を示すには毎日ミリグラムオーダーの量が必要であることに惑わされた。当時、すでに知られていたほかのビタミン類は、毎日マイクログラムのオーダーという微量でも効果がみられていた。そのためツェルバは、ヘキスウロン酸自体がビタミンであるという発想ができず、ヘキスウロン酸の試料中に含まれる微量成分こそビタミンCであろうと考え、発見のチャンスをみずから潰してしまったのである。彼があまりにも長くビタミ

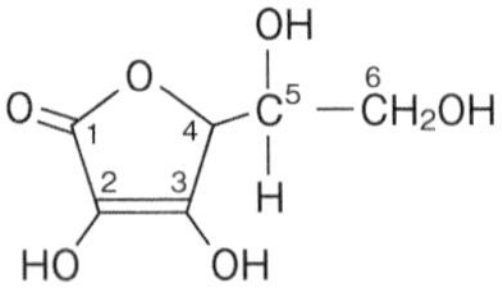

図4—9　ビタミンCの構造

ン類の研究に関わり、いわばビタミン研究の専門家であったために陥った、不幸な先入観であった。

セント・ジェルジはその後、ヘキスウロン酸の名を「アスコルビン酸」と改めた。この物質の構造（図4—9）と、その合成法も、1932年から1933年にかけて確立した。

この項の結びに、セント・ジェルジの晩年について記しておこう。

彼は故国ハンガリーがナチスドイツに併合されると、米国に亡命し、マサチューセッツ州のウッズ・ホール臨海実験所に部屋を借りて自分の研究所とし、1986年に93歳で死去するまでここで研究を続けた。大戦終了後には、なんと故国の大統領に推挙されたが、これを断った。また、彼は生涯に4度結婚したが、そのうち2度の相手は50歳も年下の婦人であった。

筆者はウッズ・ホール臨海研究所に滞在していたとき、眼光鋭く真っ黒に日焼けし、ラフな身なりでゴム草履をパタパタと鳴らして歩く老人をよく見かけ、てっきり実験動物採集人だと思っていた。あとでこの老人が、大セント・ジェルジだと聞いて仰天した。

彼は政府からの研究費がほとんど得られず、困っていた。だがその理由は、研究費申請書の冒頭に必ず書かねばならない「何をどこまで明らかにするか」という項目を、彼がつねに無視して記入しないまま提出するためであった。現在ではどこの国でも、研究を始める前に結果を書かせる、このような申請制度になっているのである。しかし、これでは短期間に結果が出る課題でなければ研究費が得られない。それは学問にとって、自殺行為にほかならない。そうセント・ジェルジは考えていたのであろう。

ちなみに彼の晩年の研究課題は「電子生物学」なるものだったが、誰にその内容を尋ねても「まったく理解できない。でまかせではないか」と答えるのみであった。

5 さまざまなビタミンB複合体

第3章で、米国で社会問題となった難病ペラグラがゴールドバーガーらの勇気ある実験によって解決され、ペラグラに対し予防・治療効果のある「P-P因子」が発見されたことを述べた。実はこの物質は、水溶性のビタミンであった。ここではこのP-P因子を含むさまざまな物質が「ビタミンB複合体」として同定されるまでを見ていく。

ビタミンB2の発見

1919年、オズボーンは、酵母の抽出液を加熱すると、その中にある抗多発神経炎因子、つまり抗脚気因子のはたらきは失われるが、動物を正常に成長させる成長促進因子のはたらきは失われないことを見いだした。抗多発神経炎因子はすでにビタミンB1（サイアミン）として同定されていたので、彼はこの耐熱性の成長促進因子を「ビタミンB2」と命名した。マッカラムが水溶性B因子と呼んだ物質は、2つの異なるビタミンを含んでいたのである。

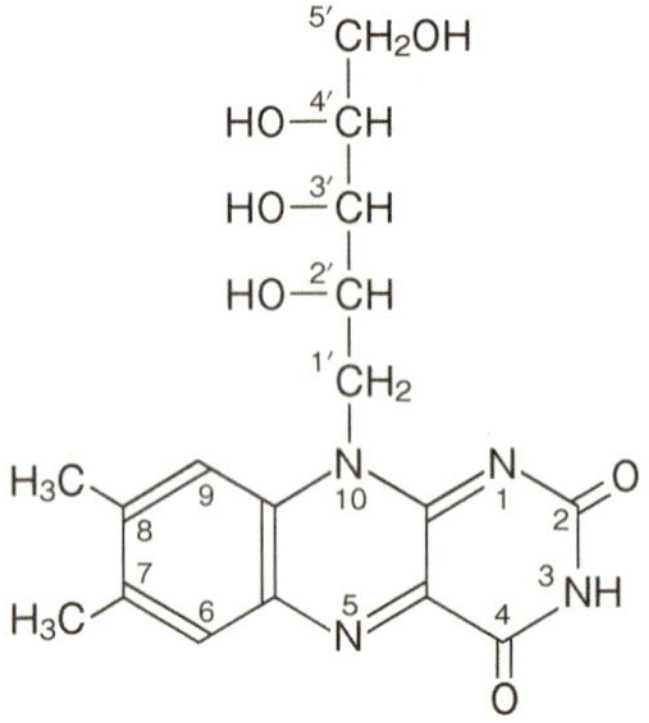

図4—10　ビタミンB2の構造

ロンドンのリスター研究所の女性化学者チックは、食餌制限したラットを使ってビタミンB2の効果を実際に確認した。また、コロンビア大学の女性化学者ブーハーは、ミルクの上澄みにある黄色の物質を抽出し、精製したところ、これがビタミンB2そのものであることを見いだした。さらにドイツの化学者リヒャルト・クーンも、これと同じ物質をホウレンソウ、肝臓、腎臓から抽出し、ビタミンB2であることを確かめた。ポパイがホウレンソウの缶詰を食べると元気になり大男を投げ飛ばす、という宣伝映画のアイデアは、ここから出ている。

このクーンと、チューリッヒのカラーはビタミンB2の構造決定と合成に同時に成功し、化学物質名は「リボフラビン」と命名された。ビタミンB2（リボフラビン）は図4―10のような構造を持ち、ビタミンB1（サイアミン）と同じく、ミトコンドリア中でＡＴＰを産生するクエン酸回路のはたらきに必須の補酵素である。

P-P因子の正体はニコチン酸

ゴールドバーガーが発見したP-P因子の化学物質としての同定については、人間を実験対象にすることはできず、研究が遅れていた。しかしゴールドバーガーらは１９１４年頃、イヌのペラグラと考えられる黒舌病にかかったイヌを治癒する物質を探求し、イヌの肝臓から黒舌病に対する有効物質を取り出した。するとこの物質は、人間のペラグラに対しても有効であることがわかった。だが、その後は研究が進展せず、ゴールドバーガーは１９２９年にガンのためこの世を去った。

P-P因子の同定は、ゴールドバーガーの死後8年たった１９３７年に完結した。意外にもこの物質は、まったく単純な構造のニコチン酸であった（図4―11）。

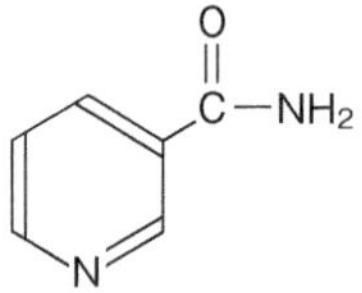

図4―11　ニコチン酸（ナイアシン）の構造

ニコチン酸は19世紀から知られていて、タバコに含まれるニコチンの酸化によって生じる。ニコチンはすべての動物の体内に広く存在し、重要な酵素あるいは補酵素の構成成分となっている。

ニコチン酸を水溶性のビタミンＢ複合体として同定し、ビタミンのメンバーに仲間入りさせたのは、米国のエルビーエムであるとされている。彼はニコチン酸がイヌの黒舌病にも、人間のペラグラにも予防・治療効果があることを確認した。ニコチン酸は容易に合成できるうえに安価なので、急速に流通し、パンやスパゲティーなどの小麦製品にも添加されるようになった。こうしてペラグラは米国から一掃され、ゴールドバーガーらの「糞尿まみれ」の努力はここに実を結んだのである。

なお、ニコチン酸にはビタミンの番号はつけられていない。また現在では、ニコチン酸という名のかわりに「ナイアシン」という呼称が一般に用いられている。

まだあるビタミンB複合体

ビタミンＢ複合体発見の歴史はまだ終わっていない。以下にかいつまんで説明しよう。

１８９３年、ハンガリーに生まれたギョールギーは医師であり生化学者であった。ハイデルベルク大学教授となったあと、ナチの脅威を感じて英国ホプキンス研究室に移り、ラットのペラグラ症状に対して有効な作用がある物質を発見した。現在、この物質は「ビタミンB6」または「ピリドキシン」と呼ばれ（図4—12）、体内でのアミノ酸代謝反応の補酵素としてはたらくことがわかっている。

ギョールギーはさらに１９３１年、米国に移ると、ラットに多量の卵白を与えると発病する「卵白障害症候群」に対して有効な「抗卵白障害因子」を発見した。「ビオチン」と命名されたこの物質は、卵黄、肝臓、酵母に存在するビタミンB複合体であった。彼はのちにその構造決定にも関与した（図4—13）。ビオチンは、ミトコンドリア内でＡＴＰ産生をおこなうクエン酸回路で中心的な役割をはたす、アセチル補酵素の合成に関与している。ビオチンにもビタミン番号はつけられていない。

米国のロジャー・ウィリアムズが発見した「パントテン酸」（図4—14）も、ビタミンB複合体に属する。彼は前述した、抗脚気因子

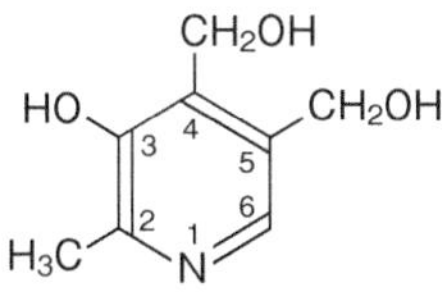

図4—12　ビタミンB6（ピリドキシン）の構造

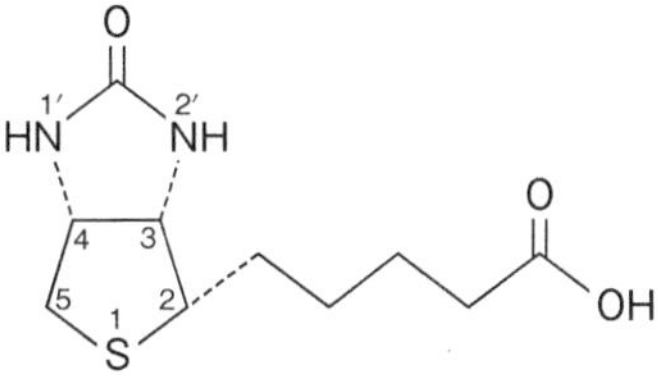

図4—13　ビオチンの構造

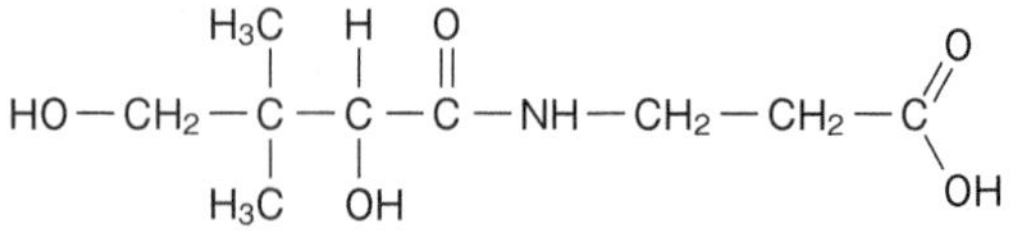

図4—14　パントテン酸の構造

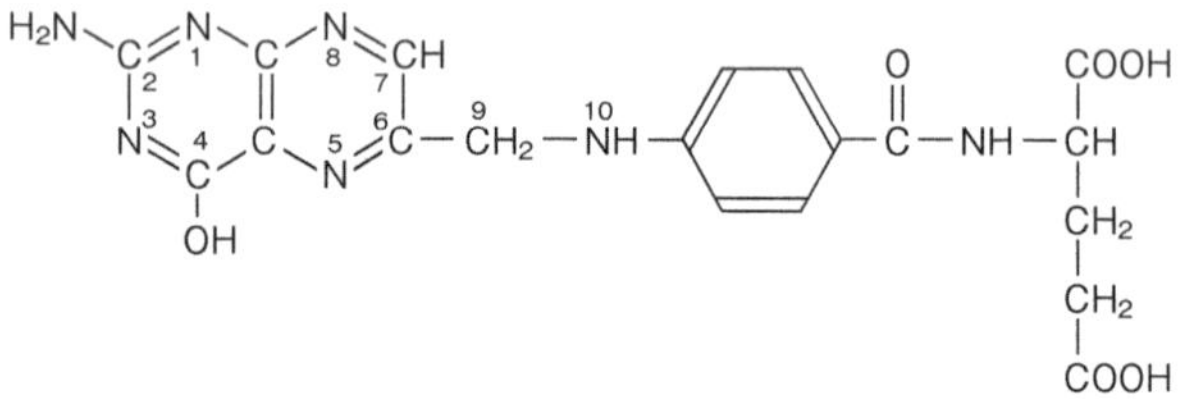

図4—15　葉酸の構造

（ビタミンB1）を四半世紀かけて発見した英雄ロバート・ウィリアムズの兄弟である。パントテン酸は以前「ビタミンB5」と呼ばれていた物質で、次の章でくわしく説明するアセチル補酵素Aの構成成分の一つである。

ビタミンB複合体の最後のメンバーは「葉酸」である。葉酸の発見者は、英国の女性病理学者ルーシー・ウィルズであった。当時、インドの繊維工場では、妊娠している女性が重度の貧血症にかかる例が多発していて、彼女はその原因究明のためにインドに赴いた。そこで彼女は、この病気が感染症ではなく、栄養因子の欠乏によるものであることを明らかにし、酵母製品を食事に加えることでこの病気を一掃した。

のちにこの病気に対する有効成分はホウレンソウの葉から採れることがわかり、葉酸と命名され、その構造が製薬会社により決定された（図4―15）。葉酸はかなり大きな化合物で、「ビタミンM」とも呼ばれ、体内の細胞増殖や造血に関与する。

マッカラムが水溶性B因子と名づけた物質は、このように多数の異なる物質からなるビタミンB複合体であった。そして興味深いことに、このメンバーのほとんどが、次章で説明するミトコンドリア内でATPを産生するクエン酸回路に関わっているのである。

6　そのほかのビタミンの発見

貧血に有効なビタミンB12

血液中に鉄が含まれていることは、18世紀から知られていた。悪性貧血症の治療に、鋼鉄のくずをワインに漬けた「鋼鉄強壮剤」なるものが使用され、ある程度の効果をあげた例もあったという。悪性貧血症の科学的な治療を最初に試みたのは、米国の医師マーフィー（図4―16）であった。ボストンの貧しい人々を診療していた彼は、1917年、ある貧血症患者が、症状が重篤

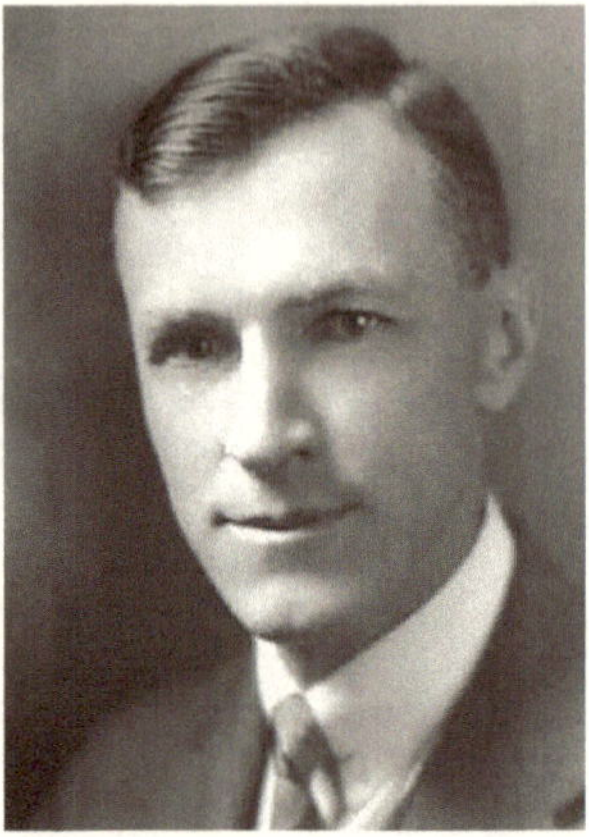

図4—16　悪性貧血症の治療からビタミンB12を発見したマーフィー

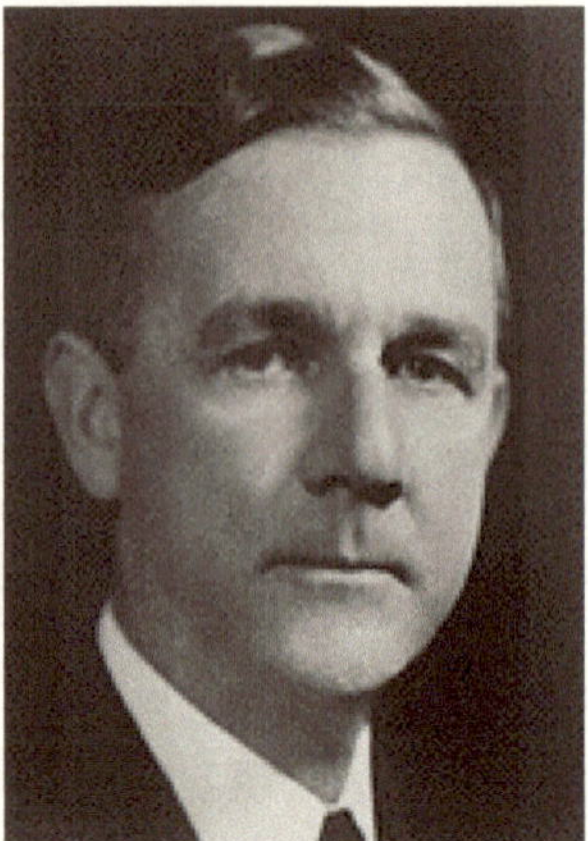

図4—17　イヌの血を抜く実験で貧血の治療法を追求したホイップル

であるにもかかわらず病状が横ばいで、いつまでも生きているのを不思議に思い、何を食べているのかを尋ねてみた。すると「肝臓が好物です」と答えた。そこでマーフィーは別な貧血症患者に肝臓を与えてみたが、いっこうに効果がない。再度、肝臓が好きだという患者に質問したところ、生で肝臓を食べていることがわかった。ロチェスター大学の生化学者ホイップル（図4—17）はこの話を聞いて、イヌの血を抜いて貧血症にし、さまざまな食餌を与えて血液中の赤血球濃度の回復を調べたところ、動物の肝臓や腎臓を与えると効果があることがわかった。

マーフィーは自分でこの問題を研究することを決心した。ボストン教育病院の医師マイノット（図4—18）と共同で、悪性貧血で死亡した患者の骨髄を調べ、そこに未成熟の赤血球が充満しているのを観察した。これは、この患者の病気が、骨髄でつくられた赤血球を血液中に放出する因子が欠けたために起こったことを示していた。そこで、悪性貧血症患者に生の肝臓を与えて観察してみたところ、血液中の赤血球が急激に増加した。こうして肝臓には骨髄の赤血球を血液中に放出する因子が含まれていることが明らかになり、悪性貧血症患者に肝臓療法がおこなわれるようになった。

しかし、肝臓療法が効果をあげるためには、毎日500gと大量の生の肝臓を食べる必要があったため、死んだほうがましだという患者もいた。そこでマーフィーとマイノットは、貧血症に有効な肝臓抽出液の作製を試み、これに成功した。

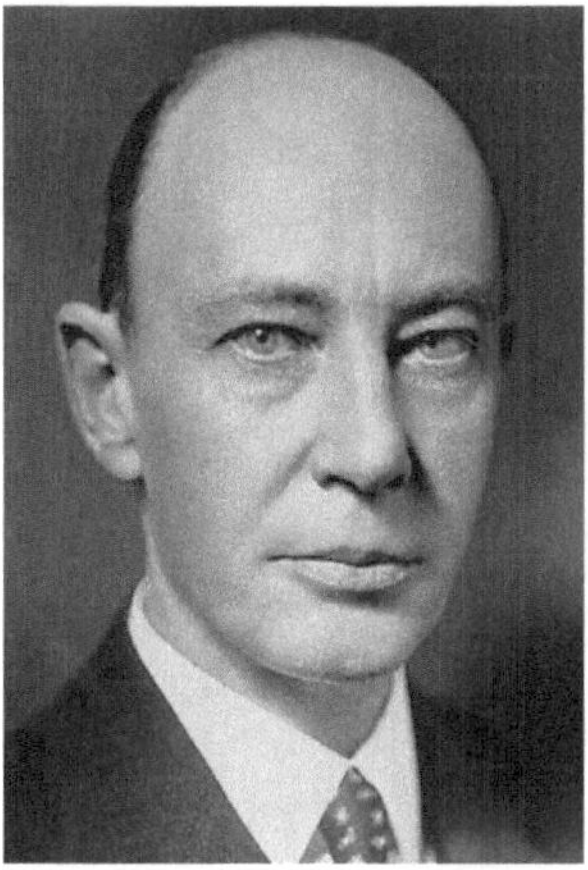

図4―18　マーフィー、ホイップルとともにノーベル賞を受賞したマイノット

この肝臓中の抗貧血因子はのちに英国と米国の研究者により結晶として取り出され、その構造が決定された（図4―19）。それは複雑な構造をもつ「シアノコバラミン」という物質であり、「ビタミンB12」と命名された。

1934年、マーフィー、マイノット、そしてホイップルの3人は、貧血症治療への貢献により、そろってノーベル生理学・医学賞を受賞した。1929年のエイクマンとホプ

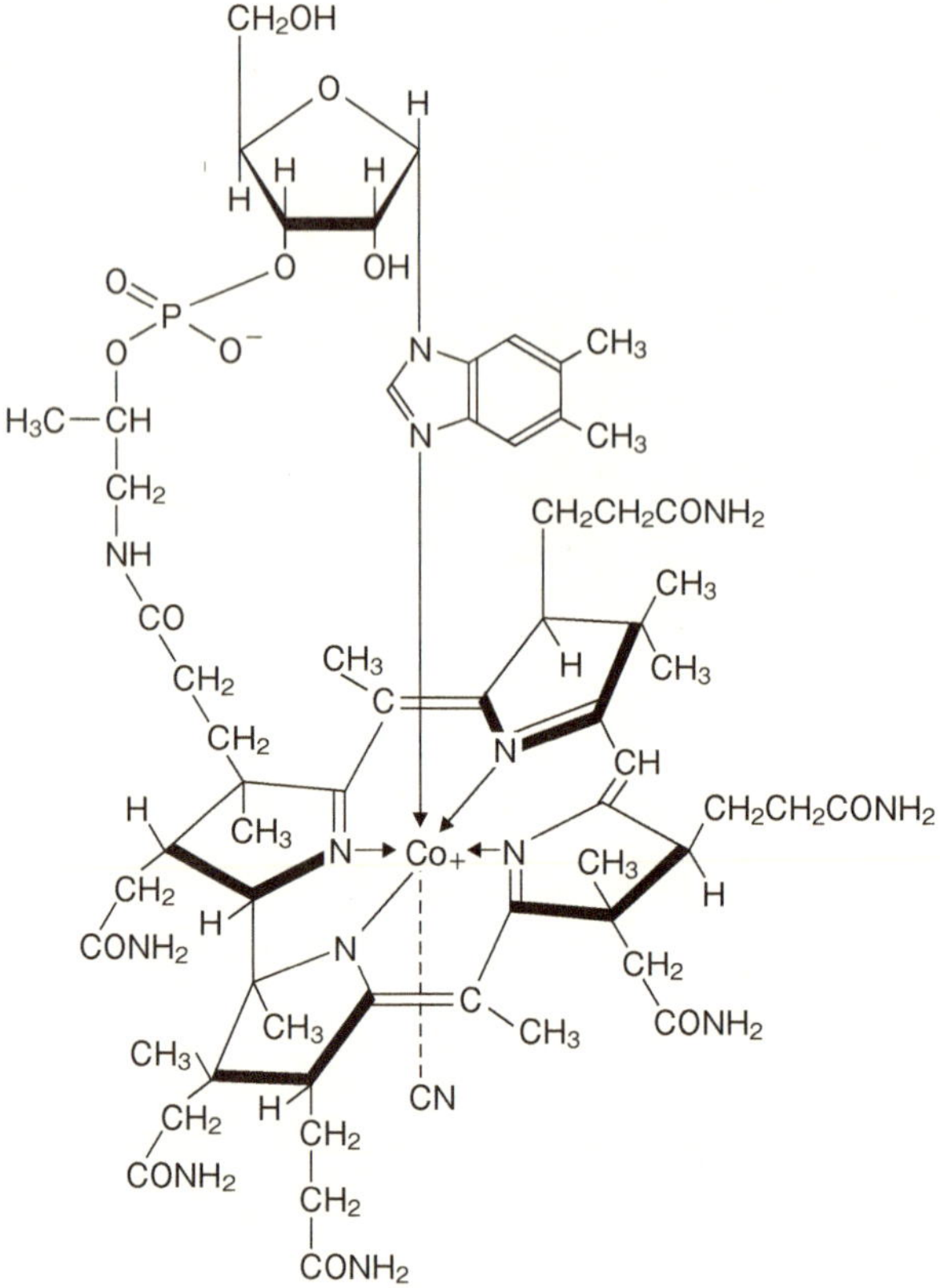

図4—19　ビタミンB12（シアノコバラミン）の巨大な構造

キンスの受賞で物議をかもした生理学・医学賞選考委員会は、これに懲りて米国人を除外する態度を改めたのであろうか。

抗酸化作用をもつビタミンE

米国カリフォルニア大学のエバンスは1923年、ラットの飼育実験により「繁殖因子」ともいうべき新しい物質の存在を発見した。この因子の欠乏は、成体のラットの健康には影響しない。だが、雌のラットに不妊または死産を起こす。胎児が吸収されることもある。また、雌雄ともこの因子の欠乏により成長が阻害され、筋肉や中枢神経の障害が起こった。

これらの症状の軽減には、麦芽油などの植物油が効果的であった。だが多くの研究者がこの実験を追試しても、容易にこの結果は再現できなかった。そのため、エバンスを信用できないという者もあった。この理由はのちに、この因子は熱には強いが、紫外線や酸化物によって容易に分解し、消失するためであることがわかった。

多くの疑問を呈されながらもエバンスはこの因子の純粋化に努力し、1936年、ついにこれに成功した。その構造決定はいくつかの研究室により共同でおこなわれ、「トコフェロール」であることがわかり（図4—20）、「ビタミンE」と命名された。この物質は脂溶性で、アルファ、ベータ、ガンマなどの種類があり、生体内の脂質の過酸化を防止する作用がある。アルファ・ト

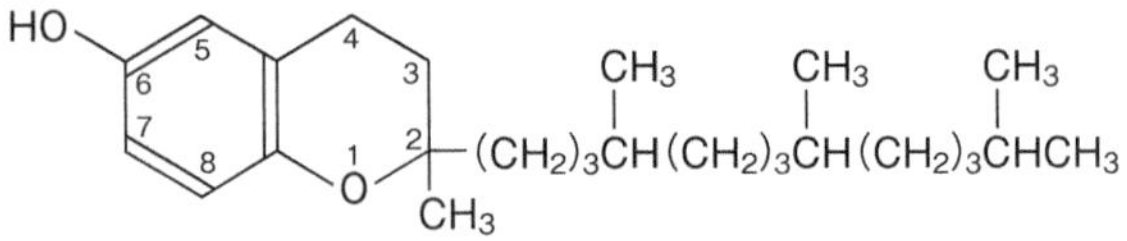

図4—20　ビタミンE（トコフェロール）の構造

コフェロールが最も作用が強い。

ビタミンEはその抗酸化作用により、生体組織の老化を防ぎ寿命を延ばす物質として、各国で錠剤が盛んに売り出されている。その効果を強調する出版物も多い。しかし最近では、ビタミンEの過剰摂取は身体に有害であるとの報道がなされている。

血液とビタミンK

コペンハーゲン大学のダムは1929年、ニワトリをある特定の餌で飼育すると、皮下に出血を起こしやすいことに気づいた。この症状は壊血病やくる病に有効な薬剤では予防できなかった。やがて、この症状に有効な因子（つまり血液凝固因子）は脂溶性であることはわかったが、既知の脂溶性ビタミンであるビタミンA、ビタミンD、ビタミンEとは異なるものであった。この物質はドイツ語で「凝固」を意味する言葉「Koagulation」の頭文字をとって「ビタミンK」と名づけられた。

ビタミンKには、K1とK2の2種類がある（図4—21）。人間の血液凝固反応には12種の血液凝固因子が順に介在しているが、このうち3種の凝固

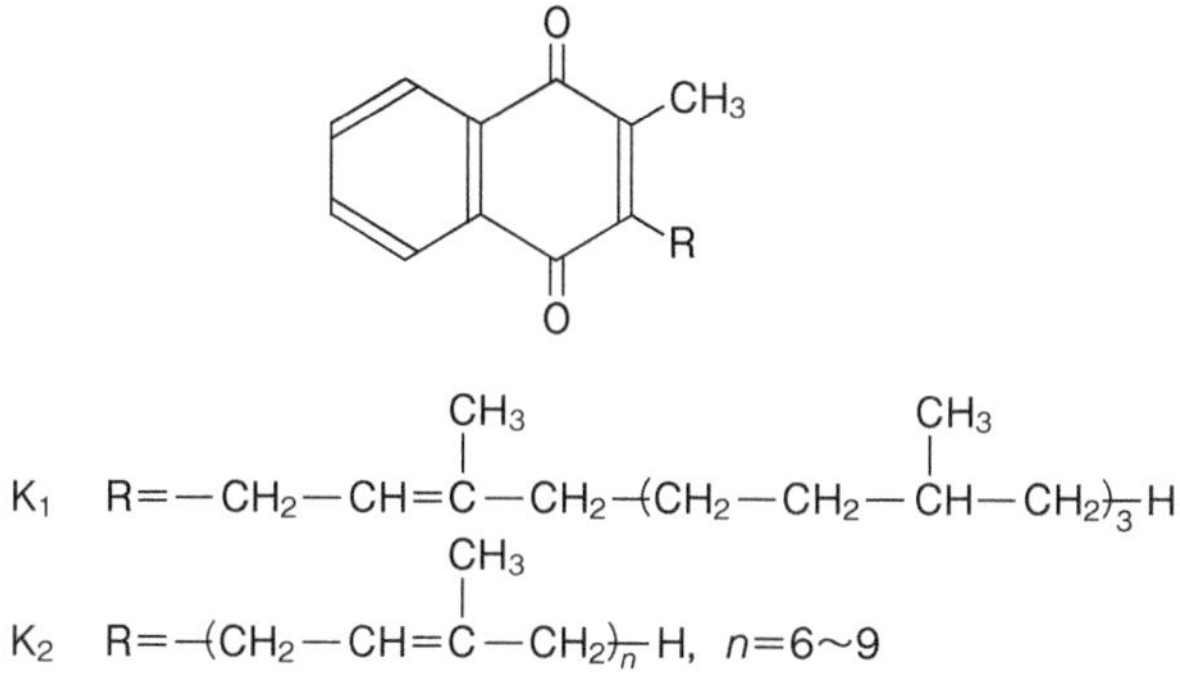

図4―21　ビタミンK1、ビタミンK2の構造

因子は肝臓でつくられ、その過程でビタミンKが必要となる。ビタミンKが欠乏すると、血液凝固反応はある段階で阻害される。ただし成人ではビタミンKは腸内細菌が合成するので、外部から摂取する必要はない。

　以上で各種のビタミンの発見史を終える。表4―1に、これまで説明した13種のビタミンの化学名、発見者、発見年、および成人の一日での標準必要摂取量をまとめて示す。

　なお、本書ではミネラルや必須脂肪酸についての記述はドラマ性に乏しいので割愛させていただくことにする。

ビタミン	発見者	発見の年	1日の摂取適量
A(レチノール)	E・マッカラム M・デービス	1914年	2.7mg
D(カルシフェロール)	E・マッカラム	1921年	不明
E(トコフェロール)	H・エバンズ K・ビショップ	1923年	10〜30mg
C(アスコルビン酸)	A・セント・ジェルジ	1928年	70mg
B_2(リボフラビン)	T・オズボーン R・クーン他	1933年	1.7mg
K	H・ダム	1935年	不明
B_1(サイアミン)	R・R・ウィリアムズ	1936年	1.2mg
B_6(ピリドキシン)	T・バーチ P・ギョールギー	1936年	1.5mg
ナイアシン(ニコチン酸)	C・エルビーエム	1937年	19mg当量
パントテン酸	R・J・ウィリアムズ	1938年	10mg
ビオチン	P・ギョールギー他	1940年	0.002〜0.003mg
葉酸	L・ウィルズ	1944年	0.15mg
B_{12}(シアノコバラミン)	W・マーフィー G・マイノット他	1948年	0.003〜0.005mg

表4—1　それぞれのビタミンの発見者と発見された年および成人の1日での標準必要摂取量

第5章

エネルギー代謝解明をめぐるドラマ

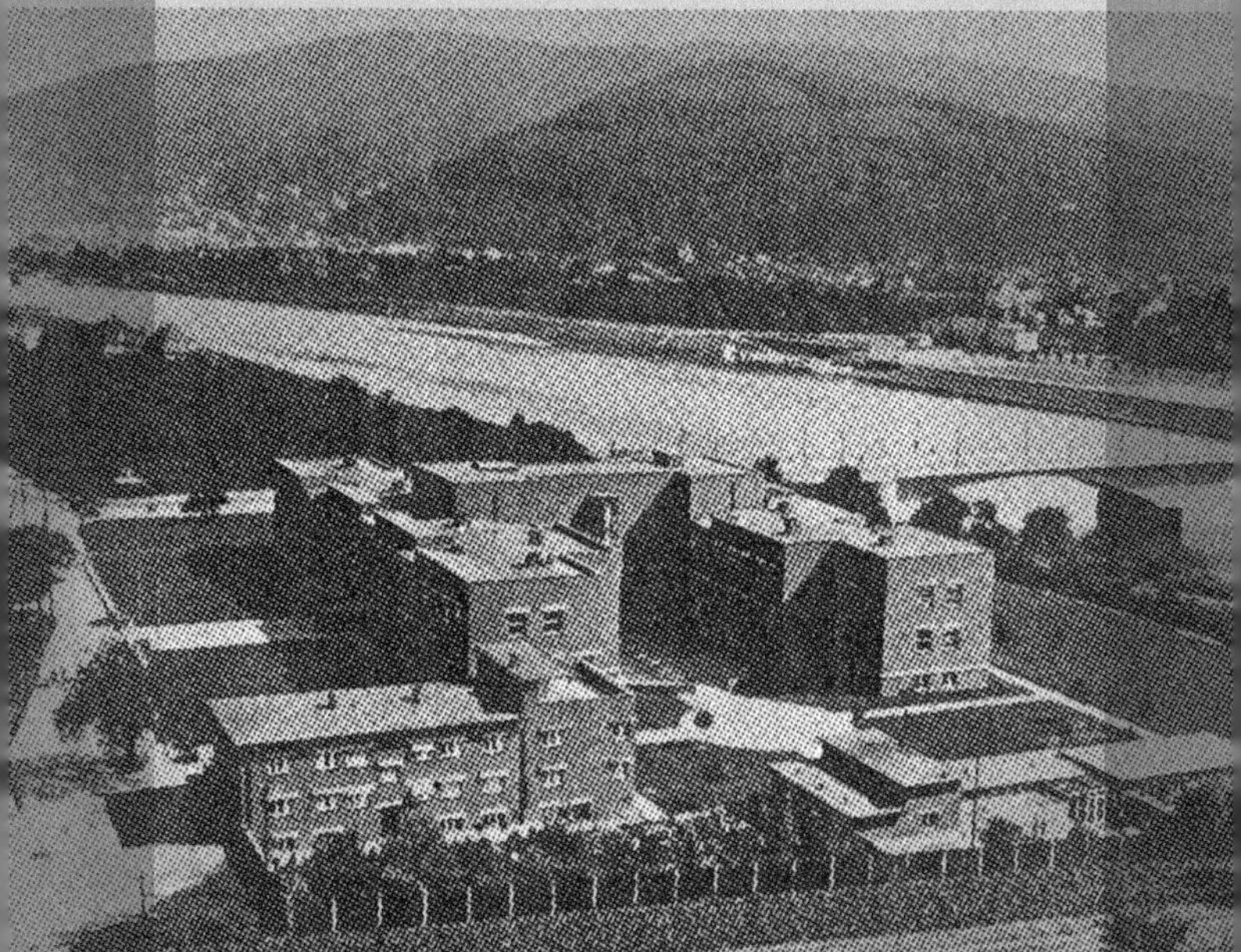

マイヤーホフ、リップマンらが研究に従事したハイデルベルグのカイザー・ウィルヘルム生理学研究所

ラボアジエが18世紀に明らかにしたように、われわれは食物として体内に取り入れた栄養素を、呼吸によって取り入れた酸素で燃焼させ、その際に発生する熱エネルギーを利用して生命を維持している。

この熱エネルギーの大半は、体温の保持に用いられている。そして一部は、身体を動かす仕事エネルギーに用いられる。熱の本態は、カルノーやボルツマンが解明したように、物質を構成する原子、分子のランダムな運動である。また、蒸気機関のはたらきから明らかなように、熱エネルギーは仕事エネルギーに変換が可能で、両者はジュールが定めた熱の仕事当量の式1kcal＝426.8kg・mでつながっている。

本章では、この基礎的な知識をふまえて、実験技術が発達した20世紀に天才的な研究者たちがいかにして、生体内で栄養素が燃焼するしくみを解明したかを説明する。

ここで中心となるのは、栄養素としての糖質が完全燃焼して炭酸ガス（CO_2）と水（H_2O）になる過程である「解糖」と「クエン酸回路」、さらに、これらの過程で大量に産生される「生体内のエネルギー通貨」と呼ばれるアデノシン三リン酸（ＡＴＰ）などの発見と解明である。

筆者は長年、医学部学生への講義を工夫しておこなってきた。その体験をもとに、ＡＴＰ産生のしくみのなるべくわかりやすい説明を試みようと思う。この説明が本書のひとつの特色となるであろう。

1 「乳酸学説」の成立と崩壊

フレッチャーの先駆的実験

動物の身体の大部分は筋肉であり、力と仕事は筋肉のはたらきで生みだされることはいうまでもない。したがって筋肉は、古くから生化学の主要な実験対象であった。筋肉が仕事エネルギーを発生するまでには、いったいどんな物質が関与しているのだろうか。多くの研究者がこの問いに挑みつづけてきた。

リービッヒは筋肉中のタンパク質が分解して、筋収縮のエネルギー源になると考えた。だが、この考えはウィスリツェーヌスらのアルプス登山実験で否定された。その後は、エネルギー源の本命と思われる物質は、次第に糖質に絞り込まれてゆく。

クロード・ベルナールは、消化管から取り込まれたブドウ糖が肝臓でグリコーゲンとなり、グリコーゲンは肝臓で分解されてブドウ糖になり、血液中に放出されることを発見した。さらにベルナールは、筋肉中にある「乳酸」の起源がグリコーゲンであることを示した。

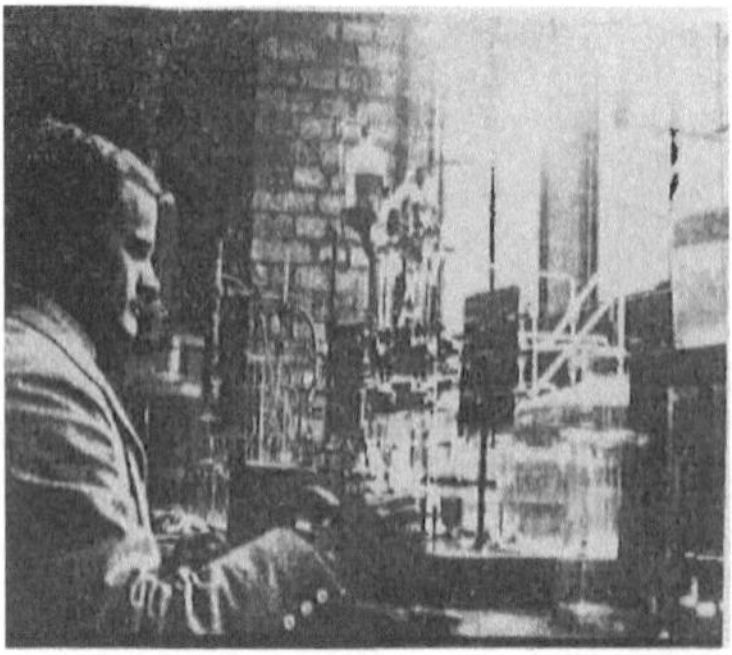

図5―1　ケンブリッジ大学研究室で実験をするワルター・フレッチャー

ここで時代は19世紀から20世紀に入る。ケンブリッジ大学の生理学者ワルター・フレッチャー（図5―1）は20世紀初頭、当時の生理学者の間で噂になっていた話の真否を確かめようと思い立った。それは、カエルの体から分離した筋肉が収縮を繰り返して疲労すると、筋肉に乳酸が溜まってくるらしい、というものだった。

ケンブリッジ大学生化学教授で「ビタミン発見」によるノーベル賞受賞者ホプキンスの協力により、フレッチャーは筋肉を潰して氷冷し、乳酸を抽出して、この噂が事実であることを確認した。さらに、筋肉疲労による乳酸の蓄積は、酸素がない条件下で起こり、酸素が供給されると乳酸は消失することを発見した。

実はこの結果にこそ、ブドウ糖を燃焼させて筋肉運動のエネルギーをつくりだすしくみの全貌が顔をのぞかせていたのである。しかし、この全貌が解明されるまでには、それから約60年を要することになる。

誤ったノーベル賞受賞

フレッチャーと同じケンブリッジ大学の生理学者アーチバルド・ヒル（図5―2）は、高感度の温度センサーを製作して、カエルの筋肉が発生するごくわずかな熱の測定に成功した。その後、1914年までに彼は、筋肉の熱発生には収縮するときに発生する熱（初期熱）と、収縮後に発生する熱（回復熱）とがあり、後者は酸素がないと発生しないことを見いだした。

ここで登場するのが、のちに「生化学の父」とも称される巨人、オットー・マイヤーホフ（図5―3）である。

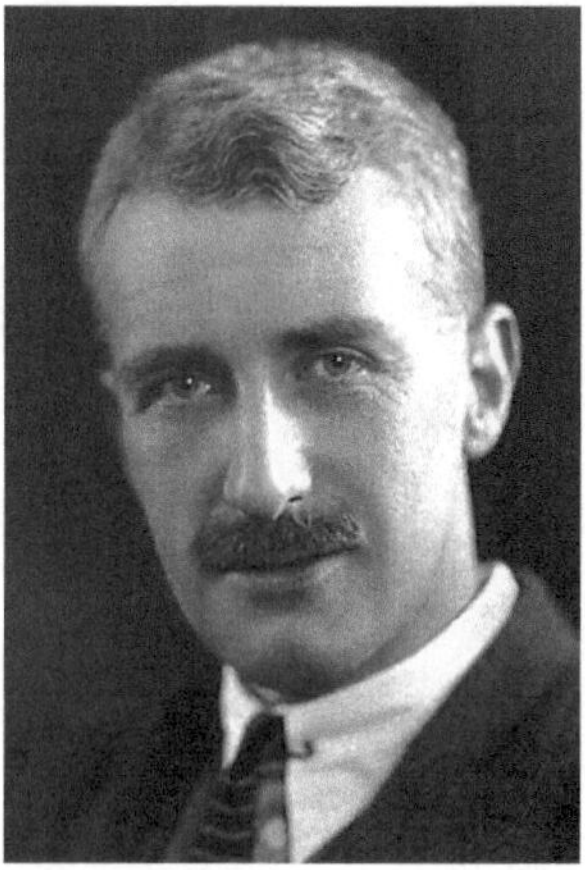

図5―2　「乳酸学説」でノーベル賞を受賞したアーチバルド・ヒル

マイヤーホフは1884年、ドイツのハノーバーで商人の子として生まれた。ハイデルベルグ大学で医学博士の学位を取り、精神科の医師となったが、生化学者ワールブルグの勧めで生化学者に転身した。キール大学に勤務していた1919年から1922年の間、彼は立て続けに次の発見をなしとげた。

（1）カエルの筋肉に生成される乳酸の供給源は肝臓のグリコーゲン（ブドウ糖）である。

（2）乳酸の生成量は、筋肉がした仕事の量に比例する。

（3）酸素中では、生成された乳酸の大部分はもとのグリコーゲンに戻る。

つまり、肝臓のグリコーゲンから筋収縮という仕事によって筋肉中に供給された乳酸は、血流で肝臓に戻り、グリコーゲンに合成される。そしてブドウ糖に分解され、血流で筋肉に戻されるということになる。

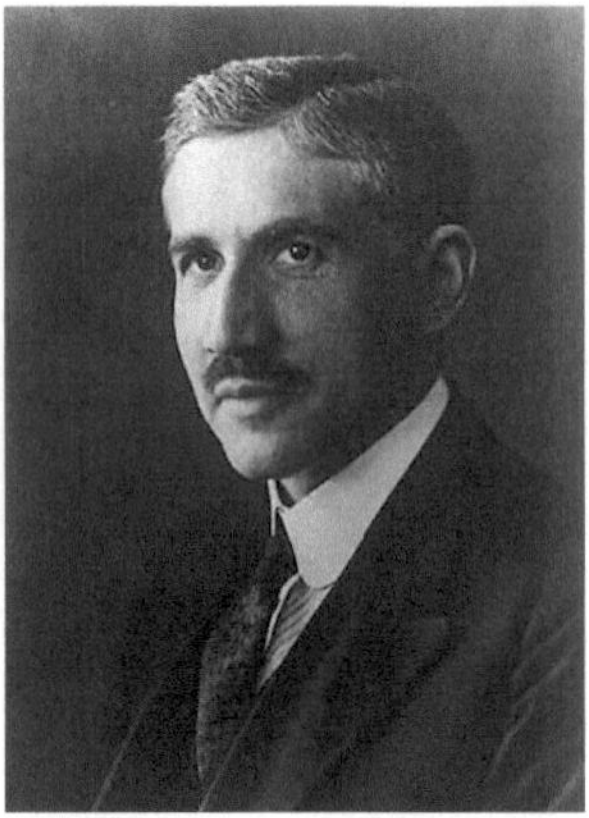

図5—3　ヒルとともにノーベル賞を受賞した「生化学の父」ともいわれるオットー・マイヤーホフ

ホプキンスはマイヤーホフの論文を読んで感銘をうけ、教室員にマイヤーホフの実験を追試させた。そして、自分が以前にフレッチャーとおこなった研究が発展をとげた（実はとげていないのであるが）ことに感激した。彼はさっそくマイヤーホフとヒルをノーベル生理学・医学賞選考委員会に熱烈に推薦し、両人は翌1922年、ノーベル賞を受賞した。英国の大家の推薦にはそれほど威力があり、また、当時のノーベル賞には「最近成しとげられた研究」に対して与えるという原則があった。しかし、結果的に見れば、彼らの受賞はあまりにも時期尚早であった。なにしろ当時は、現在なら誰でも知っているATPの存在さえ知られていないのである。もっとも、このような例はほかにもあり、やがてノーベル賞選考委員会は賞を与えるのを先延ばしするようになる。「ノーベル賞は長生き賞か」とも揶揄されるようになったのにはこうした経緯がある。

さて、マイヤーホフとヒルの受賞の影響は大きく、それからしばらくの間、筋収縮のエネルギー源は、肝臓から血流で送られるグリコーゲン（ブドウ糖）が乳酸に変化する化学反応であると考えられていた。これを「乳酸学説」という。

しかしこの説は、10年もたたないうちに葬り去られることになる。

乳酸学説の崩壊

マイヤーホフはその後、ベルリンのカイザー・ウィルヘルム生物学研究所に研究室を開設し、多くの弟子とともに、ブドウ糖がいくつもの化学変化を経て乳酸となる過程、つまり「解糖系」の研究に取り組んだ。乳酸学説にのっとれば、これが筋肉にエネルギーを発生させるしくみとなるわけだが、その化学反応経路は、意外にもきわめて複雑であった。すべての経路が解明されて「エムデン＝マイヤーホフ経路」と呼ばれるまでには、それからまだ長い年月を要することになる。

１９２９年、マイヤーホフは、ハイデルベルグに新設されたカイザー・ウィルヘルム生理学研究所所長に任命された。

ハイデルベルグに移転してまもない頃、マイヤーホフは一通の手紙を受けとった。差出人はコペンハーゲンの若い生理学者アイナー・ルンヅゴール（図5—4）であった。その内容は、マイヤーホフにとって驚くべきものだった。

「カエルの筋肉にモノヨード酢酸を加えると、乳酸の生成がなくても筋肉は収縮を続ける」

手紙にはそう記されていた。もしこれが事実なら、乳酸学説ではまったく説明することができない。マイヤーホフにとって、ノーベル賞を受賞した根拠さえ揺るがされる重大な内容だった。

だが、このときのマイヤーホフの対応は実にフェアであり、適切であった。彼はハイデルベルグにルンヅゴールを招き、目の前で実験をおこなわせ、彼の実験結果が正しいことを確認したのである。

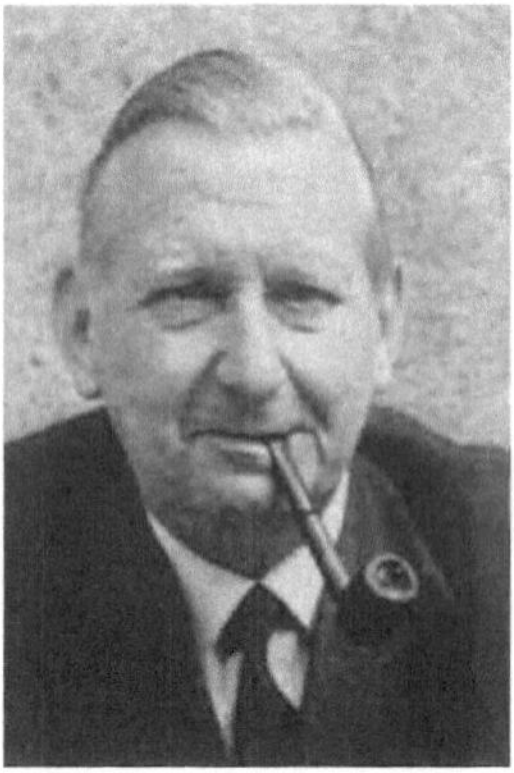

図5—4　乳酸学説の反証を呈示したアイナー・ルンヅゴール

実は解糖系とは、ブドウ糖（$C_6H_{12}O_6$）を全部で11段階の化学反応によって、ピルビン酸（$CH_3COCOOH$）に分解する過程である。ピルビン酸はATPを産生するクエン酸回路に入り、ここで完全燃焼して炭酸ガス（CO_2）と水（H_2O）になる。ただし、ピルビン酸がクエン酸回路に入るためには、酸素を必要とする。

このことからわかるように、解糖系の段階ではラボアジエが明らかにした、熱エネルギーを発生させる「生体内の燃焼」はまったく起きていない。解糖系はその準備段階にすぎないのである。燃焼をうけもつクエン酸回路の存在は、当時はまだまったく知られていない。

ここに乳酸学説の決定的な誤りがあった。乳酸に目を奪われていては、燃焼の本質を見誤ってしまうのだ。カエルの体から分離した筋肉は、呼吸で取り入れた酸素を筋肉に運ぶ血流が失われているため、ほぼ無酸素状態にある。したがって解糖系でできたピルビン酸は、酸素を必要とするクエン酸回路に入ることができない。実はこのピルビン酸が、乳酸（$CH_3CH(OH)COOH$）となって筋肉に蓄積したのである。つまり乳酸学説とは、事実上は無酸素状態の筋肉を実験に使用して得られた、いわば机上の空論だったのである。

なお、ルンツゴールが用いたモノヨード酢酸には、ピルビン酸が乳酸に変化する反応を阻害するはたらきがある。筋肉に乳酸の蓄積が見られなくなったのはそのためである。

彼がマイヤーホフに示した実験によって、乳酸学説は完全に崩壊した。そもそも不完全な実験系で得られた錯誤の産物なのだから、それは当然の運命であった。

以後、筋肉のエネルギー源に関する研究のドラマは、ＡＴＰの発見や、ミトコンドリア内で起こるクエン酸回路の発見などをめぐって展開してゆく。

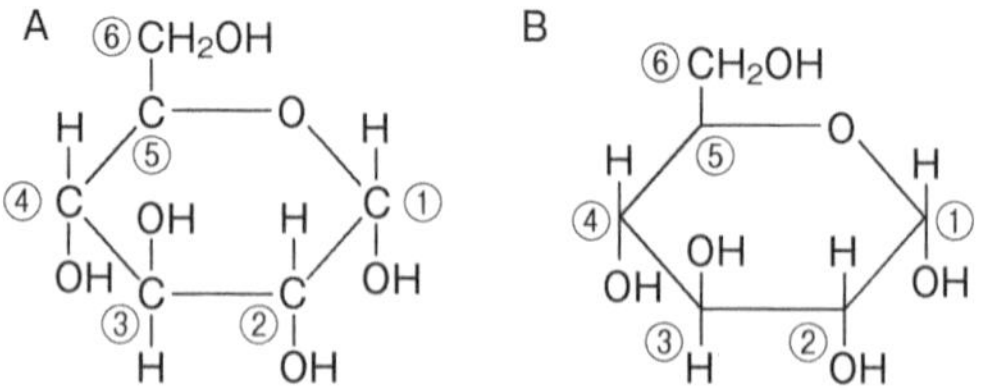

図5―5　（A）ブドウ糖分子の6個の炭素原子
（B）ブドウ糖分子の環状部分などの炭素原子は通常、省略して記す

エムデンが解明した「解糖系」の反応経路

誤っていた乳酸学説でノーベル賞を受賞したマイヤーホフとヒルは、はたしてそれ以後の研究によって名誉を挽回できたのだろうか。これはしばしば議論されるところである。

マイヤーホフについては誰もが、その後の著しい生化学分野への貢献により、立派に名誉を挽回したと答える。その理由はおもに、彼の一門によってブドウ糖がピルビン酸にまで変化する解糖系の全貌が明らかにされたからである。現在、この化学反応経路は前述のように「エムデン＝マイヤーホフ経路」と呼ばれ、高校の教科書にも載っている。

ブドウ糖分子の6個の炭素原子（C）には、1から6までの番号がつけられている（図5―5A）。ただし環状部分などの炭素原子は、通常は省略されて記される（図5―5B）。解糖系の経路を図5―6に模式的に示す。

この経路の第一段階は、六角環状のブドウ糖分子の6番目のC

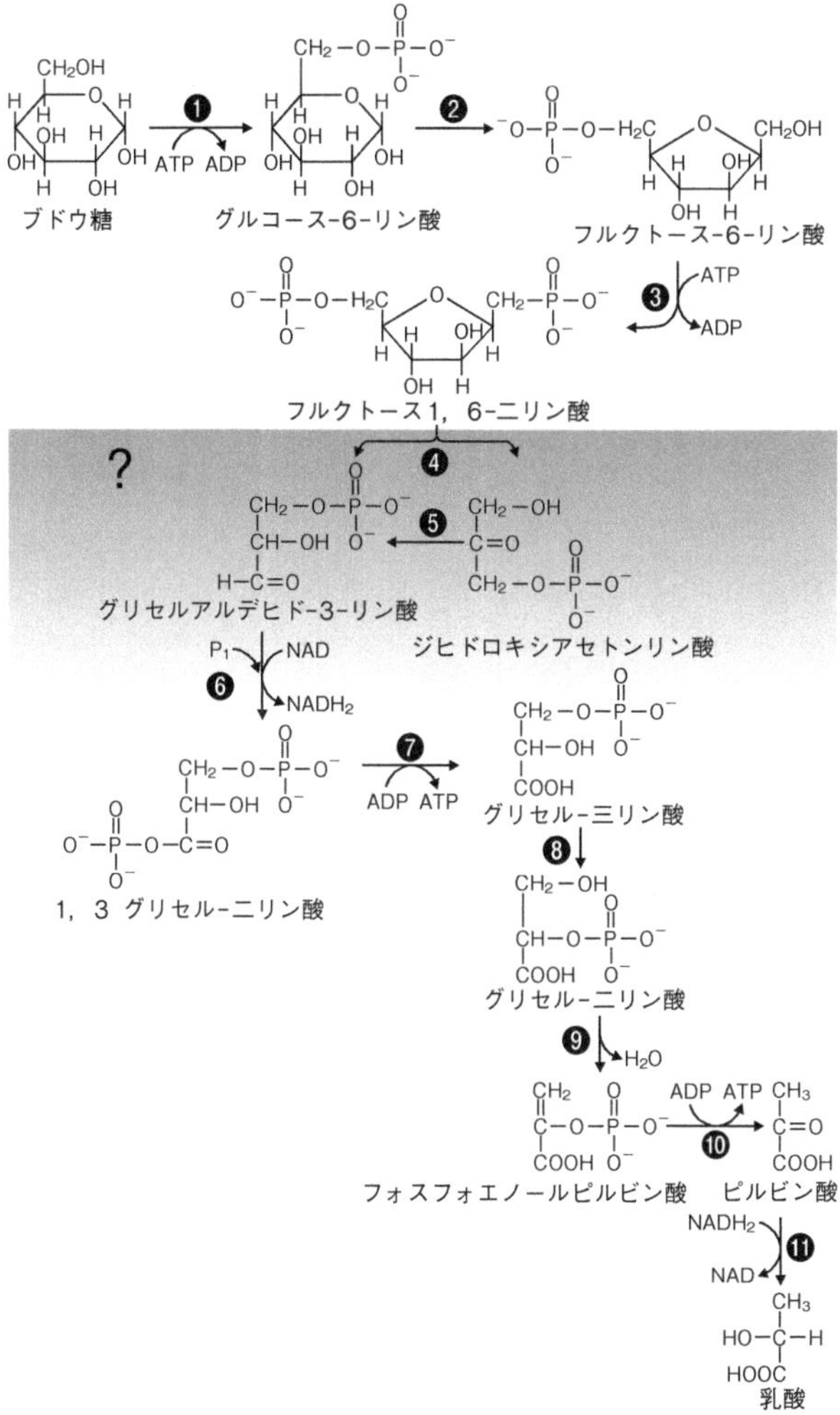

図５―６　解糖系（エムデン―マイヤーホフ経路）の反応模式図

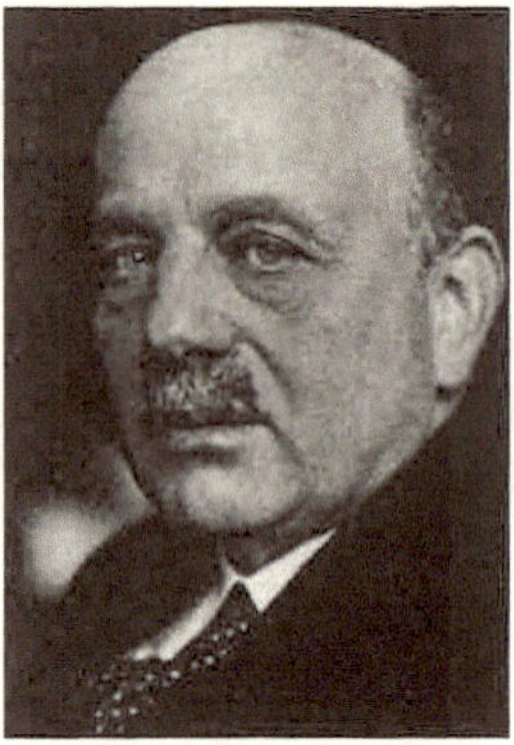

図5―7　解糖系の反応経路を解明したグスタフ・エムデン

に、リン酸（H_3PO_4）が結合してグルコース-6-リン酸ができることである（図5―6①）。これは構造変化して、五角環状のフルクトース-6-リン酸となり（図5―6②）、さらにもう1個のリン酸が1番目のCに結合してフルクトース1，6-二リン酸となる（図5―6③）。この化合物がどのように変化してピルビン酸になるのかが容易にわからなかったのである。

ここで登場したのが、フランクフルト大学のグスタフ・エムデン（図5―7）であった。

エムデンは1874年、ユダヤ人の弁護士の子としてハンブルグに生まれ、フライブルグ、ミュンヘン、ベルリン、ストラスブールで医学を学んだのち、フランクフルト大学で生理学教授となった。第一次世界大戦では志願して軍医となるほどの愛国者で、西部戦線で傷病兵の治療にあたった。マイヤーホフらに対抗して解糖系の反応経路を研究しはじめてからは、マイヤーホフの研究を批判したこともあった。当時、マイヤーホフらは難物だったフルクトース1，6-二リン酸を、反応経路の副産物とみなして重視していなかったからである。

エムデンはこのフルクトース1，6-二リン酸こそが、解糖系反応経路の中間体であると洞察した。はたして研究を進めたところ、この化合物が2つの化合物――グリセルアルデヒド-3-リン酸とジヒドロキシアセトンリン酸に分裂することを発見したのである（図5―6④）。なおジヒドロキシアセトンリン酸はグリセルアルデヒド-3-リン酸に変化する（図5―6⑤）ので、結果的にはフルクトース1,6-二リン酸は、2個のグリセルアルデヒド-3-リン酸に分裂することになる。

この段階からあとは、解糖系は2つの筋の同じ反応経路をたどって、ピルビン酸の生成に至る（図5―6⑩）。つまり解糖系では、1分子のブドウ糖から2分子のピルビン酸ができるのである。

このようにしてエムデンは、解糖系反応経路の核心部を解明した。解糖系の別名に、エムデンの名がマイヤーホフより先にあるのはもっともなことと思える。しかし、マイヤーホフには愉快ではなかったかも知れない。事実、マイヤーホフはエムデンを嫌っていたようで、彼の研究所があるハイデルベルグとエムデンの研究室があるフランクフルトは列車でわずか1時間の距離にあるのに、彼はエムデンを訪ねようとしなかった。それはエムデンも同様であった。

エムデンはユダヤ人であったため、ヒトラーが台頭すると、彼の講義は講堂に乱入したヒトラー・ユーゲントの若者たちにより妨害された。熱血漢のエムデンはこれに憤激し、動脈血管閉塞により59歳で急死した。エムデンが死去したとき、マイヤーホフは初めてその功積を讃えた。

停滞した「燃焼過程」の研究

マイヤーホフとともにノーベル賞を受賞したヒルはその後、どのような活動をおこなったのであろうか。

彼の功績は、研究よりもむしろ人材の育成にあったといえる。ロンドン大学の生理学教授となったヒルは、そこで多くの研究者を育てた。わが国からも、のちに東京都知事となった東竜太郎が留学している。ヒルは自叙伝のなかで、東の出世を誇らしげに綴っている。1964年の東京オリンピックの際、当時の東都知事はヒルを招待し、おおいに歓待した。筆者もこのときヒルに会って話をしたが、人格的な威圧を感じるような人ではなかった。

ヒルの筋肉における熱発生測定の業績は、当時もてはやされはしたが、熱発生そのものが収縮による化学反応のみを反映せず、筋肉を構成する高分子物質の熱力学的な温度変化なども反映するので、解釈が複雑だった。事実、ドイツからヒルの研究室に亡命し、しばらく滞在したバーナード・カッツ（図5―8）は、ヒルから熱発生測定装置の説明を受けると即座に「こんなことをやらされたら一生の不作だと思った」と、彼が来日した際、率直に筆者に語っていた。カッツはやがてオーストラリアのカネマツ研究所（わが国の兼松株式会社の基金で開設された研究所）に移り、大戦終了直後、彼の天才を見抜いていたヒルにより、ロンドン大学教授に抜擢された。そしてシナプスの研究で、ノーベル生理学・医学賞を受賞する。このため生理学者たちの間では「ヒルの生理学上の最大の功績は、カッツを見いだしたことである」ともいわれている。

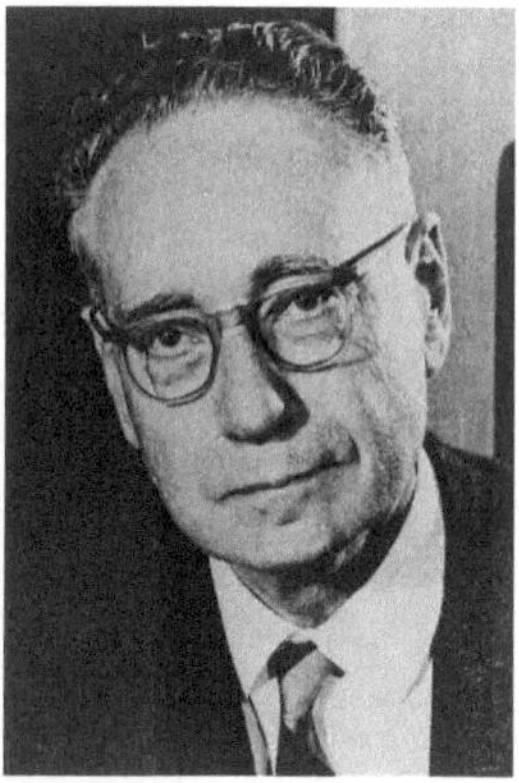
図5—8　ヒルに才能を見いだされたバーナード・カッツ

さて、ここまで述べてきたように、解糖系の全反応経路の解明には、多くの偉大な研究者がかかわっていた。にもかかわらず、彼らのほとんどは解糖系に続くテーマである栄養素の燃焼過程にはたどりつけなかった。それは、実験法に制約があるためだった。当時は細胞内の化学物質を取り出すために、もっぱら筋肉を粉々にすり潰していた。この方法は解糖系の研究には有効であったが、そのあとの燃焼過程の研究には不適切だった。なぜなら燃焼過程は細胞内のミトコンドリアという構造に組み込まれていて、筋肉をすり潰せばミトコンドリアも破壊されてしまうからである。

2 悲運のＡＴＰ発見者

誰が最初の発見者なのか

現在では、生体内の燃焼によって産生されるアデノシン三リン酸、いわゆるＡＴＰが、あらゆる生物の生活活動のエネルギー源となっていることは、学校でわれわれが学ぶ周知の事実である。このＡＴＰの発見が、解糖系の次に立ちはだかる燃焼過程の究明を大きく前進させることになる。では、ＡＴＰを最初に発見したのは誰であろうか。

筆者は若いとき、東京大学の江橋節郎教授の講義においてＡＴＰの発見者は米国ハーバード大学のサイラス・フィスケと、インドからの留学生イエラプラガダ・サバロウの両名であると明言されたのを聞き、これを信じていた。ところが後年、ドイツ（当時は東独）・ベルリンのフンボルト大学（ベルリン大学の後身）に招待された際、医学部構内のある建物の壁にカール・ローマンのレリーフ（図5―9）があり、そこに「ＡＴＰの発見者（Entdecker des ATP）」と記されているのを見て仰天してしまった。ドイツではローマンがＡＴＰの発見者とされているのである。帰国後、この謎を解こうとさまざまな文献を調べた結果、判明したのが以下に述べるようなドラマである。

ハーバード大学助教授のフィスケは天才的な分析化学者で、1925年、苦心の末にリン酸化合物の定量法を確立した。ところがドイツのローマンは、この方法を少しだけ変えて、自分の考えた定量法として発表した。このためフィスケのオリジナルな方法は無視されてしまった。

2年後、フィスケはインドからの留学生イエラプラガダ・サバロウとともに、彼の分析法を駆使して、筋収縮のエネルギー源として重要な化合物クレアチンリン酸を発見した。しかし、この発見は一般には、同時にこれを発見した英国のエグルトン夫妻の功績とみなされている。前にも述べたように当時の米国はこの分野では後進国であり、先進国である英国やドイツから軽く見られていた。

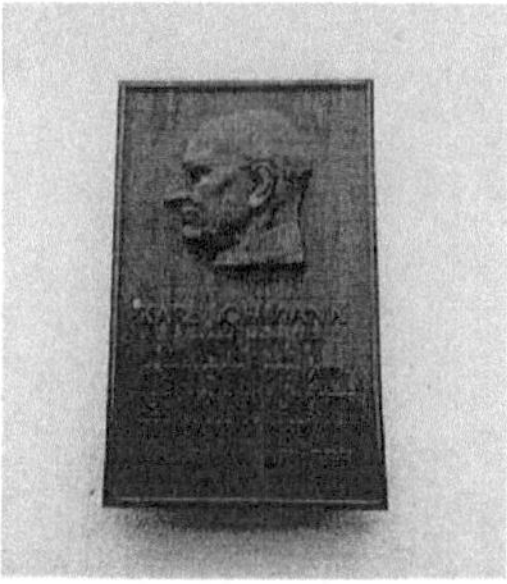

図5—9 「ATPの発見者」と記されたカール・ローマンのレリーフ

しかし、なおもフィスケとサバロウは奮闘した。1927年から1928年にかけて、彼らがATP発見を成しとげていたことが、その実験ノートを調べた丸山工作氏により推認されている。だが、またしてもフィスケらを不幸が襲った。

筋肉生化学の大家マイヤーホフが、彼らの研究室を訪問したのである。フィスケがマイヤーホフに、彼らのATP発見と、そこに至る実験法について語ったことは確実である。そしてマイヤーホフがドイツに帰り、フィスケらの大発見を弟子のローマンに話したことも確実である。そしてローマンはすでに、フィスケのリン酸定量法について前述のような行為をした人物である。

1929年、サバロウとローマンはそれぞれ、ATP発見の論文を発表した。

ATPが生みだす巨大なエネルギー

生体のエネルギー代謝の中心に位置するATP（アデノシン三リン酸）とは、図5―10に示すように、アデノシンという化合物に、3個のリン酸分子が結合した物質である。3個のリン酸分子にはそれぞれ、α、β、γという記号がつけられている。アデノシンをA、リン酸分子をPとしてATPの構造を模式的に表すと、

A―P～P～P

となる。「～」の部分は高エネルギーリン酸結合と呼ばれ、この結合が切断されると、大きなエネルギーが発生する。たとえばATPの末端のγリン酸が切断されると、ATPはADP（ア

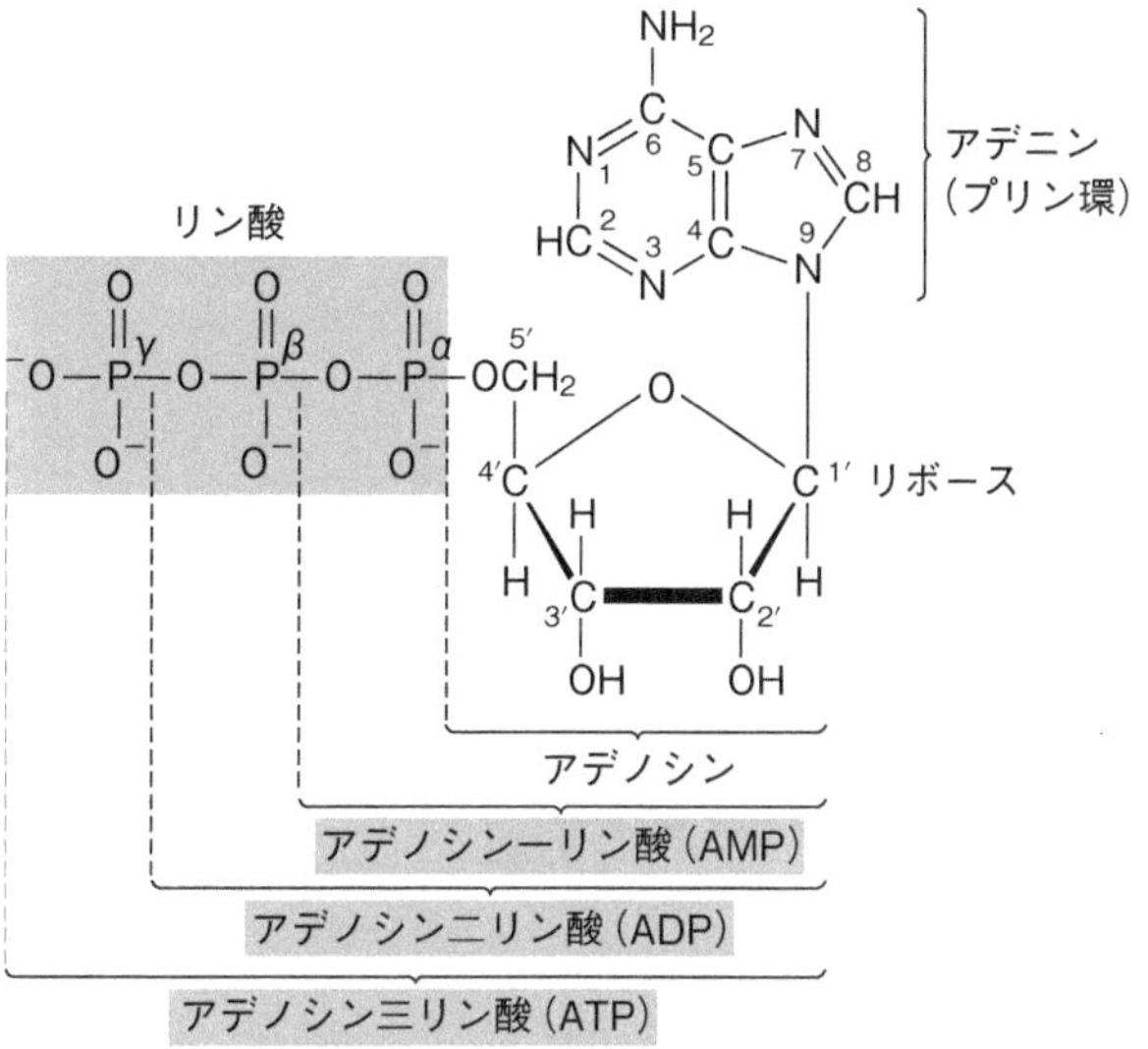

図5―10　ATPの構造　アデノシンに結合するリン酸分子が1個でAMP、2個でADP、3個でATPとなる

デノシン二リン酸）とP（リン酸）に分解する。このとき、γリン酸とβリン酸の間の高エネルギーリン酸結合「〜」に蓄えられていた、大きな化学エネルギーが放出されるのである。その反応を模式的に表すと、

A―P〜P〜P
→A―P〜P＋P＋｛化学エネルギー｝

となる。この化学反応が水溶液中で起こると、周囲の水分子を激しく動かし、水溶液の温度を上昇させる。この温度上昇から、高エネルギーリン酸結合が切断されるときに発生するエネル

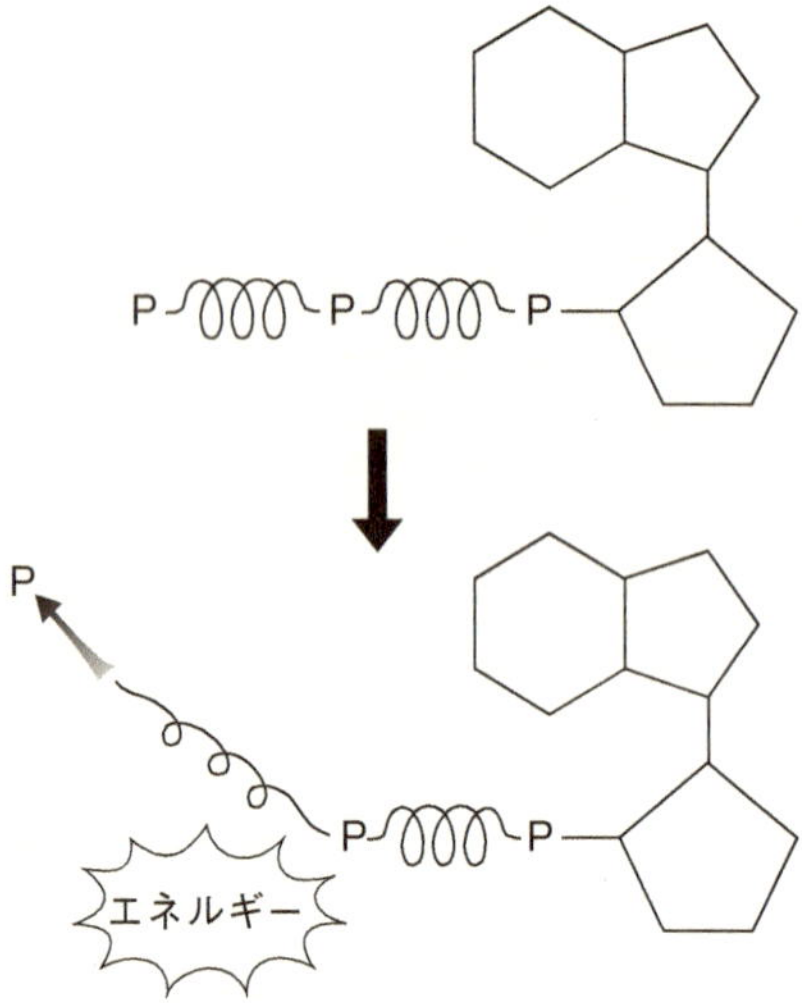

図5―11　高エネルギーリン酸結合は圧縮されたバネに似ている

ギー量を測定すると、ＡＴＰ１グラム分子あたり約11キロカロリーであることがわかる。この値を、すでに説明したジュールの熱の仕事当量の式から仕事量に換算すると４７００kg・m、つまり４・７トンの重量を１メートル持ち上げる仕事に相当する巨大なものとなる。

　リン酸結合がこれほどまでに大きなエネルギーを蓄えられるのは、ＡＴＰ分子中で、プラス電荷を帯びたリン原子（Ｐ）同士、およびマイナス電荷を帯びた酸素原子（Ｏ）同士の静電気反発力が、狭い空間に閉じ込められているためである。わかりやすくいえば、リン分子はＡＴＰ分子内で、圧縮されたバネでつながっているようなもので、この結合が切れればバネは急激に伸び、Ｐ分子を弾きだすのである（図５―11）。高エネルギーリン酸結合のもうひとつのわかりやすい喩えは、２本の棒磁石の同じ極同士を向き合わせ、ワックスで接着させたものを考えることである。ワックスを加熱して溶かせば、2本の棒磁石は静電気反発力により、勢いよく左右に分かれる（図5—12）。

　水溶液中でATPを分解すると、発生する化学エネルギーはすべて熱として周りの水中に散らばってしまう。つまり、これはミクロな世界での火薬の爆発のようなものである。

　ところが生体は、ATP分解で発生する化学エネルギーの多くは熱として体温の維持に利用するが、残りの一部も巧妙なしくみによって効率的に生活反応に利用している。熱エネルギーを仕事エネルギーに変換するしくみとしてわれわれが知っているものには、カルノーサイクルの説明で例にあげた蒸気機関などがある。しかし、たとえば蒸気機関車の効率は5％ほどにすぎないが、筋肉がATP分解の化学エネルギーを仕事エネルギーに変換する効率は、実に60％以上にも達するのである。

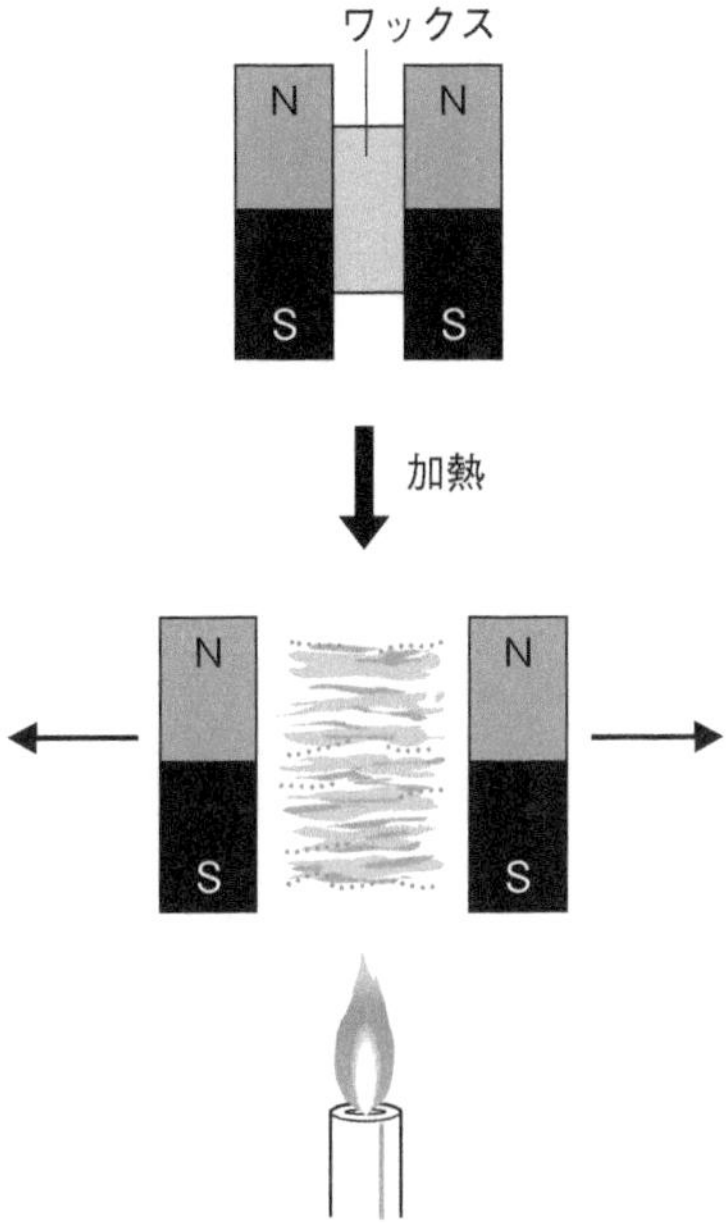

図5—12　高エネルギーリン酸結合はワックスで接着させた2本の棒磁石にも似ている

フィスケとサバロウの悲運

ＡＴＰ発見についてのフィスケとサバロウの論文は、ローマンの論文より１ヵ月遅れて出版された。すでに発見の先取権は一日でも早いほうが得るというルールが確立していた。ＡＴＰ発見の先取権は、きわどい差でローマンのものとなったのである。

この結果は、マイヤーホフがローマンにフィスケらの研究内容を漏らしたためであろうか。当時、フィスケはマイヤーホフを指して「どろぼう」と罵り、学会の席でローマンに対し「ＡＴＰ発見の先取権は自分にある」と激しく主張したという。

また、当時のマイヤーホフは専制君主のようにふるまい、彼の研究室から提出される論文にはいつも自分の名前を筆頭においていたにもかかわらず、ＡＴＰに関する論文にはいっさい自分の名前を加えなかった。さらには、彼はやがて筋肉に関する研究を意図的に避けるようになった。これはマイヤーホフが自分の行為を後悔し、負担に感じていたためと考えることもできる。

筆者が講義を聞いた、前述の江橋教授が留学されたのは米国であった。彼の地では、当時の英国優位、米国蔑視の風潮への反発と、フィスケらへの同情から、ＡＴＰ発見者はフィスケおよびサバロウとされ、ローマンの名は無視されていたことが江橋教授の話から察せられる。

フィスケはその後、ＡＴＰ発見の先取権を失った精神的打撃のためか、ハーバード大学教授になったあとは特筆すべき業績をあげることもなく、１９７８年に亡くなった。わずか１ヵ月の違いで「ＡＴＰ発見者」の栄誉を得たローマンも、奇しくも同じ年に亡くなった。また、フィスケの共同研究者サバロウは、ある研究所の所長となったが、のちに失恋のため自殺した。

ＡＴＰの真の発見者は、いずれも悲運の生涯を送ったのである。

3　燃焼経路の関門「補酵素Ａ」の発見

酵素と補酵素のはたらき

いよいよ本章は、生体内での栄養素燃焼の経路を解明する一歩手前までたどり着いた。ここで、この経路の入り口に立ちはだかるのが「補酵素Ａ」という複雑な化合物である。

その前にまず、「酵素」と「補酵素」について説明しておきたい。

酵素とは、ほとんどすべての生体化学反応に関与し、その反応速度を促進するが、自身は変化しない物質である。一般に、酵素（Ｅ）は基質（Ｓ）と結合して酵素・基質複合体（ＥＳ）となり、次いで基質を化学反応させて反応生成物（Ｐ）とし、そこから離れる。この生体反応を反応

式で表せば、

E＋S →ES →EP →E＋P

となる。

また、補酵素とは、ある基質が酵素と結合しにくい場合、まずこの基質と結合して酵素が結合しやすい形にする役割をする物質である。補酵素（C）が関与して基質（S）が酵素（E）と結合する際の反応式は、

S＋C →SC
E＋SC →ESC →ES＋C

となる。つまり、補酵素は基質を酵素と結合させれば基質から離れ、自身は変化しない。酵素や補酵素は、基質の化学変化を次々と引き起こす役割があり、量的には少なくてよい。このことから、微量で機能をはたすビタミン類の多くは酵素や補酵素ではないかと予想されてきた。そして、あとで説明するようにこの予想は正しかったのである。

リップマンの遅咲き人生

補酵素Aの発見者フリッツ・リップマン（図5—13）は1899年、当時のドイツ領ケーニヒスベルクに弁護士の子として生まれた。大哲学者カントもここで生まれ、生涯この町の外に出ることはなかった。ケーニヒスベルクは第二次世界大戦後、ソ連領となり、現在もロシア領でありつづけている。

リップマンの両親はユダヤ人の家系であった。彼はケーニヒスベルク大学の医学生のままドイツ軍に駆り出され、第一次世界大戦の激戦地セダンで傷病兵の看護にあたった。大戦後は医師となり学位も取得したが、生化学に興味を持ち、ケーニヒスベルク大学の生化学教室の学生に戻って生化学を学んだ。1927年にベルリンのカイザー・ウィルヘルム生物学研究所、翌年からはハイデルベルグのカイザー・ウィルヘルム生理学研究所に新設されたマイヤーホフ研究室で、無給で働くこととなった。彼はここでクレアチンリン酸の研究に取り組むが、成果があが

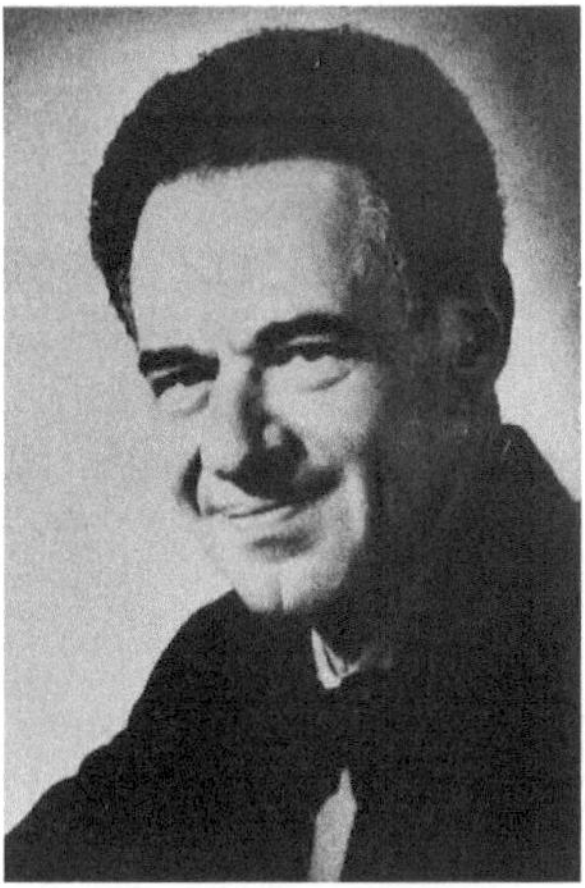

図5—13　不遇の時代が長く続いたフリッツ・リップマン

りはじめたところでマイヤーホフが突然、筋収縮やATPについて研究することを厳禁したため、中断に追い込まれた。この出来事の背後に推測される事情はすでに述べた。

その後、ニューヨークのロックフェラー研究所に滞在したリップマンは、1932年、デンマークのコペンハーゲンにあるカールスベル生物学研究所の所員となった。32歳でようやく定職を得たのである。当時、ドイツで猛威を振るいはじめたユダヤ人排斥運動は、コペンハーゲンには及んでいなかった。ここで彼は初めて自分の研究室を持ち、解糖系の最終生産物ピルビン酸が、酸素により燃焼するしくみに迫ろうと研究を開始した。試行錯誤の結果、リップマンはピルビン酸の酸化とATP生成の中間化合物と思われるアセチルリン酸を見出した。

だが、まだこの段階では補酵素Aの発見にはほど遠かった。

ついに「補酵素A」を発見

第二次世界大戦の勃発が迫ってくると、コペンハーゲンのユダヤ人たちにも暗雲が垂れ込めてきた。リップマンは夫人とともに米国に亡命し、再び職探しの苦労をして1940年、ボストンのマサチューセッツ総合病院に、無給ながら奨学金を受ける身分を得た。41歳にして研究生に逆戻りしたのである。

しかし、ここで彼は幸運の端緒をとらえた。大戦中に、負傷した兵士の治療によく使用された

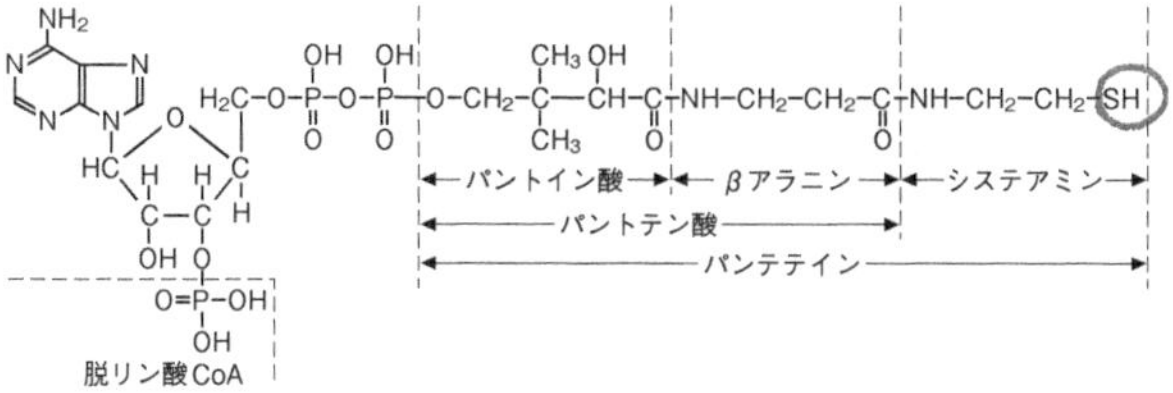

図５―14　補酵素Ａの構造

抗菌作用をもつ医薬品サルファ剤のひとつ、スルフォンアミド剤の効力が、原因不明の因子により消失するという軍事的問題が起こったのである。その原因は、アセチル基が結合するためであるという報告がなされた。そこでリップマンは、この「アセチル化」を引き起こす因子の発見・同定に取り組むことにした。この決心が、彼の運命を開くことになる。

リップマンはこの因子を、さまざまな動物の肝臓から抽出しようと考えた。失敗を重ねた末、ハトの肝臓から取りだした耐熱性の因子が、サルファ剤をアセチル化することを発見した。彼は小躍りして喜び、この発見を１９４５年に論文として発表した。折しも、同じアセチル化因子がコロンビア大学のナッハマンゾーンと英国のフェルドバーグらによっても発見されていた。しかし、彼らはこの因子の単離には試料を大量に集める必要があるため、ここで研究を打ち切った。この因子はリップマンの専有物となったのである。

彼は幸いにも２人の優れた若い共同研究者を得て、この因子の精製に尽力した。ハトのほかにウシの肝臓にもこの因子があることがわかり、彼らは食肉処理場から5tものウシの肝臓をもらいうけ、そこから150㎎のほぼ純粋な因子の結晶を取り出すことに成功した。因子の精製中にイオウの臭いがしたことから、この因子がイオウ原子（S）を含むことがわかった。

またリップマンは、この因子の本体はビタミンに関係があるのではないかと推測した。すでに、ビタミンB類が変化した誘導体が、生体反応に補酵素として働くことが報告されていた。アセチル化はビタミンが補酵素としての役割をしているからであろうと彼は考えたのだ。

さらに、そのビタミン類とはパントテン酸に違いないとリップマンは予想した。パントテン酸は微生物の発育に必要なビタミンとして発見され、その構造も決定されていたが、人間の生体における役割は不明であった。彼は因子の結晶を何人かの栄養学者に送って、パントテン酸が存在するか否かを調べてもらった。すると、ある栄養学者から肯定的な返事があった。本当にパントテン酸があるなら、分解するとアミノ酸のひとつであるβアラニンができるはずだが、そのとおりの結果が得られることもわかった。１９４７年、この因子は「補酵素A」と命名され、のちにその構造が決定された（図5―14）。

この発見が、リップマンが解糖系とそれに続くピルビン酸の燃焼過程との間にある「関門」にたどりついたことを意味していたのである。

この補酵素Aの機能部分は、図5―14の右端の「SH基」である。したがって化学反応式では

HSC_oAと略記する。ここで「C_o」は補酵素（coenzyme）を表す略称である。補酵素としてのはたらきは、このＳＨ基のＨが基質と結合することによって生じる。

リップマンはこの業績により１９４９年、ハーバード大学生化学教授に抜擢された。彼は50歳になっていた。

リネンによる「アセチル補酵素Ａ」の発見

だが、話はまだ終わっていない。

ミュンヘン大学の生化学者リネンは、酵母の酢酸が酸化する経路の中間産物である活性酢酸をかねてより追い求めていた。彼はリップマンらの補酵素Ａの発見を知ったとき、霊感が閃いた。自分がこれまで追究してきた活性酢酸とは、酢酸が補酵素Ａと反応してできるアセチル補酵素Ａに違いない、と。

彼はさっそく、酵母の抽出液から見込みどおり、酢酸のアセチル基が補酵素Ａと結合したアセチル補酵素Ａを取り出すことに成功した。この化合物は、補酵素ＡのＳＨ基のＨにかわって、アセチル基CH_3CO-が結合したもので、化学式はCH_3COSC_oAとなる。

リネンがアセチル補酵素Ａを発見したことが１９５１年に発表されると、リップマンらは驚愕した。彼らはアセチル基がパントテン酸かリン酸基に結合するものと思い込み、ＳＨ基に結合するとは考えていなかったのである。彼らはアセチル補酵素を含む溶液を作成していながら、その分析を怠っていたのであった。

こうして、生体内での解糖系と燃焼経路の間の関門に存在する補酵素の2つの形、CoAと、アセチルCoAが明らかにされた。

いよいよあとはクエン酸回路の発見を待つばかりである。

4 クレブスの「クエン酸回路」発見

第4章で、ビタミンCを発見した天才セント・ジェルジについて述べた。しかし彼は、本来は栄養学者ではなく、たまたま彼が発見したヘキスウロン酸が、ビタミンCそのものであるという幸運に恵まれ、「ビタミンCの発見者」としてノーベル生理学・医学賞を受賞したのであった。当時、ビタミンCを追究していた「本職」の栄養学者たちは、発見の寸前まで迫りながら、その所要量がすでに発見されていたビタミン類より桁違いに多いため「ビタミンの所要量は微量である」という先入観にとらわれて、大魚を逸したのである。

しかし、これから説明するクエン酸回路の発見では、セント・ジェルジはその大発見の寸前で、ハンス・クレブス（図5―15）の天才的な着想により一挙に功をさらわれることになる。

研究室を追われたクレブス

ハンス・クレブスは1900年、ドイツの地方都市ヒルデスハイムに生まれた。父は外科の医師であった。彼はゲッチンゲン大学、フライブルグ大学、ベルリン大学で医学を学び、ハンブルグ大学で医学博士の学位を得た。ドイツでは現在でも、医学生は所定の単位をどこの大学で取得してもよいという規約があり、学生は自由にドイツ国内のいろいろな都市の大学をめぐって学ぶのである。クレブスは学位を得たあと、ベルリン大学で化学を1年間学んでから、1926年、カイザー・ウィルヘルム研究所の大生化学者オットー・ワールブルグ（図5―16）の研究室の研究生となった。給料は出ず、生活は奨学金を得て賄った。ほぼ同じ頃、前出のリップマンは同じ研究所でマイヤーホフの研究室に入っている。

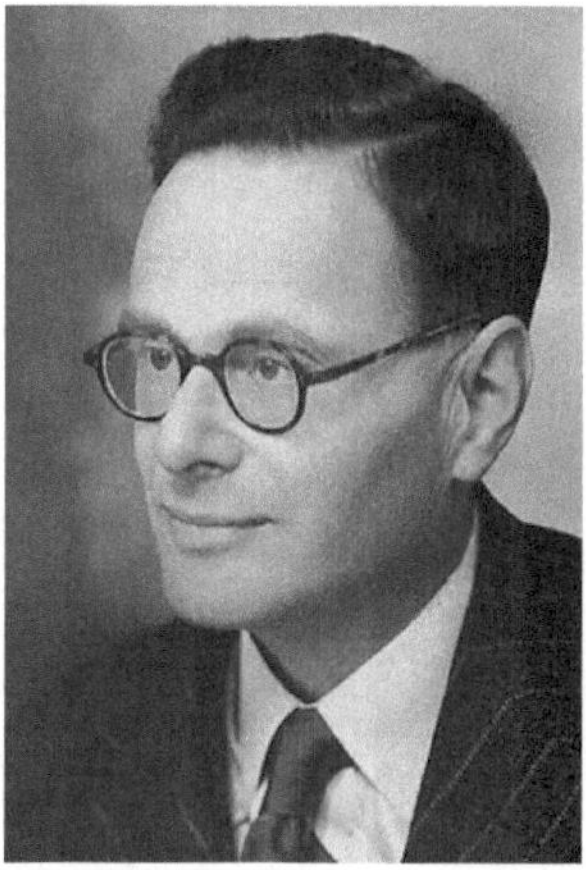

図5―15　クエン酸回路を発見した天才ハンス・クレブス

ドイツでは伝統的に教授は独裁的で、研究員はその意のままに働かねばならない。マイヤーホフ研究室でリップマンがせっかく始めたクレアチンリン酸の研究を中断させられたことは前述したとおりである。

クレブスが師事したワールブルグは、マイヤーホフに輪をかけた独裁者であった。著名な物理学者エミール・ワールブルグの子である彼は、ハイデルベルグ大学で医学を学んだのち、カイザー・ウィルヘルム研究所の主任研究者となっていた。

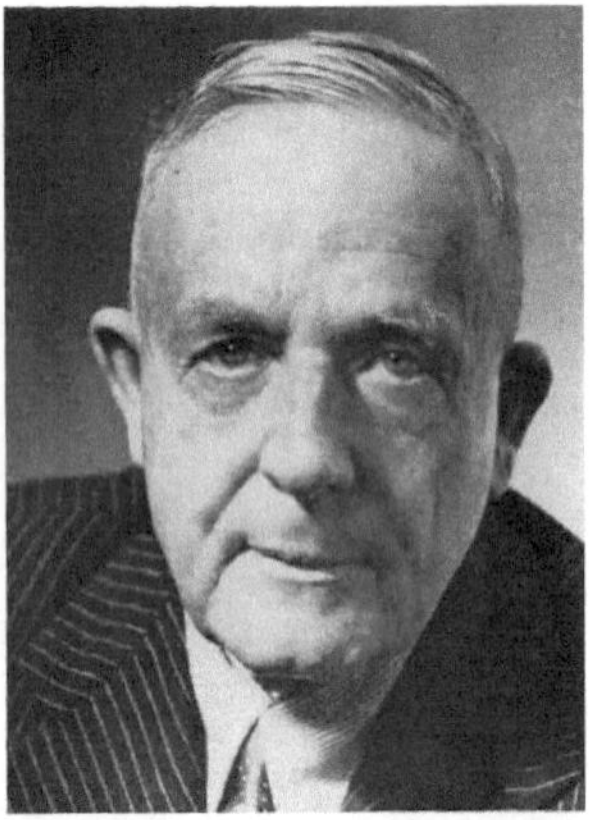

図5―16　クレブスを研究室から追放したオットー・ワールブルグ

研究協力者には服従のみを求め、対等に議論することを厳禁した。このためワールブルグは、フリードリッヒ大王（フリードリッヒ・デア・グローセ）に喩えられ「オットー・デア・グローセ」と呼ばれていた。ドイツの研究室におけるこの伝統は、筆者がフンボルト大学にしばしば招かれ訪問した1980年代にも歴然と残っていて、筆者が教授の家に食事に招かれるのを見て教室員は「われわれが教授に招かれることなどまったく考えられない」と話していた。教授と教室員が互いにファーストネームで呼び合う米国とは雲泥の差である。

クレブスはワールブルグ研究室に入って4年後、突然、ワールブルグに破門され、研究室を追放された。経済的に困っていたクレブスが、他の大学に誘われ、就職条件を打診したためである。彼はしかたなくアルトナ市立病院に医師として勤務したあと、フライブルグ大学科学教授タンホイザーに薄給で雇われた。そこでは臨床医として勤務しながら、余暇に研究する時間も得られたからである。だが、ここで彼は驚くべき粘り強さを発揮し、臨床医としての片手間の研究からスタートしたにもかかわらず、禍を転じて福となす偉大な発見を成し遂げるのである。

「片手間」で発見したオレニチンサイクル

クレブスはまず、病院で容易に得られる肝臓の切片を用いて、尿素の生成についての研究を始めた。そしてなんと9ヵ月後には、みごとな結果を得て学術誌に発表するのである。

クレブスは、肝臓切片における尿素の生成が、アミノ酸であるオルニチンやシトルリンによって促進されることを見いだした。このことから、アンモニア（NH_3）と二酸化炭素（CO_2）とATPが反応して、カルバミルリン酸を経由してシトルリンになり、さらにアルギニンとなって尿素を放出し、オルニチンになるというサイクル反応を発見したのである（図5―17）。

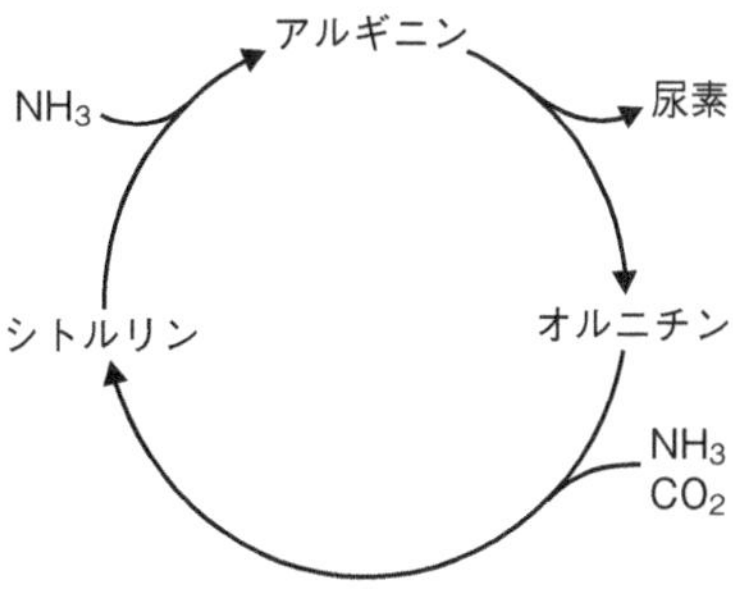

図5―17　オルニチンサイクルの原型

筆者は30年間ものあいだ、医学部の講義でこの「オルニチンサイクル」を黒板に書き続けてきたが、クレブスがこれを9ヵ月で、しかも病院勤務の片手間の研究で発見したことは、本書を執筆するまで知らなかった。オルニチンサイクルは、生化学史上初のサイクル反応回路の発見であった。

ところがクレブスは１９３３年、突然、フライブルグ大学を解雇された。彼がユダヤ人であるという理由からだった。だが、前述したようにセント・ジェルジなどのユダヤ人学者の窮状に救いの手を差し伸べてきたケンブリッジ大学のホプキンスは、ここでもクレブスを温かく迎え入れた。ただし給料は出ず、奨学金頼みであった。しかし１９３５年、クレブスはシェフィールド大学の生化学講師に迎えられ、初めて自分の研究室を持つことができた。

ここで彼は生体内での栄養素燃焼経路の研究に乗り出し、まもなく、彼の名を不朽のものにしたクエン酸回路の発見を成しとげるのである。

見つかっていた2つの経路

オルニチンサイクルの発見に際して、クレブスはおそらく、当時すでに知られていた尿素生成にかかわりのありそうな化合物をリストアップし、回路の要、つまり起点でのアンモニアと二酸化炭素の反応と、終点でのアルギニンからの尿素の分離を着想していたと思われる。そして回路中の化合物の作用を確認しながら、回路のイメージを頭の中で組み立てたのであろう。このクレブス独特の発想が、クエン酸回路の発見においてもみごとに功を奏するのである。

図5―18は、クレブスがクエン酸回路を発見する以前にすでに知られていた、化合物の反応経路である。図の左半分の、コハク酸↓フマル酸↓リンゴ酸↓オキザロ酢酸という経路はセント・ジェルジが明らかにしたものであり、図の右半分の、クエン酸↓シスアコニット酸↓イソクエン酸↓αケトグルタル酸という経路はドイツのクヌープとマルチウスによって報告されていた。

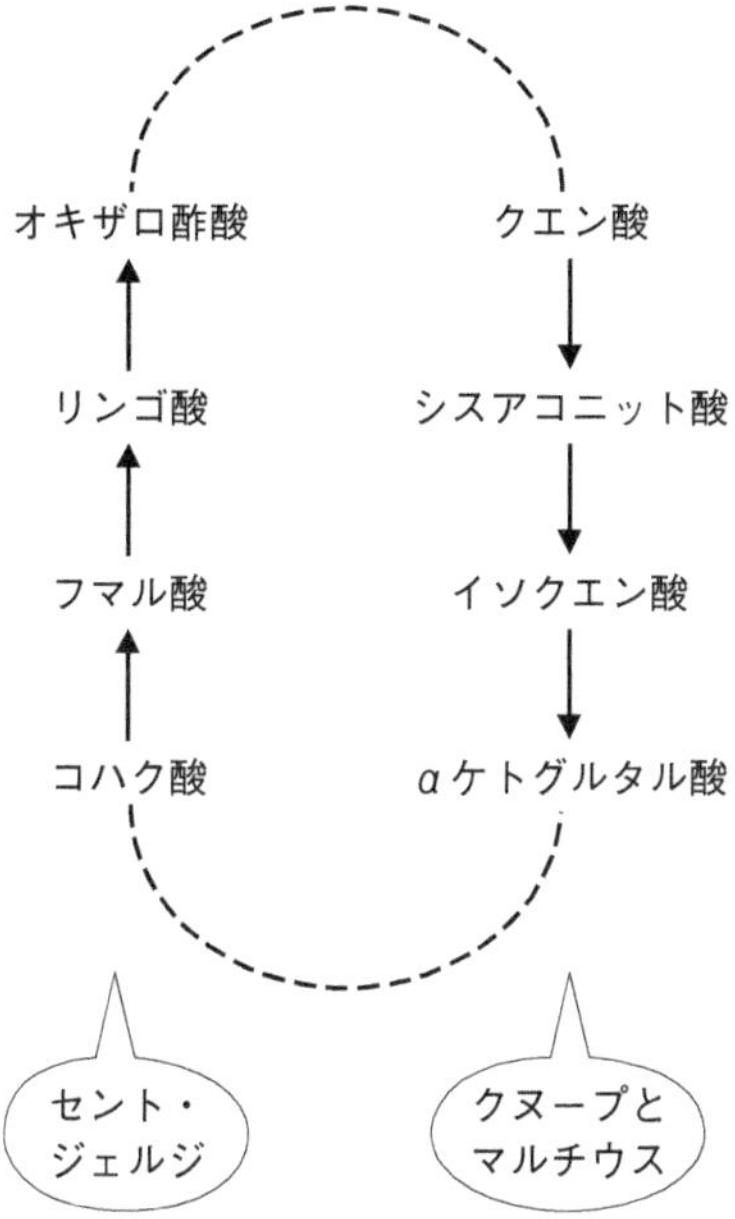

図5―18　化合物の反応経路。左はセント・ジェルジが、右はクヌープとマルチウスが明らかにしたもの。両者がつながればクエン酸回路となる

先に結論をいえば、この左右の経路が上下でつながれば、彼らがめざす反応回路は完結する。だが天才セント・ジェルジも、この回路の輪を閉じるアイデアには思い至らなかった。

これらの反応はミトコンドリア内でおこなわれ

ることは、すでにわかっていた。したがって従来のマイヤーホフらの細胞をすり潰す方法では研究できない。セント・ジェルジらがこの反応経路を見いだせたのは、彼らがハトの胸部の筋肉を薄くスライスしたものを使ったからであった。これなら筋肉細胞中のミトコンドリアは損傷を受けずに機能を保つことができ、また、外からの酸素の供給も十分可能であった。また、ハトの胸筋は長距離の飛翔を支える莫大なエネルギーを賄うため、ミトコンドリアで充満していることも実験目的によく適合していた。化学的知見の増大はこのように、新しい実験材料の使用によってもたらされるのである。

結びついた経路

さて、研究を始めたクレブスはいきなり、反応回路の謎を解く鍵となる問題に焦点を絞った。それは解糖系の最終産生物ピルビン酸が、いかにしてこの回路に入るか、であった。9ヵ月でオルニチンサイクルを発見したときと同じ、おそるべき着眼の鋭さを発揮したのである。

そしてついにクレブスは、ハトの胸筋のスライスにピルビン酸とオキサロ酢酸を加えると、クエン酸が生成されることを発見する。すなわち、図5―18の左半分の経路の終点と、右半分の経路の起点とがピルビン酸によって結びつき、ここに1つの回路となったのである。

この発見により、解糖系と、これに続く体内の物質燃焼経路とを隔てていた謎の関門の扉が開

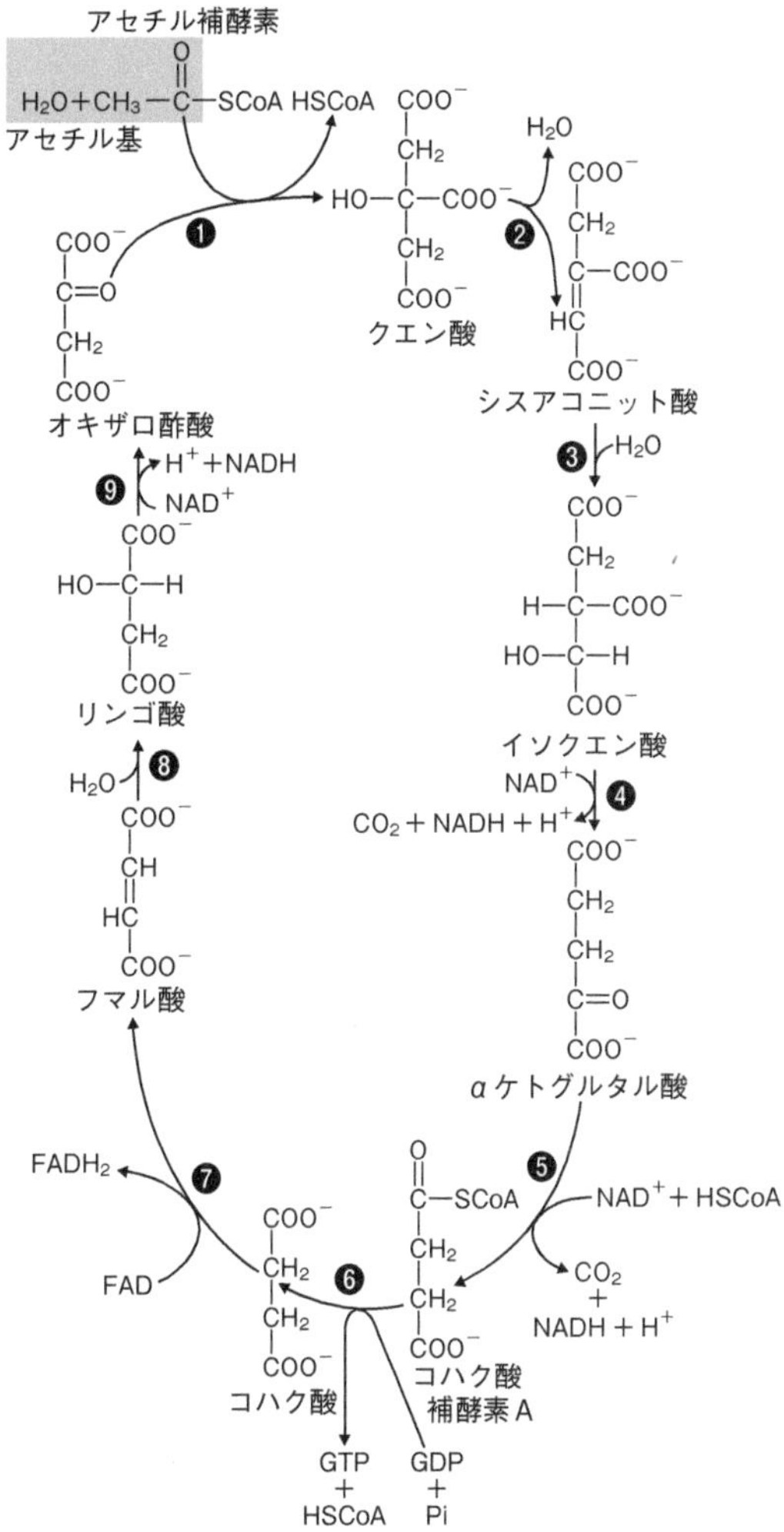

図５—19　クレブスが発見したクエン酸回路

かれたのであった。

クレブスは彼の発見したクエン酸回路（図5―19）を、まず仮説の形で発表した。しかし、彼の考えは急速に受け入れられた。セント・ジェルジはクレブスの説が真実をとらえたことを悟り、天を仰いで悔しがったという。半世紀をはるかに過ぎた現在、そこに多くの新事実がつけ加えられはしたが、クレブスの発見したクエン酸回路は、生体のエネルギー代謝の中心に位置する反応として、どの書物の代謝経路説明図でもその真ん中に燦然と輝いている。この反応回路の概要は、あとでわかりやすく解説しよう。

ここで、クレブスと、彼を無情にも追い出したワールブルグとのその後の関係について少しふれておきたい。不朽の業績をあげたクレブスは1953年、リップマンとともにノーベル生理学・医学賞を受け、オックスフォード大学教授となった。彼が功成り名遂げたのち、わが国の丸山工作氏が彼を訪問し、「ワールブルグから追い出されたとき、どんな気持ちでしたか」と尋ねた。やや無神経な質問にも思えるが、クレブスはこれに答えて「あのときワールブルグ先生は私に、臨床に戻って見識を広めるように、とご配慮してくださったのですよ」と軽くいなした。

一方でワールブルグは「クレブスを育てたのは自分だ」と言い放っていたというが、クレブスにはかつての非情な師をもはや業績で見返したという気持ちもあってか、ワールブルグと親しく交際し、その没後には『ワールブルグ伝』を執筆している。もっとも、その前半では研究者としてのワールブルグを賞賛しているが、後半では一転して、その人間性を厳しく批判している。

クレブスは67歳で大学を定年退職したあとも彼の研究室を維持しつづけ、81歳でガンのため亡くなる直前まで、自分で実験をおこなっていたという。

補酵素Aが投入するピルビン酸とアセチル基

ではここで、解糖系の最終産生物ピルビン酸が、いかにして生体の燃焼過程であるクエン酸回路に投入されるかを、わかりやすく説明しよう。

その第一段階は、リップマンが発見した燃焼経路の「関門」補酵素A（HSCoA）と、ピルビン酸（$CH_3COCOOH$）の結合である。化学式で記せば

$$H_2O + CH_3COCOOH + HSCoA \rightarrow CH_3COSCoA + CO_2 + H^+ \quad \text{（反応1）}$$

となる。このとき発生するCO_2（二酸化炭素）は呼気として体外に排出され、H^+（プロトン）はあとで説明するように「電子伝達系」のはたらきによりミトコンドリアに蓄えられる。

この段階で補酵素Aは、リネンが発見したアセチル補酵素A（$CH_3COSCoA$）に変化していることに注意していただきたい。

次の過程は、このアセチル補酵素Aが、自身と結合しているアセチル基（CH_3CO-）をオキザロ酢酸に連結させて、クエン酸とする過程である。これは操車場で車両を連結する作業に喩えられ、化学では「縮合反応」という。この連結反応には水分子（H_2O）が加わり、反応式は次のようになる。

$CH_3COSCoA + H_2O + COOHCOCH_2COOH$
$\rightarrow COOHCH_2COHCOOHCH_2COOH + HSCoA$　（反応2）

この反応でアセチル補酵素Aは補酵素Aに戻る。多くの教科書、解説書ではこの（反応2）に加わるH_2Oを反応式に記していないので、式の左右でOとHの数が合わない。教科書で真面目に学習されて不審に思われた方もあるだろう。筆者も学生のときは大いに混乱した。

補酵素Aはこのような反応によって、ピルビン酸とアセチル基をクエン酸回路に投入している。この縮合反応は次々とすばやく起こらなければ、これに続くサイクル反応はうまく回転しない。この目的をかなえるために、大自然は補酵素Aのような複雑な化合物を必要とするのであろう。

なお、生体内で分子同士の結合により高分子がつくられる反応には、前述したＡＴＰ分解時の化学エネルギーが利用されている。だが、補酵素Aによるアセチル基とオキザロ酢酸分子の連結は、化学エネルギーを必要としない特殊な反応である。

大量に産生されるATP

さて、図5―19をもう一度見ていただこう。補酵素Aによりクエン酸回路に投入されたアセチル基（CH_3CO-）は、クエン酸以下の化合物間で受け渡されるうちに完全に酸化されて、CO_2とH＋とが発生する。前述のようにCO_2はただちに呼気として排出され、H＋は電子伝達系により集められATP産生のエネルギーとして利用されたのち、酸素（O）と結合して水（H_2O）となり、尿や汗として排出される。クエン酸回路が一巡すると投入されたアセチル基は完全に消失し、クエン酸はオキザロ酢酸に戻る。すると新たに補酵素Aからアセチル基が補給されてクエン酸となり、回路の反応が繰り返される。喩えていえばアセチル基（CH_3CO-）は、蒸気機関の窯に投げ込まれる粒のそろった石炭の塊のようなものである。補酵素Aは石炭を窯に投げ込む火夫に相当する。

　このようにクエン酸回路に投入されるピルビン酸は、最終的には完全燃焼してCO_2とH_2Oになり、体外に排出される。このクエン酸回路の全体としての化学反応（補酵素Aを反応式から除く）は、

$$2CH_3COCOOH + 5O_2 \rightarrow 6CO_2 + 4H_2O$$

となる。

ブドウ糖1分子が解糖系で2個のピルビン酸になるまでの反応により生成するATP分子は2個にすぎないが、この2個のピルビン酸分子が補酵素Aによってクエン酸回路に投入され、CO_2とH_2Oに分解される過程で生成されるATP分子は、実に36個にもなるのである。100メートルなどの短距離走選手は走行中に呼吸せず、エネルギー源を筋肉中に蓄えられた高エネルギーリン酸化合物（クレアチンリン酸）と、解糖系でできるATPに依存している。これに対しマラソン選手は、呼吸により取り入れる酸素によりクエン酸回路を回転させ、これによって生成する大量のATPをエネルギー源としている。

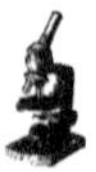

脂肪酸分解反応の「死の接吻」

もうひとつ、補酵素Aは、脂質の構成成分である脂肪酸を分解してクエン酸回路に投入していることも明らかにされている。そのしくみについても説明しよう。

まず脂肪酸分子とは、メチル基（CH_3−）とカルボキシル基（−COOH）とが、炭化水素の鎖

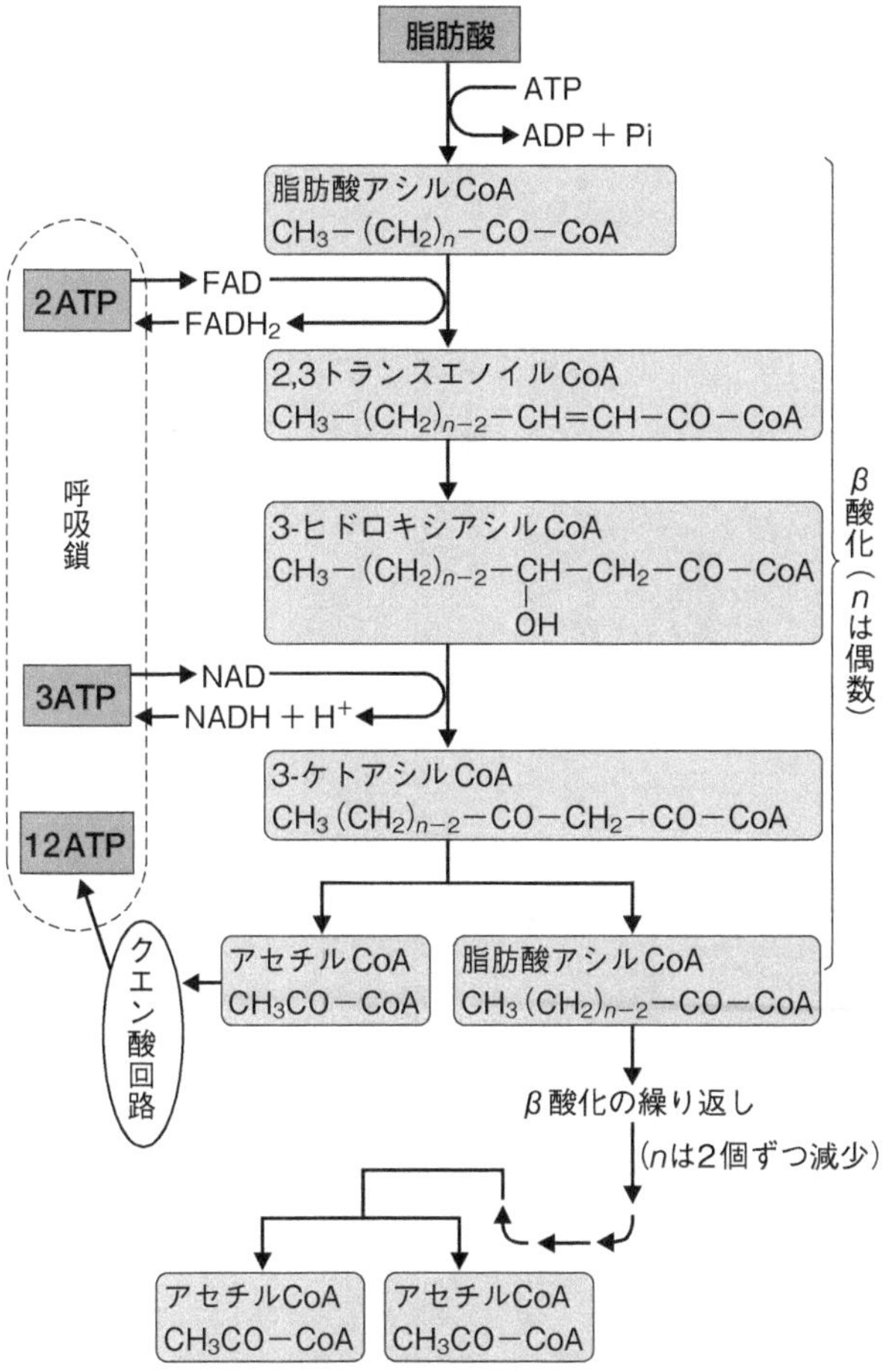

図5―20　脂肪酸のβ酸化反応

（$-CH_2CH_2CH_2$……）でつながったものである。CH_2の数は偶数で、これをnで表すと、脂肪酸分子は、CH_3（CH_2）nCOOHと表される。

補酵素A（HSCoA）はまず脂肪酸分子と結合して、「脂肪酸アシル補酵素A」となる。

$$CH_3(CH_2)nCOOH + HSCoA \rightarrow CH_3(CH_2)nCOCoA + H_2O$$

次に、脂肪酸アシル補酵素Aは分子内で構造変化を起こし、脂肪酸アシル補酵素Aと「アセチル補酵素A」とに分裂する。このとき、脂肪酸アシル補酵素中の脂肪酸分子は、反応前に比べて炭化水素（$-CH_2-$）の数が2個少なくなる。

この反応を「β酸化反応」という。補酵素Aがまず結合するのが、脂肪酸分子のカルボキシル基端から2番目の炭素分子（β炭素）だからである。

β酸化反応は図5—20のように繰り返され、そのたびに脂肪酸の炭化水素数は2個ずつ減ってゆき、最後には脂肪酸は2個のアセチル補酵素Aとなって、クエン酸回路に投入される。この反応における補酵素Aのはたらきは、いったんとりついたら相手をばらばらに分解するまで繰り返すことから「死の接吻（kiss of death）」と呼ばれる。脂肪酸のβ酸化反応は1950年代に、米国ウィスコンシン大学のグリーンらによって発見された。

5 「ATP産生工場」ミトコンドリア

クロードが開発した遠心分離器

これまで述べてきたクエン酸回路の化学反応は、すべて細胞内のミトコンドリアという構造体でおこなわれる。したがって、これらの反応のしくみの詳細を明らかにするには、ミトコンドリアそのものを細胞から無傷で取り出す必要があった。しかし、なかなかうまいアイデアは見つからなかった。

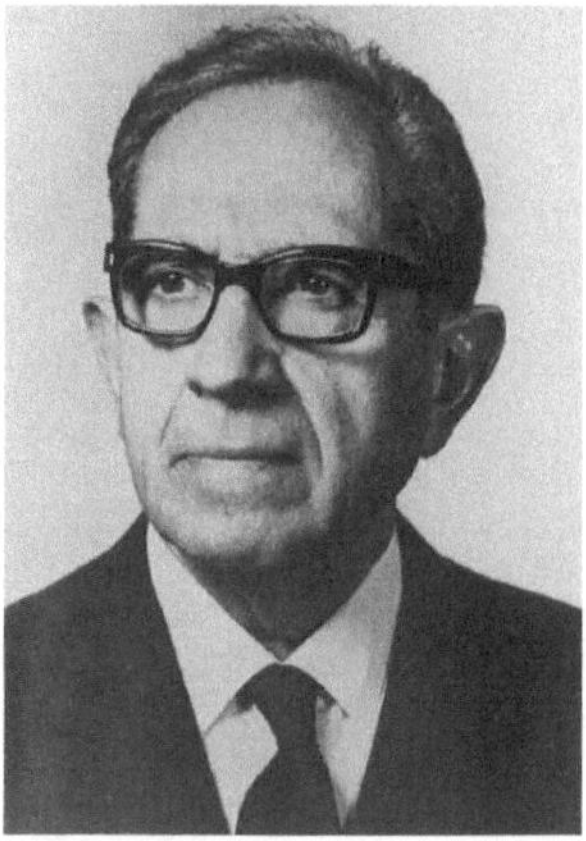

図5—21 「遠心分離法」を開発したアルベール・クロード

ついにその方法を開発したのが、アルベール・クロードであった（図5—21）。その経歴は、これまで説明してきた研究者に比べるといささか異色である。

クロードは1899年、ベルギーのアルデンヌ山脈峡谷の山村に生まれた。父はパン職人で、母は彼が7歳のとき乳ガンで亡くなった。これが、彼がのちに医師を志した理由である。第一次世界大戦前の不況下、鍛冶屋職人として生活の糧を得ていたクロードは、大戦が勃発すると志願して兵士となり、戦争に参加した。終戦後は志願兵に与えられる恩典を受け、まず鉱山学校に入学して自然科学を学ぶ幸運に恵まれた。次いで奨学金を得たクロードは、医師になるためにリエージュ大学医学部に入学し、卒業後、母の命を奪ったガンの研究のため米国に渡ってニューヨークのロックフェラー研究所に入所した。

当時のロックフェラー研究所では、ガンの原因をウイルスとみて研究が盛んにおこなわれていた。クロードもウイルスを無傷で体組織から取り出す方法の開発に取り組み、やがて実験液中の細胞を攪拌器などでマイルドに破砕し、遠心分離器によって細胞の成分を取り出す方法を開発した。これには、彼が鉱山学校で鉱石を遠心力で選別する方法を学んでいたのが役に立ったといわれる。

研究所の人々はクロードの成果に興味を持ち、彼が開発した遠心分離法の改良を試みた。そしてついに、ミトコンドリアを細胞破砕液から無傷で取り出すことに成功した。このとき、クエン酸回路のみならず、細胞呼吸に関与する酵素・補酵素がことごとく無傷で含まれているミトコンドリアが、研究者の手に入ったのである。それまで、これらの物質はミトコンドリアの膜構造と固く結びついていて、彼らの探求を固く拒みつづけていた。当時、クレブスを追い出したあのワールブルグは「呼吸酵素は、まるで天空の星のようにわれわれの手が及び難い」と嘆いていた。

パラディーの電子顕微鏡法

1912年にルーマニアで生まれ、大戦中は軍医だったジョージ・パラディー（図5—22）は、ニューヨーク大学でたまたまクロードに出会い、その熱心な勧めに応じてロックフェラー研究所での研究に参加した。パラディーは同僚のポーターと一緒に、当時、医学・生物学の研究に使用が可能になった電子顕微鏡で、生体のさまざまな細胞の構造を調べる研究をスタートさせた。

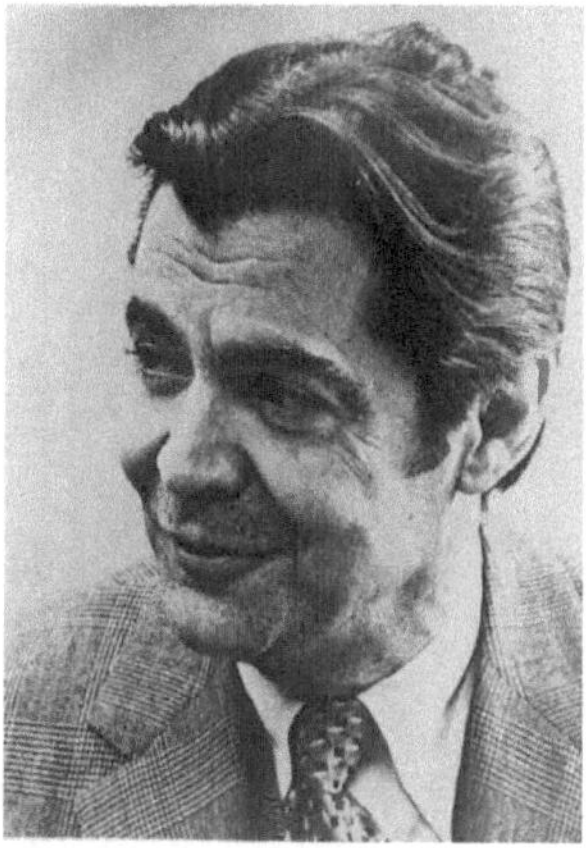

図5—22「電子顕微鏡法」を開発したジョージ・パラディー

彼らは試料の固定法、樹脂への包埋法、ミクロトームによる超薄切片作成法など、現在の「電顕学者」にとっては常識となっている研究法を次々と開発した。そして、それによって細胞内の構造を明らかにし、それらに名前をつけていった。

このように細胞内の構造物の形態と機能は、クロードの遠心分離法と、パラディーらの電子

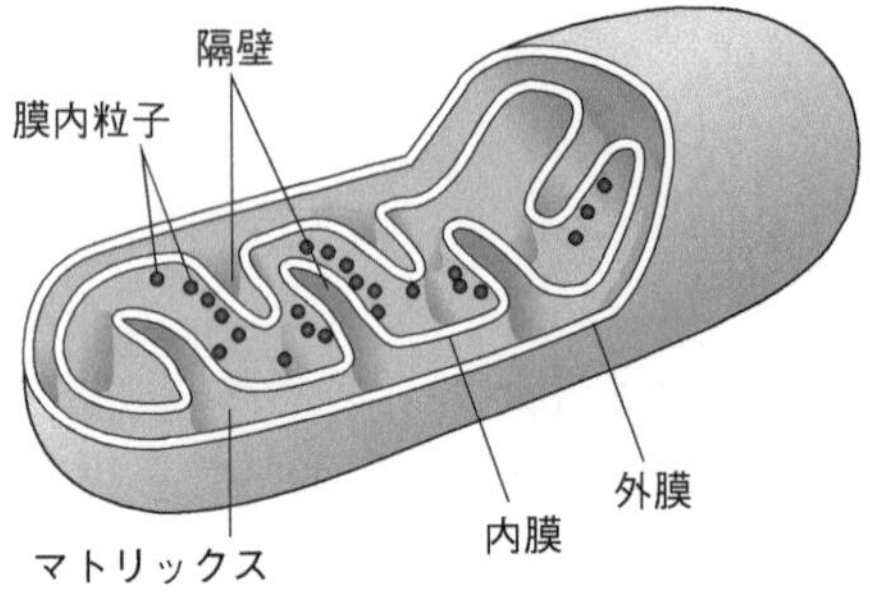

図5—23　ミトコンドリアの構造

顕微鏡法を車の両輪として推し進められていったのである。

はるか後年となる1974年、クロードとパラディーは「細胞の構造的、機能的構築に関する諸発見」により、ノーベル生理学・医学賞を与えられた。彼らの受賞当日、筆者はたまたまデュッセルドルフのボーフム大学を訪問し、友人のリュットガウ教授宅でのパーティに招かれていた。そこでは、2人の受賞について釈然としないとの意見を述べる者が多かった。2人の活躍のピークから30年もたってようやく実現したこと、したがってすでに、彼らの発見はすっかり教科書の多くの記載事項として常識となっていたことなどからである。この年のノーベル賞選考委員会は、細胞生物学の隆盛を支える実験法の創始者に賞を与えたのであった。

ミトコンドリアの電子伝達系

さて、ミトコンドリアは長さ1～2ミクロンのソーセージ状の形をしていて、細胞内に多数存在し、細胞の体積の約4

分の1を占めている。

その構造は図5―23に示すように、外側を覆う外膜と、内側を覆う内膜からできている。内膜は、内側に突き出る多数のひだを形成している。

外膜と内膜は、脂質分子とリン化合物分子が結合したリン脂質分子からなり、脂質を内側に、リン化合物を外側にして向き合った二分子層である。酸素や二酸化炭素などの気体はこの膜を自由に通過できるが、水溶性の化合物や、水溶液にしか存在できないイオンなどは膜を通過することができない。

さて、クエン酸回路の発見後も、ＡＴＰ産生のしくみは長いあいだ不明であった。このしくみを明らかにすればノーベル賞は確実であり、多くの研究者が激しい競争を繰り広げた。

この競争の焦点は、ミトコンドリアの「電子伝達系」にあった。図5―19に示したクエン酸回路中の反応④、⑤、⑦、⑨および、ピルビン酸が補酵素Ａと結合する反応で、前述したようにＨ＋（以下、プロトンと呼ぶ）と電子が発生する。これらは、酸化還元反応を促す補酵素によって電子伝達系（呼吸鎖ともいう）へと運ばれる。電子伝達系の実体は、ミトコンドリアの内膜に連なって埋め込まれた「呼吸酵素」と呼ばれる高分子化合物である。ワールブルグの時代にはこれらの呼吸酵素をミトコンドリアから容易に取り出せなかったため、彼を嘆かせたのである。

ミッチェルの「化学浸透圧説」

まず理論的に考察して、ATPの生成は、プロトンと電子が電子伝達系の呼吸酵素で受け渡しされてゆく過程で発生する化学エネルギーにより、ADP分子（ATPよりリン酸が1つ少ない）とリン酸分子間に高エネルギーリン酸結合が形成されておこなわれると考えられた。

多くの研究者は、このATP生成反応にはある未知の化学物質Xが関与していると予想した。まずXがリン酸と高エネルギー結合を形成して反応中間体X～Pとなり、ついでこの高エネルギー結合がX～P＋ADP→X＋ADP～P（＝ATP）という反応でADPに移されて、ATPが生成されると考えたのである。

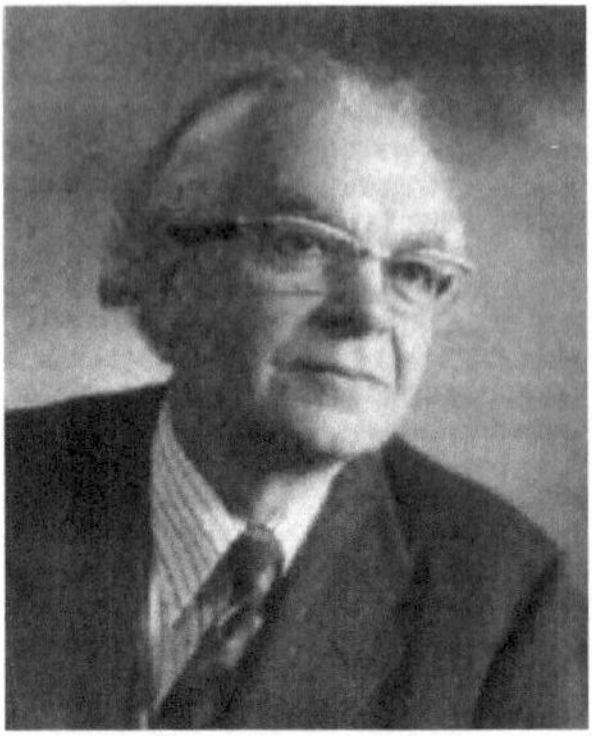

図5—24　化学浸透圧説を唱えてノーベル化学賞を受賞したピーター・ミッチェル

しかし彼らの努力にもかかわらず、そのような物質は発見されなかった。大自然は地球に生命が誕生した太古から、もっと巧妙なしくみをつくりだしていたのである。

それは、プロトンの濃度差を利用するしくみであった。ただ一人その洞察をしたのが、英国の生化学者ピーター・ミッチェル（図5—24）であった。

彼はミトコンドリア内膜の内側のクエン酸回路で発生したプロトンが、まず電子伝達系によって内膜の外に運ばれ、ついで再び内膜中に流れ込む際に、ＡＤＰとリン酸からＡＴＰが生成されると考え、１９６１年に論文として発表した。この考えを「化学浸透圧説」という。

ミッチェルは当時、リーズ大学の期限つきの講師を務めていて、論文は助教授の地位を申請するためのものでもあった。しかし、この論文は「空理・空論」であるとの理由で価値を認められず、やがて彼は失職した。幸いにも親譲りの資産があったので、ボドミンという町に私費で研究所を開設し、最小限の実験装置で研究を続けた。政府からの研究費などはいっさいなかった。

１９７０年代に入ると研究者たちの間では、いつまでも反応中間体が発見されないことから、ＡＴＰ生成に未知の化学物質Ｘが介在するという考え方を捨て、化学浸透圧説に賛成する者が次第にふえていった。研究環境に恵まれた大研究室が研究対象を化学浸透圧説の当否に変えることで、どんどん新しい研究成果が得られていく。やがて、化学浸透圧説は実験的に正しいことが確認されていった。

「プロトン水車」の発見

では、プロトンの流れを利用する「ＡＴＰ生成工場」とは、実際にはどのようなものだろう

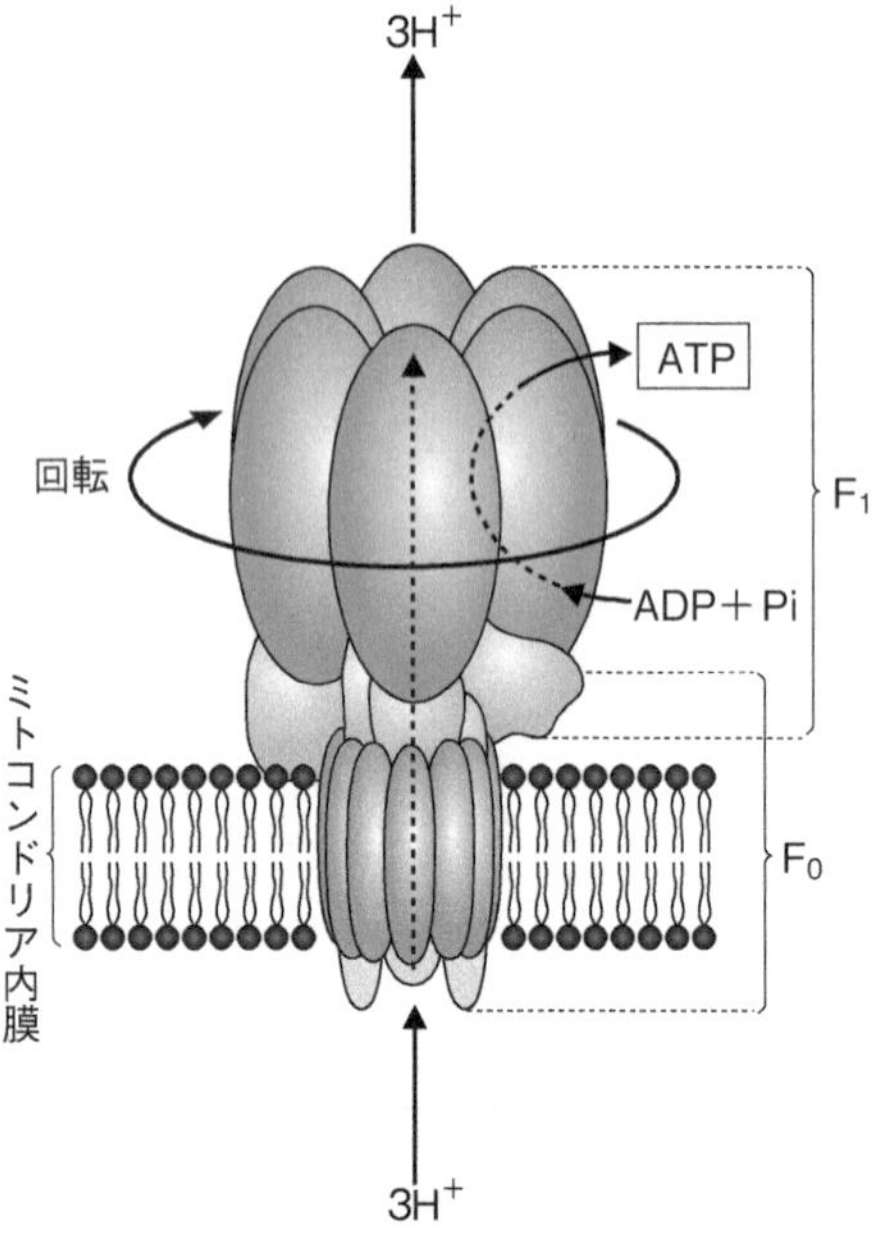

図5―25　F_0F_1ATP合成酵素複合体の構造

か。その解明がまだ残されていた。

ミトコンドリア内膜には、直径約9ナノメートルの球形の粒子が多数付着していることが知られていて、ミトコンドリア膜内粒子と呼ばれていた。実はこの粒子こそが、プロトンの流れを利用するATP産生工場であった。

米国コーネル大学のラッカー研究室に留学していた香川靖雄は、ミトコンドリア内膜からATP分解酵素を分離した。この酵素はミトコンドリア膜内粒子そのものであり、これを人工の膜に埋め込んだ実験系をつくって研究した。その結果、この酵素は単独ではATP生成とは逆に、ATPからADPとリン酸を生じるATP分解作用しか示さない。ところが、プロトンがその中

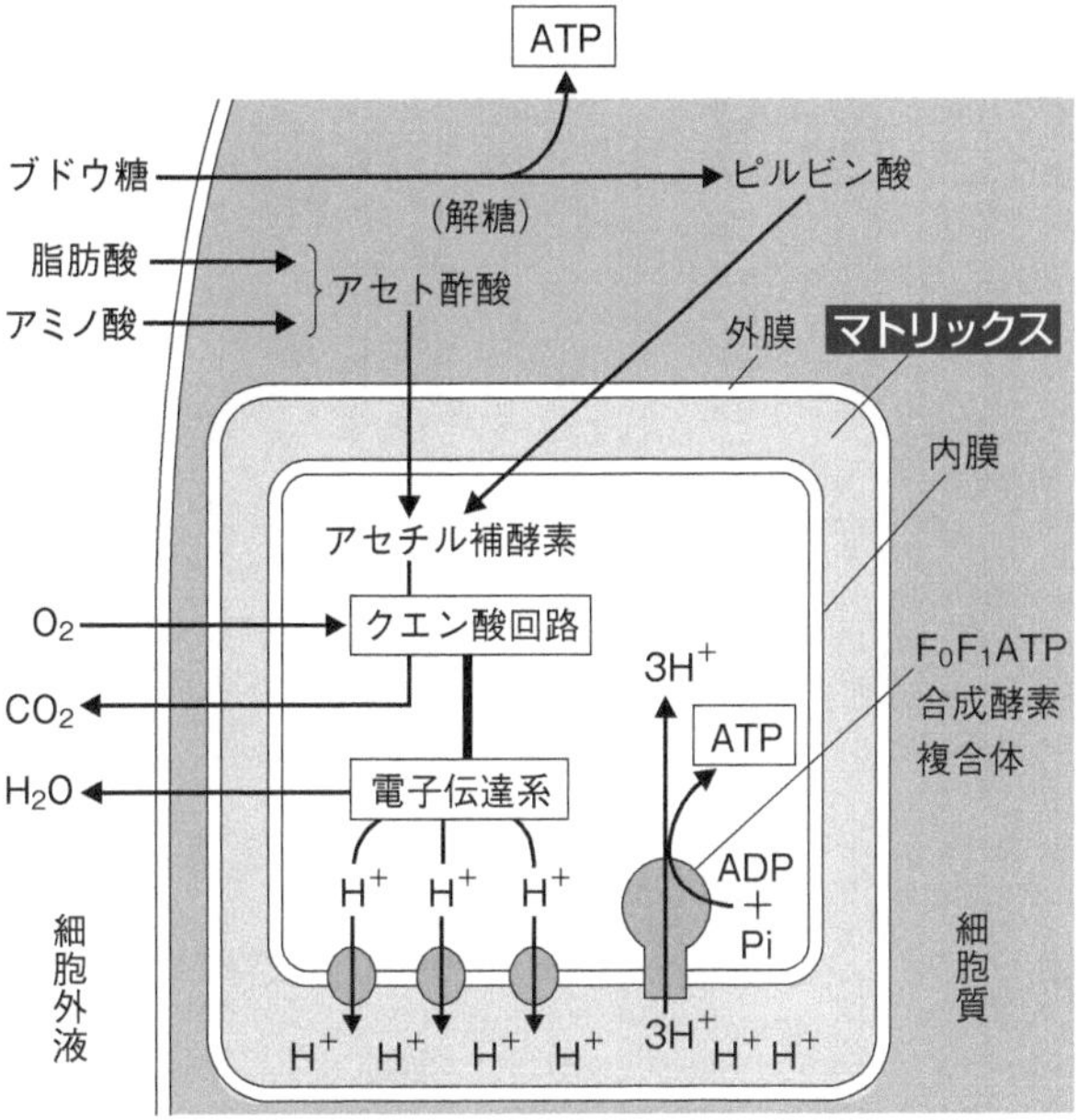

図5—26　ミトコンドリアでのATP生成

を通って流れると、ＡＴＰを生成することがわかった。つまり、膜構造に組み込まれ、適当な条件を与えると、ＡＴＰを生成するのである。

ミッチェルは化学浸透圧説を提唱した先駆者として１９７８年単独でノーベル化学賞を受賞した。だが、彼の説を実証したほかの研究者たちは、賞の選から洩れてしまった。

その後、この酵素は米国のボイヤーらによって詳細に調べられた。図5―25に示すように、酵素はミトコンドリア内膜から突き出て膨らんだF_1部分と、ミトコンドリア内膜を貫通するF_0部分からなり、「F_0F_1ATP合成酵素複合体」と命名された。

　この複合体は、図5―26に示すATP生成の模式図では、球と円筒がつながったものとして表される。クエン酸回路で発生したプロトンは、ミトコンドリア内膜に埋め込まれた電子伝達系の酵素により内膜の外側に運ばれ、内膜と外膜の間のコンパートメント（仕切られた区画、マトリックスという）に蓄積される。プロトンはこのコンパートメントでランダムな熱運動をおこない、一部がF_0F_1複合体の中心にある通路を通ってマトリックスから内膜の内側に流れ込む。この際にF_1部分は、あたかも水流によって回転する水車のように、プロトンの流れにより回転していると想像された。

　そして実際に、3個のプロトンがF_0F_1複合体を通過するごとに、1分子のATPがADPとリン酸分子から生成されることが明らかとなったのである。

ついに明かされたATP生成の神秘

　このATP生成のしくみを、壁によって2つの区画に仕切られた箱に喩えて説明しよう。この壁はミトコンドリアの内膜に相当する。
　図5―27に示すように、区画1にはクエン酸回路からのプロトンがどんどん入ってくるので、熱運動をするプロトンがひしめきあっている。箱の中央の壁には、ちょうどプロトンが通過でき

る穴が開いており、区画２にはプロトンがなく空いている。したがって区画１のプロトンは壁の穴を通ってどんどん区画２に押し出され、区画２の羽根車に当たってこれを回転させる。つまり２つの区画の間に生じるプロトンの濃度差が、プロトンの一方向への流れをつくり、羽根車を回すエネルギーを生みだすのである。

もしもこの箱が閉じた系であれば、区画１へのプロトンの補給が止まれば、区画１と区画２の間のプロトン濃度は最終的に等しくなり、区画１と区画２の間でのプロトン移動は消失するので、もはや仕事を取り出すことはできない。これは「閉じた系のエントロピーは増大の方向に向かう」という熱力学の第二法則にあてはまる。だが、この箱は閉じた系ではなく、区画２に入ったプロトンは、どんどん酸素と結合してH_2Oとなり、系の外に排出される。したがって区画１と区画２の間にはつねに濃度差が存在する。

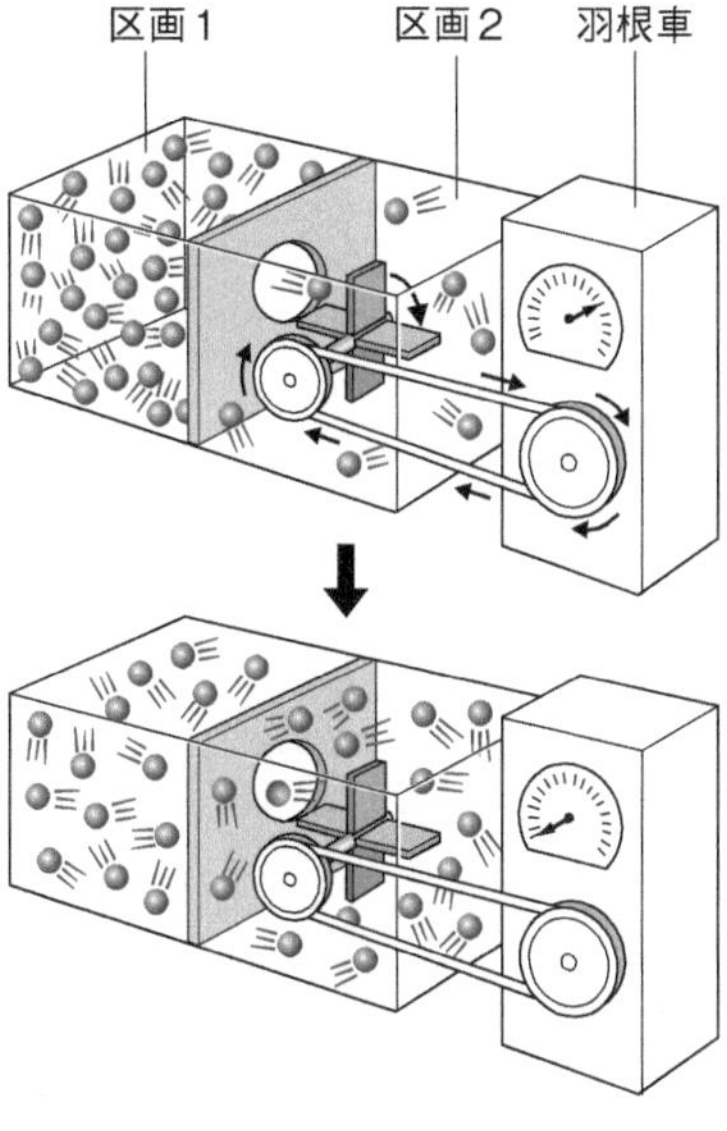

図５—27　プロトンの濃度差によって起こる拡散がエネルギーを生みだすしくみの模式図

この図を見て、第1章で説明した熱機関を連想された読者もあるだろう。人類のつくりだした熱機関は、水蒸気の圧力によってシリンダーのピストンを動かすために、大きな温度差が必要である。しかし生体では、温度差がほとんどない条件下で、アセチル基を燃焼させてATP生成のエネルギーを取り出さなければならない。このため大自然は、プロトンをまずミトコンドリア内膜の外のマトリックスに移動させて、内膜の両側でのプロトンの濃度差をつくりだし、ついでこの濃度差を利用してプロトンをF_0F_1複合体を通過させて再び内膜の内側に戻す、という複雑なしくみをつくりあげたのである。

ところで、ボイヤーらが想像したF_1部分の回転は、実際には確認されないまま時が過ぎていった。しかし、わが国の木下一彦らは1997年、ミトコンドリアから取り出したF_0F_1複合体のF_1部分に蛍光標識した筋肉のアクチンフィラメントをレバーとして結合させるという巧妙な方法により、適当な実験条件下で、F_1部分が実際に回転することを光学顕微鏡下に発見した。木下らのこの論文が発表されるやいなや、F_0F_1複合体の構造を長年研究してきた功績により米国のボイヤーらへの1997年度ノーベル化学賞受賞が決定した。ミッチェルが化学浸透圧説の提唱でノーベル化学賞を受賞してから19年が経過していた。

たまたま彼らの受賞のニュースが報道されたとき、木下氏は筆者が主催した国際シンポジウムに参加していた。「君はノーベル賞を逃したね」と声をかけると、彼は「えへへ」と笑っていた。

6 クエン酸回路におけるビタミンの役割

三大栄養素を補完する3つの反応

栄養学と生化学の進歩により、三大栄養素であるタンパク質（アミノ酸）、糖質、脂質が体内で生命の維持にはたす役割分担が明らかとなった。これらの栄養素は化学変化により、体内で互いにほかの栄養素に変換される。体内でよく起こるのは、以下の反応である。

（1）糖質→脂質・アミノ酸
（2）脂質→アミノ酸
（3）タンパク質→脂質・糖質

たとえば菜食生活をしている者は、タンパク質を摂取しなくても、反応（1）により生ずるアミノ酸から身体のタンパク質を合成することができる。肉食を禁じられていた江戸時代までの日本人も反応（1）を利用していたのであろう。また、極地に住むイヌイット系民族などは、おもに海獣の脂肪で生活しているので反応（2）が必要であろう。だが別の民族の者が彼らと生活をともにすると、食習慣に適応できないため反応（2）がよく起こらず、重篤な症状に陥ることがある。反応（3）は絶食をしたとき、身体のタンパク質をエネルギー源として動員する際に起こる。この反応でつくられる脂質・糖質が、エネルギー源としてクエン酸回路に投入される。このため身体を構成するタンパク質が減少するので、やせてゆく。

明治維新以前のわが国では、飛鳥時代の仏教伝来により獣肉を食べることを禁じられ、菜食生活を送ってきた。しかし、戦国時代の武士は握り飯、梅干し、漬物などの粗食に耐え、現代から見て驚くべきスタミナを発揮した。古代ヨーロッパのローマ人は、小麦などの穀類を主食とし肉食を好まなかった。しかしローマ軍の兵士の徒歩での行軍速度は肉を主食とするゲルマン民族などよりもはるかに速く、その優れたスタミナが大帝国建設の原動力となった。わが国の武士やローマ軍兵士のスタミナは、彼らの身体の代謝系が彼らの食習慣に適応し、（1）の反応が盛んで動物性タンパク質の不足を十分補っていたと考えられよう。

これを裏づける事実に、明治初期にわが国に西洋医学を伝えたベルツの経験があげられる。彼は滞日中、当時わが国で発明された人力車を引く車夫のスタミナに感心した。彼らは客を乗せて一日数十キロメートルを軽々と走破した。ところが、ベルツが試みに彼らに肉を食べさせてみたところ、たちまちスタミナを消失し、少し走っただけでばててしまった。つまり、彼らは動物性タンパク質を有効にエネルギー代謝に利用する（3）の反応をただちに発動させて肉食に適応す

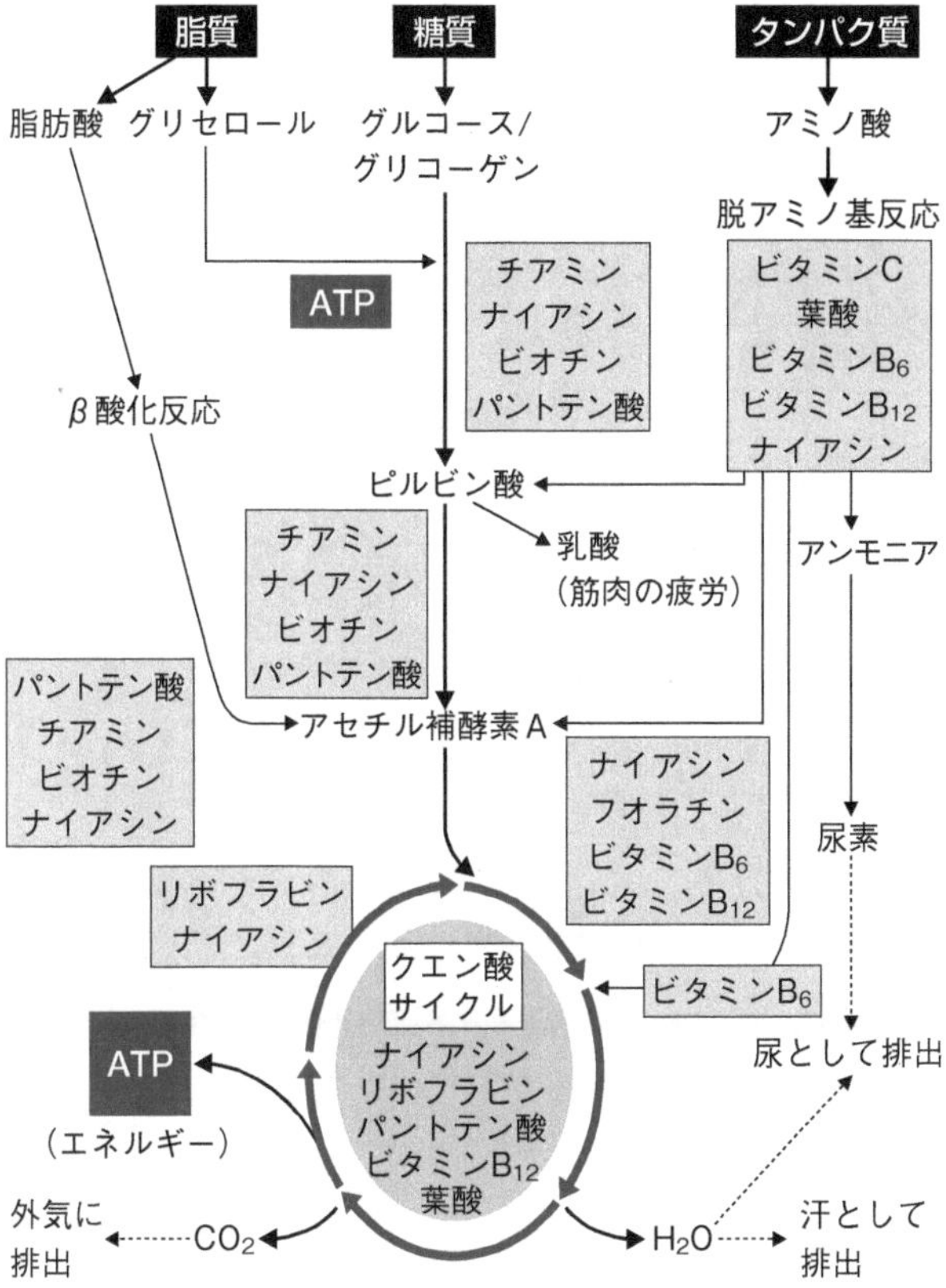

図５―28　三大栄養素がクエン酸回路に入る経路と、これに必要なビタミン類

ることができなかったのである。

三大栄養素のクエン酸回路への道筋

図5―28は、三大栄養素がクエン酸回路に投入される道筋を示す模式図である。この図を見ると、三大栄養素のなかでも糖質つまりグリコーゲンとその分解産物であるブドウ糖が、生体が最も好むエネルギー源であることがわかる。ブドウ糖がピルビン酸に変化する解糖系と、ピルビン酸がCO_2とH_2Oに分解されるクエン酸回路が、3つのエネルギー代謝経路の本流となっているからである。糖質以外の栄養素は、結局は解糖系あるいはクエン酸回路の中間段階の化合物に変化することで、糖質のエネルギー代謝反応に合流している。

タンパク質はまずアミノ酸に分解され、次いでアミノ酸分子中の窒素原子Nが脱アミノ基反応によってアンモニア（NH_3）となり、クレブスの発見したオルニチンサイクルで尿酸となって尿中に排出される。こうしてアミノ酸は、窒素を失ってできる炭素と水素からなる化合物となって、あるいはアセチル補酵素となって、クエン酸回路に投入される。

脂質のひとつである中性脂肪は、まずグリセロールと脂肪酸に分解される。グリセロールはエムデンが発見した、フルクトース1、6二リン酸が分裂する反応により、グリセロールアルデヒド三リン酸となって解糖系に入る。また、脂肪酸はすでに説明したように、補酵素Aによるβ酸化反応（図5—20）を経てアセチル補酵素Ａに分解され、クエン酸回路に投入される。

ビタミンはなぜ必要なのか

このような三大栄養素の代謝経路の随所において必要なのが、ビタミンなのである。ビタミンC、ビタミンB6、ビタミンＢ12、ナイアシン、サイアミン、ビオチン、パントテン酸、リボフラビン、葉酸などの水溶性ビタミン類は、補酵素としてさまざまな化学反応が起こるのを助けている。つまり水溶性ビタミン類が欠乏すると、身体のエネルギー代謝反応の円滑な進行が妨げられてしまうのだ。

これらのビタミン類は補酵素として反応に関与するので、それ自体は変化しない。しかし生体内の化合物はすべて周囲の水分子などのランダムな熱運動によって揺り動かされていて、徐々に分解されていくので、微量でも毎日の補充が必要である。ただし現代の先進国の人々の食生活では、いろいろな異なった種類の食品を摂取していればビタミン類は十分に補充されている。第3章で述べた深刻なビタミン欠乏症は、当時の劣悪な生活環境下で現れたものである。

現在では、わが国でわれわれが入手できる食品の多くに、さまざまな添加剤が加えられている。このうち栄養強化剤は、食品加工の際に失われるビタミン類を補い、食品の栄養的価値を高めるために使用される。厚生労働省が指定した栄養強化剤のリストには４００種類以上の化合物があがっていて、そのうちビタミンおよびその誘導体は、以下のとおりである。

ビタミンC（アスコルビン酸）7品目
ビタミンB1（サイアミン）5品目
ビタミンB2（リボフラビン）3品目
ビタミンE（トコフェロール）3品目
ビタミンA（レチノール）2品目
ニコチン酸（ナイアシン）2品目
パントテン酸2品目
葉酸2品目
ビタミンD（カルシフェロール）
ビオチン

主要なビタミン類のほとんどが食品に添加されていることがわかる。

さらにクエン酸回路の化合物もこの添加物のリストに加えられていて、クエン酸とその誘導体8品目のほか、コハク酸、フマル酸、リンゴ酸などがある。クエン酸回路がクレブスにより発見された当時は、わが国の伝統的食品である梅干しがクエン酸を含むことから、健康食品として喧伝された。

「人間不在の栄養学」

この章の最後に強調しておきたいのは、これまで説明してきたビタミン類に関する知見は、その大部分が実験動物から得られたということである。人間を実験対象とすることの困難さから、それはやむを得ないことである。

だが実験動物の代謝系は、動物種ごとに異なり、実験動物の選択が実験結果を大きく左右する。壊血病の研究にネズミは不適当だったため、かわりにモルモットを使用するまでその研究が停滞したことからそれはわかるだろう。考えてみれば、船舶の陰にひそんで食料をつまみ食いして生活している彼らが、船員なみに壊血病にかかっていたら即座に絶滅してしまう。彼らは体内でビタミンCを合成しているのである。

現代の栄養学は先人たちの血みどろの努力によってその基礎がつくられ、その上に多くの天才たちによって生体の代謝反応が明らかにされて成立したものである。しかし近年では、食品からのエネルギー摂取所要量、健康を維持するための運動所要量などのカロリー計算が、個々の人間の個性を無視して機械的におこなわれる傾向にあり、「人間不在の栄養学」などといわれることがあるのは、先人たちにとっても残念なことであろう。

栄養学の知識をドグマとしながらも、実際には、実験動物と人間の身体のしくみの間に横たわる大きなギャップを研究することが、将来の栄養学の発展に必要であるはずだ。

現在、この学問分野においては、研究対象が物質の分子レベルでなければ尊重されないという誤った考えがはびこっている。それは政府の研究費の支出のしかたに歴然と現れている。一見、高尚に思われて、実際には生きた個々の人間とはかけはなれた分子レベルの研究に巨額の助成金をつぎ込むよりは、ビタミン欠乏症の研究者たちがおこなったような、地域社会の人々の食習慣・生活習慣の追跡などの、地道な疫学的研究をもっと奨励すべきなのではないだろうか。

第6章

栄養学と社会とのつながり

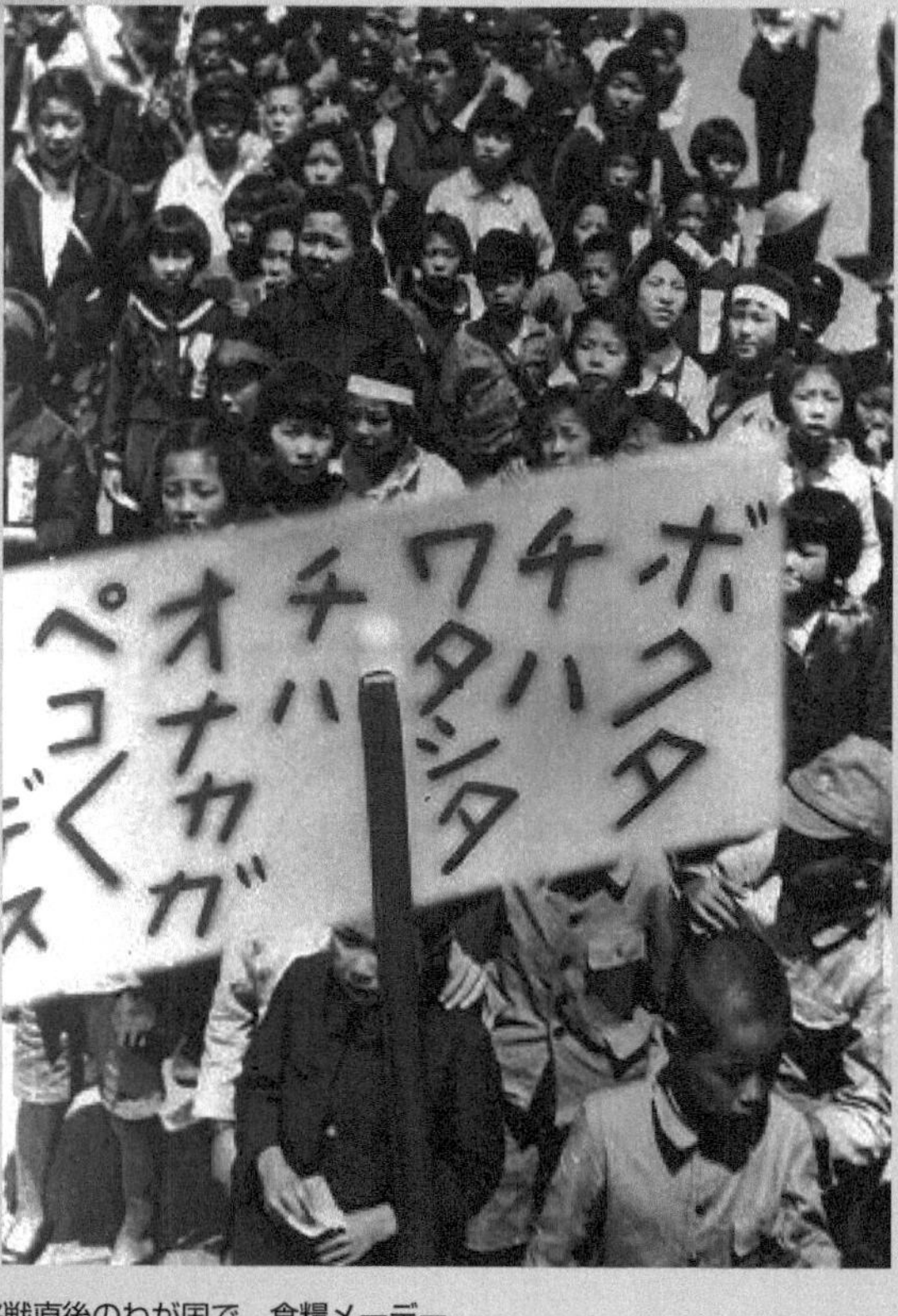

終戦直後のわが国で、食糧メーデーに空腹を訴える子どもたち

これまでの各章で、学問としての「栄養学」の成立、「病原菌のない難病」ビタミン欠乏症の研究に始まるビタミン類発見の歴史、生体でのエネルギー代謝解明の歴史を経て、生体内の化学反応におけるビタミン類の役割が明らかになるところまで書き進んできた。この栄養学の歴史には、多くの個性に富んだ天才たちが登場し、数々のドラマが繰り広げられた。

このようにして確立した学問としての栄養学の知見は、各国政府の行政にも反映され、栄養学と社会とのつながりが緊密になってゆく。

最終章となるこの章ではまず、栄養素のひとつに数えられるミネラル（微量金属）について、これが米国の「健康食品」となるまでの経緯を説明する。ミネラルは人間の精神状態にも影響をおよぼす。このことは、金属の微量分析法の発達により初めて明らかにされた。

またビタミン類、とくにビタミンCについて、その必要量には驚くべき個人差があることが見いだされた。この事実は、栄養学の知見を誰にでも一律に適用することができないことを示すもので、これによって、食物のほかに十分量のビタミンCを錠剤として摂取することが奨励された。ポーリングの「分子矯正医学」の提唱も、この線に沿ってなされた。

一方で、第二次世界大戦がわが国に与えた傷跡は大きかった。国民は飢餓に瀕し、また、わが国の栄養学は欧米に大きく遅れをとった。本章では、この遅れを取り戻し、さらに進歩させるためにはたした日野原重明、杉靖三郎（筆者の実父）らの努力についても、わが国の栄養学の歴史とともに記述する。

とくに大戦後の約6年間、わが国を実質的に支配した米国進駐軍の行政担当者と、わが国の厚生省や医師会などの間のやりとり、せめぎ合いは、当事者がほとんど物故したいま、忘れ去られようとしている。終戦直後の飢餓状態にあったわが国の人々、なかでも幼少の児童たちが、米軍からの援助物資によって救われたいきさつは、興味深いばかりでなく、われわれが忘れてはならない出来事である。さらに、現在では当たり前となっている「医薬分業」も、このときの米軍と日本医師会とのせめぎ合いの末に実現したのである。

1　健康食品とサプリメントの流行

米国で高まった「栄養剤」の機運

第二次世界大戦後、世界の栄養学をリードしたのは米国である。アイゼンハワー大統領が心臓発作で倒れたのをきっかけとして、心臓・血管病の元凶とされる肉を主とする食習慣に対して、米国民の間で反省の気運が高まり、動物性食品を減らし、砂糖の摂取を控えることが奨励されればじめた。

　ゲイロード・ハウザー（図6―1）はハリウッドの栄養士であった（生年は彼が秘匿していたので不明）。健康の回復と増進には「白パンに胚芽を」「砂糖を粗成糖蜜に」「乳酸菌と酵母を常食に」「野菜、果物を豊富に」と唱えた彼は、それらの食品を「ハウザー健康食品」として販売した。多くの啓蒙書を書き、とくに『若く見え、長生きするには』は世界的ベストセラーになった。わが国でも翻訳されたので、中高年の読者はハウザーの名を記憶されているかもしれない。わが国でも、小麦胚芽、青汁、乳酸菌と酵母菌の粉末などが「ハウザー食品」として売り出された。われわれがいま日常使用するジューサーやミキサーも、ハウザーが考案したものである。

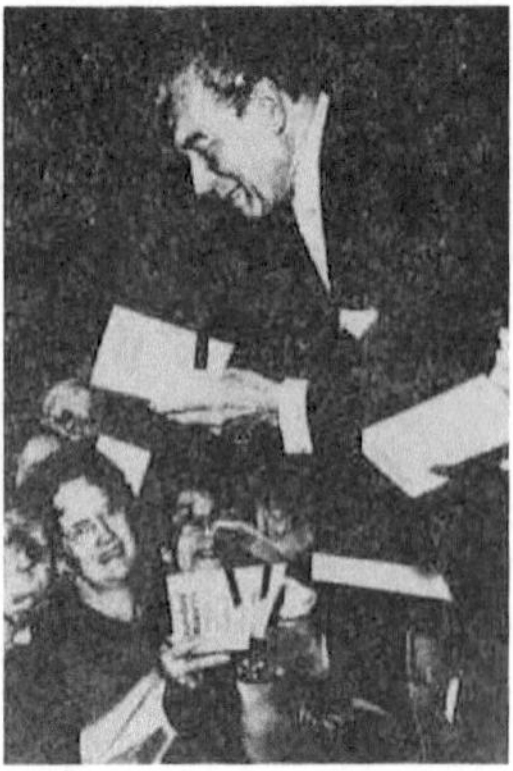

図6―1　世界に向けて「ハウザー健康食品」を販売したゲイロード・ハウザー

　しかし、こうした食品に頼るだけでは、必ずしも十分な健康は実現できないことが次第にわかってきた。われわれの身体には、いろいろな金属原子（ミネラル）が、酵素、補酵素、血色素ヘモグロビン、ホルモンなどの構成成分として含まれている。赤血球のヘモグロビン分子中の鉄(Fe)、甲状腺ホルモン中のヨード（I）などがその代表的な例である。これらのミネラルは、通常は食品から摂取することができるのだが、なかには遺伝的な理由から、通常よりはるかに大量のミネラルを必要とする人もいることがわかってきたのである。また、ハウザー食品には調理の段階で失われるビタミンやミネラルが多く、とくにハウザーが肥満防止のために推奨した脱脂粉乳は、その製造過程で、マンガンやセレニウムはほとんどすべて失われる。

こうして、人体に必要なビタミン、ミネラルを含む錠剤（サプリメント）を食品の一つとして加えるべきだ、との意見が勢いを増していった。

さらに、カナダのハンス・セリエが提唱した「ストレス学説」も、戦後の栄養学に影響を与えた。ストレスを加えられた生体は、副腎皮質ホルモンを放出して、ストレスに耐えるため栄養素を動員する。したがって、栄養素を余分に摂取する必要があることが強調された。

「食品」か「医薬品」か

米国ではこのような事態を背景に、政府の食品・医薬品局（Food and Drug Administration、略称FDA）が、ビタミンとミネラルの「一日当たりの奨励摂取量」リストを作成した。さらに、このリストの値よりもはるかに多い一日当たり推奨保健量が、民間の栄養療法学者から提案されている。

わが国でも米国にならって、厚生労働省が作成した一日当たり所要量が公布されている。そのビタミン類についてのリストが表6—1である。

項目	日本の所要量	アメリカの1日奨励摂取量	アメリカの栄養療法がすすめる保健量
カルシウム	700mg	800mg	1,000～ 2,000mg
マグネシウム	—	350mg	400～ 800mg
リン	—	800mg	1,000～ 2,000mg
ビタミンA	1,800 i.u.	5,000 i.u.	10,000～35,000 i.u.
ビタミンD	150 i.u.	400 i.u.	100～ 400 i.u.
ビタミンE		15 i.u.	100～ 500 i.u.
ビタミンB_1	0.8mg	1.5mg	5～ 20mg
ビタミンB_2	1.1mg	1.7mg	5～ 20mg
ナイアシン（ビタミンB_3）	13mg	14.1mg	30～ 100mg
ビタミンB_6	—	2.2mg	10～ 30mg
パントテン酸	—	(4～7) mg	20～ 100mg
葉酸	—	0.4mg	0.4～ 1.0mg
ビタミンB_{12}	—	0.003mg	0.01～ 0.1mg
ビオチン	—	(100～200) mg	100～ 500mg
コリン	—	—	200～ 1,000mg
イノシトール	—	—	500～ 2,000mg
ビタミンC	50mg	60mg	500～ 3,000mg
ナトリウム	—	(1,100～3,300) mg	500～ 3,000mg
カリウム	—	(1,875～5,625) mg	2,500～ 5,500mg
鉄	11.0mg	10mg	10～ 25mg
銅	—	(2.0～3) mg	2～ 5mg
マンガン	—	(2.5～5) mg	5～ 15mg
亜鉛	—	15mg	15～ 30mg
クロム	—	(0.05～0.2) mg	0.1～ 0.3mg
セレン	—	(0.05～0.2) mg	0.2～ 0.3mg
ヨウ素	—	0.15mg	0.15～ 0.5mg
ニッケル	—	(0.15～0.5) mg	0.15～ 0.3mg
モリブデン	—	—	0.15～ 0.5mg
バナジウム	—	(0.15～0.5) mg	0.1～ 0.3mg

表6－1　わが国と米国のビタミン類摂取の奨励量（米国では「保健量」の概念が浸透している）

米国の栄養食品業界は、栄養素の錠剤が「食品」であることを主張して、「医薬品」と見なそうとするＦＤＡとの間で訴訟が争われた。

その結果、彼らはまず、錠剤が食品と見なしうることを最高裁判所に認めさせた。さらに、錠剤に含まれるビタミンＡの量が過剰であった場合に障害を引き起こすか否かについてもＦＤＡと争い、これにも勝訴した。これらの事実は、栄養の研究とその成果にもとづく栄養食品の製造・販売が、民間会社の手に移ったことを意味する。

こうして米国では、健康食品を扱う店舗が１９７０年代から１９８０年代にかけてどんどん増えてゆき、店舗数は１万軒を超えた。わが国で起こった健康食品ブームも、この傾向に追従したものである。

クエン酸をめぐる日本の裁判

わが国には厳格な「薬事法」があり、１９７５年、ある健康食品会社の社長がこの法律違反で告訴された。彼はクエン酸回路のクエン酸そのものを主成分とした錠剤「つかれず」を、高血圧や糖尿病の特効薬とうたい、その効用を説明した文書を錠剤に添付して販売したが、この行為が法律違反とされたのである。訴訟は最高裁判所まで持ち越され、結局は有罪とされたが、判事の意見は２つに分かれ、きわどい多数決で判決が決定した。無罪を主張した意見は、要約すると次のようなものであった。

「被告はこの錠剤がクエン酸であることを明記しており、クエン酸は大量に摂取しても人体に害はなく、また、その効用を酢の一般的な効果として記してあるにすぎない。これを薬事法の対象となる医薬品と見なし、薬事法違反とするのは、法律の適用を誤ったものである」

この訴訟での判決はその後、厚生省（現在の厚生労働省）によって絶好の「判例」として利用されることになった。厚生省は健康食品を目の敵にして厳しく取り締まる方針を続けた。厚生省薬事審議会のメンバーの多くは大学医学部の教授であり、この方針には彼らの、健康食品を敵視する感情が反映されていたのであろう。

ところが１９８４年、農林水産省から、健康食品はそのほとんどが農水産物であり、国民の栄養に対する関心と知識も向上したいま、健康食品は規制すべきものではなく、むしろ育成すべきものであるとの意見が出された。すると、厚生省はにわかにこれまでの方針を撤回して、農水省の意見に同調し、健康食品を育成する方針に切り替え、現在に至っている。なおこの翌年、厚生省の主導により、大手の健康食品会社からの寄付で日本健康食品協会（現在の日本健康・栄養食品協会）が設立された。

2 「保健量」と「毛髪分析」という新たな視点

ポーリングの途方もない提唱

米国の物理化学者ライナス・ポーリング（図6―2）は、ノーベル化学賞とノーベル平和賞をともに受けたことで有名である。彼は1967年、66歳のときに、「分子矯正医学」（あるいは「分子濃度調整論」）を提唱した。

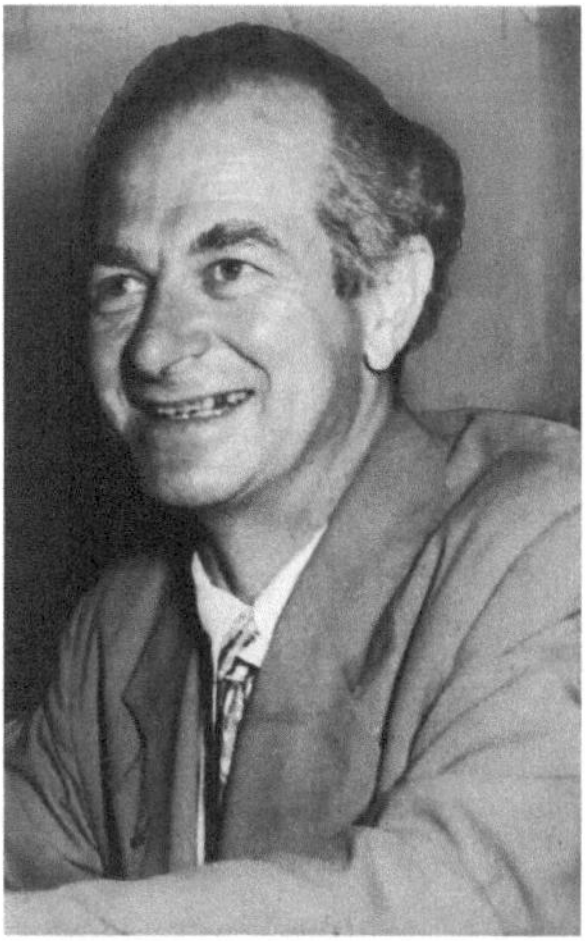
図6―2　「分子矯正医学」を提唱したライナス・ポーリング

彼の考えは、ビタミンCを健康増進に役立つ「万能薬」と見なすことから出発する。太古の人類は広い原野でビタミンCを大量に含む食物を摂っていたので、このような食生活が大自然の摂理に適うとの確信から、一日当たり数グラムもの大量のビタミンCの摂取が、あらゆる病気から人類を守るというのが彼の主張であった。

公的に定められたビタミンCの一日当たりの所要量は、米国でもわが国でも50～60ミリグラムである。ポーリングの提唱する「数グラム」という量が、いかに途方もないものかがわかる。もちろん栄養学者たちは、この考えを根拠がないと否定した。ところが、マスコミは無批判にこれを受け入れた。ポーリングはさらに彼の主張をエスカレートさせ、末期ガン患者に一日10グラムのビタミンCを与え、著しい延命効果があったと報告した。やがてポーリング夫人はガンにかかったが、彼はひたすら夫人にビタミンCを与えつづけ、医師の治療を受けさせなかった。夫人はまもなく死亡した。

ポーリングはまた、体内の化合物分子の分布の乱れが病気の原因であると考え、体内局部における物質分子の欠乏を矯正することこそが、病気を治癒すると主張した。これが彼の「分子矯正医学」である。

「保健量」という概念

このポーリングの考えが正しいか否かを判定するには、実際に体内の物質分子の分布が測定されなければならない。米国ではちょうどポーリングの提唱と同時期に、血液中のビタミン濃度測定や、毛髪の化学分析によるビタミン・ミネラル量の測定技術が進歩し、いくつかの意外な事実がわかってきた。とくに体内でストレス反応が起こると、ビタミンB、ビタミンC、ビタミンEや種々のミネラルが激しく減少することが明らかとなり、これまで安易に考えられ、決定されてきたビタミンやミネラルの所要量よりもはるかに大量の、ストレスや病気に備える「保健量」ともいうべきものを考慮しなければならないことが判明したのである。

このようにしてポーリングの「分子矯正医学」は、いきすぎた点はあるにせよ、教条的、ドグマ的になりつつあった栄養学の知識を根底から変えるきっかけとなった。もはや栄養学は、人間の身体条件を個人別に考慮しなければならなくなったのである。

わが国でポーリングの分子矯正医学に賛同した津田塾大学の三石巌は「ビタミン、ミネラルの所要量には1対100以上の個人差があり、代謝異常があるとこの差はもっと大きくなる。ビタミン、ミネラルの大量投与によって治療できる病気は数多くある」と述べた。だがわが国では、まだこの考え方は公式には採用されていない。

たとえば222ページの表6―1に示すようにビタミンCは、わが国で厚生労働省が定めた所要量は50㎎（一日あたりの量、以下同じ）である。これは、この量以下では壊血病が起こることを意味する。しかし、50～500㎎を摂取していても、壊血病の症状は出ないが「潜在的な壊血病」の状態となり、免疫機能が衰えて病気になりやすく、ストレスに対する抵抗力が低くなる（表6―2）。したがって米国では、健康を維持し病気を予防するための保健量として500㎎～3g

表6—2　ビタミン摂取の保健量

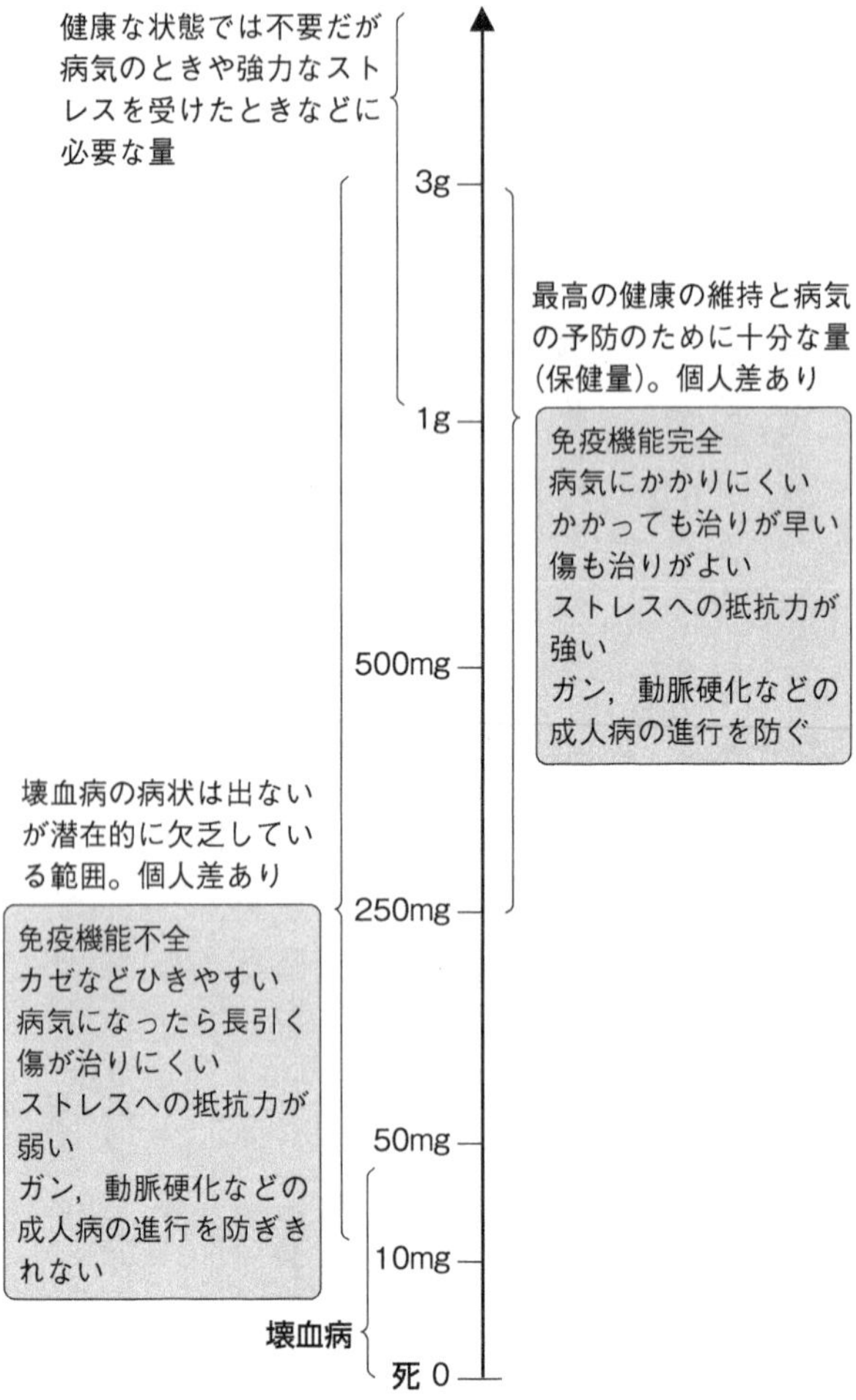
健康な状態では不要だが病気のときや強力なストレスを受けたときなどに必要な量
3g
最高の健康の維持と病気の予防のために十分な量(保健量)。個人差あり
1g
免疫機能完全
病気にかかりにくい
かかっても治りが早い
傷も治りがよい
ストレスへの抵抗力が強い
ガン，動脈硬化などの成人病の進行を防ぐ
500mg
壊血病の病状は出ないが潜在的に欠乏している範囲。個人差あり
250mg
免疫機能不全
カゼなどひきやすい
病気になったら長引く
傷が治りにくい
ストレスへの抵抗力が弱い
ガン，動脈硬化などの成人病の進行を防ぎきれない
50mg
10mg
壊血病
死 0

が推奨されている。このように大きな幅があるのは、ビタミンCを摂取して利用する能力に大きな個人差があることが判明したからである。この個人差は遺伝的なものと考えられる。

ただし、DNAの遺伝情報がただちにこうした「個人差」という現象に結びつくとはかぎらない。筆者は先般、爆発事故の起こったソ連（現在のウクライナ）のチェルノブイリ原子力発電所周辺の、いまだ立ち入り禁止となっている区域を生物学者が調査した結果を伝えるテレビ番組を見た。驚くべきことに、この区域では植物は青々と繁茂し、動物は小さなネズミから大きなオオカミ、シカ、クマにいたるまでみな元気に活動していて、放射線障害の兆候はまったく認められなかった。ラットの体の組織を調べたところ、予想通り高濃度の放射性元素が含まれていたにもかかわらず、ラットはいたって元気であった。立ち入り禁止区域の食物連鎖は、現在では理想的な状態を維持しているようであった。この番組に登場した解説者は、放射線によりDNAが損傷して奇形が生じるという遺伝現象と、動物が放射線を浴びながら成長する間に後天的に獲得する、放射線に対する抵抗力の増大とがせめぎ合い、結局この区域の場合は、動物の適応力がDNA損傷の影響に打ち勝ったのであろうとしめくくった。生物の環境に対する適応力はわれわれが考えるより、はるかにしぶといのである。広島と長崎に原爆が投下されたとき、ここには今後10年から20年の間、人々は住めないだろうと新聞や雑誌は書き立てたが、この予測がはずれたことはいうまでもない。

毛髪分析でわかったミネラルの重要性

近年、急速に進歩をとげ、栄養学に新たな視点をもたらしたものに、毛髪の微量元素分析法がある。

それは、わずか1グラムの毛髪から各種のミネラルの含量を測定することによって、生体の状態をさまざまに推測する方法である。この方法でナポレオンの遺髪を分析した結果、大量のヒ素が検出され、彼が毒殺されたという説が裏づけられた。また、暴力事件を繰り返す人々の毛髪からは高濃度の鉛が検出され、研究の結果、鉛は神経系に障害を与え、脳の自制心を損なうことがわかった。さらに鉛の体内への蓄積は、一見すれば健康な児童に学習力の低下、行動の異常を起こすことが明らかとなり、これらの児童の症状はミネラルを与えることによって消失した。

さらに、毛髪分析により、それまでの栄養学が無視してきた微量金属、亜鉛、マンガン、クロム、セレンなどのミネラルの生体内での重要なはたらきが発見された。とくにセレンは心臓病を予防するはたらきがあることが、ユーゴスラビア地方の人々の調査によってわかった。この地域ではセレン摂取量が米国人の2倍もあり、心臓病による死亡率が米国の3分の1であった。

また、糖尿病についても、その発症に先行して、毛髪中の亜鉛、マンガン、クロムが欠乏することが見いだされている。

これらの結果は、個々人への栄養指導は、毛髪の元素分析をもとに個別におこなわれる必要があることを示唆している。

3 「日本栄養学の祖」佐伯矩

ようやく決着した「脚気問題」

わが国では栄養学の成立期に、海軍の高木兼寛の麦食による脚気の予防と治療の成功、鈴木梅太郎のビタミンB複合体、オリザニンの結晶化など、当時の栄養学の進歩に大きな貢献を果たした先人がいた。では栄養学が欧米諸国で学問として確立しつつあるとき、わが国の栄養学はどんな経過をたどったのであろうか。

高木により麦食の著しい効果が明らかにされたにもかかわらず、わが国では依然として「脚気細菌説」や「脚気中毒説」を信じる者が多かった。麦食を頑強に拒んでおびただしい陸軍兵士を脚気で死亡させた森林太郎（鷗外）は、依然として「脚気減少は、果たして麦を以て米に代えたるに因するか」と疑問を呈しつづけた。また、ドイツで医学を学び、東京大学教授となった大沢腱二も「麦飯は米飯より消化・吸収が悪く、タンパク質源として劣る」と述べて麦食に反対した。当時はまだ、ビタミンBは発見されていなかった。

しかし欧米諸国では、高木の麦食による海軍の脚気の消滅の業績は高く評価されていた。高木は欧米諸国の招きに応じて多くの都市で講演をおこない、世界で最初に脚気治療法を発見した偉人との賞賛を受け、コロンビア大学などから名誉学位を授与された。欧米の栄養学史において は、彼はその名をとどめたのである。しかし、ついにわが国ではその功績を認められることがないまま、高木は1920年にこの世を去った。

1920年代に入ると、すでに欧米ではビタミンBが発見され、これが脚気に効くという噂がわが国にも伝わってきた。慶応大学教授の大森憲太は脚気患者にさっそくビタミンBの投与を試み、著しい治療効果があることがわかった。これによってようやく、脚気がビタミンB欠乏症であることが広く認められていった。1922年に森林太郎が死去すると、これまで彼の細菌説に与してきた学者たちは一様に沈黙し、わが国における脚気問題はやっとけりがついた。高木や鈴木らのすぐれた先駆者がいたにもかかわらず、わが国の学者たちは欧米からの知識が伝えられて初めて、これに追従したのである。

「栄養」の造語者

しかし、欧米追従を事としたわが国にはまた一人、偉大な才能が出現する。日本の栄養学の基礎を築いた、佐伯矩（図６—３）である。

佐伯は１８７６年、愛媛県の医師の子として生まれた。京都大学で医学を学んだのち、北里柴三郎が主宰する伝染病研究所に入り、ダイコン中の消化酵素を発見した。その後、カキを原料としてわが国最初の健康食品「グリコナール」を製造し、製造工場を建設してこれを販売した。１９０５年、米国エール大学に留学した佐伯は、ついで米国農商務省の技師となった。当時の米国では、タカジアスターゼやアドレナリンの発見者として高名な高峰譲吉が活躍していた。高峰は佐伯に、彼がわが国に設立を計画している科学研究所の所長になるよう依頼したが、佐伯は「私の念願は、栄養学を生化学から独立させて栄養学研究所をつくることです」と言ってこの申し出を断った。

「生化学は純粋な学問であり、大学で研究がおこなわれるべきだ。しかし栄養学は、研究だけでなく、一般の人々の健康増進のための『実践の学問』、言い換えれば『社会性のある学問』でなければならない」——これが佐伯の信念であった。当時、世界的に見ても、このような信念を持ち、さらにその実現のために活動した栄養学者は彼ひとりしかいなかったのである。

佐伯は米国から帰国すると、まず私費で栄養研究所を開いた。そして朝鮮人参などを原料にして健康飲料「ビータ」を販売するとともに、米の精白・調理と消化吸収との関係などを研究した。また、1918年には、わが国がそれまで用いていた「営養」の文字を「栄養」に改めるように文部省に建言し、これが容れられた。つまり「栄養」とは、佐伯の造語なのである。

国立栄養研究所の設立

翌1919年、彼は「国立栄養研究所」の設立を当時の内務省に建議した。この建議書面は、栄養学と社会のあるべきかかわりをよく表現しているので、以下にこれを要約する。

（1）個人の生活を保障するのは栄養である。
（2）生活費のうち食費の占める比率は、収入の少ない者ほど大である。
（3）衣食住のうち食の改善は比較的容易である。
（4）労働問題（賃金、労働時間、休養など）に対する対策も、栄養状態の改善が前提である。思想問題についても同様である。
（5）近年の乳幼児の死亡率増大、結核の蔓延などは、不適当な栄養状態に原因がある。
（6）政府は食料政策を確立し、食品の栄養価値を高め、国民の標準食を制定するべきである。
（7）わが国民の体を強健にし、作業能率を増進するには、栄養問題の解決が必要である。とくに発育期の栄養問題は十分な研究が必要である。欧米先進国ではすでにこれらの問題解決のための施設が設けられている。

当時の原敬内閣は、このすぐれた建言をとりいれた。１９２０年、佐伯の念願であった国立栄養研究所が設立され、彼は初代所長に任命された。

この研究所が実際に社会活動をする場面は、１９２３年の関東大震災の際に訪れた。避難民のための炊き出しを数ヵ所でおこない、フランスからの援助物資で得た天幕を利用して病院を開設した。東京市（当時）は被災者対策として、小学校児童のために給食を実施することにしたが、その献立は佐伯が作成した。また、給食業務にあたる実務者は、日本女子大学と女子高等師範学校出身者が国立栄養研究所で講習を受けたのち、各小学校に配属された。この結果、被災児童の栄養状態は著しく改善された。国立栄養研究所は立派にその責務を果たしたのである。なお、学校給食はその後の１９３１〜１９３２年に経済不況のため欠食児童が増加したとき、当時の文部大臣鳩山一郎が政府として初めて施策にとりあげ、一部の地域で実施されたが、第二次世界大戦に入ると中断されてしまった。

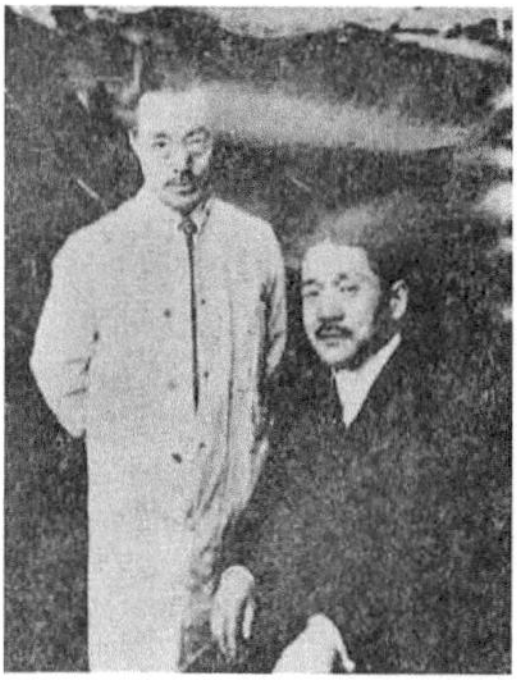
図6—3 「栄養」という言葉をつくり「社会性のある栄養学」を主張した佐伯矩（右）と友人の野口英世（左）

研究面でも、国立栄養研究所はめざましい成果をあげた。とくにわが国の主食である米の食べ方について佐伯は最も熱心に取り組み、嗜好的な面（うまいかまずいか）と栄養的な面とに折り合いをつけた「七分搗《つ》き米」を推奨した。１９３７年に日中戦争が勃発したあと、七分搗き米は法定標準米となり、白米は禁止された。

こうした佐伯の活動に、欧米諸国も注目した。当時、実践の学問としての栄養学は諸外国ではまだ確立していなかった。彼は国際連盟保健部の希望にこたえて、パリなど欧米各地で「実学」としての国立栄養研究所の活動について講演し、人々に大きな感銘と影響を与えた。

残念なことに、第二次世界大戦勃発後の佐伯はすでに老境に入っていて、特筆すべき活動は残していない。彼のような識見、先見性と実行力を兼ね備えた人物は、もはやわが国には出現しないのであろうか。なお国立栄養研究所は現在では「国立健康・栄養研究所」と名称を変え、２００１年に独立行政法人となって現在も存続している。

4 サムス大佐が実現した学校給食

第二次世界大戦の末期、わが国の食料事情は最悪であった。都会の生活者はほとんどが飢餓に瀕した。農村では、米などの農産物の政府への供出割り当てを守らない、いわゆる「闇米業者」への横流しが横行していた。このため都会の人々は、政府からの配給米では生命を維持できず、高価な闇米を購入するか、あるいは農家から直接米を入手しなければならなかった。ある検事が法律を遵守して配給米だけで生活したところ、栄養失調で餓死したことが新聞で報じられた。当時、学童であった筆者の思い出も、いつも空腹だったことである。国鉄の駅舎にはおびただしい戦災孤児たちが通行者の靴磨きをして暮らしていた。ただし彼らの表情は、悲惨な境遇にもかかわらず明るかった（図6―4）。当時のわが国の人々は、老若を問わず、現在ではほとんど消滅してしまった強靱な精神の持ち主だったのである。

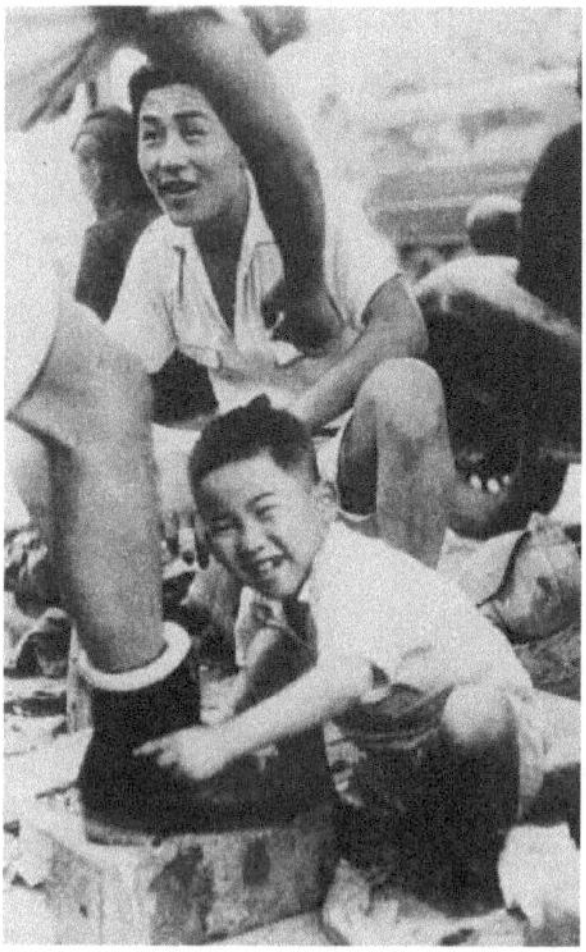

図6―4　靴磨きをして飢えをしのいだ戦災孤児たち

ここでは、当時わが国を事実上支配していた米国駐留軍の好意により、都会で飢えていた学童に対し給食が実施されるまでのいきさつを記述しよう。もはや語られることも少なくなった話だが、この経過には、米軍の担当官とわが国の官僚との見識の違いが鮮明に表れていて、現在のわれわれから見ても実に興味深い。

フーバー元大統領と「ララ物資」

乳幼児や児童が劣悪な栄養状態におかれると、成長後の身体・精神の両面に悪影響を及ぼすことは、現代ではほとんど常識である。しかし、戦時中のわが国の為政者や官僚がこのような認識のもとに、この問題に配慮し、対策をとることはまったくなかった。彼らの関心事はもっぱら、戦場や軍需工場にただちに動員しうる青壮年の栄養状態のみであった。より端的にいえば、劣悪な栄養状態に耐えられる強い子どもだけが成長してくれればよく、虚弱な子どもが悪条件に耐えられず淘汰されるのはやむをえないという考え方であった。当面の戦いの役に立たない者の健康は二の次だったのである。

当時の東條英機首相の談話にも、この考えが見てとれる。乳幼児の栄養状態を改善してほしいとの訴えを聞いた東條は「われわれはわが国一億の国民の食生活ばかりでなく、大東亜共栄圏の人民のためにも戦っているのだ」と叱咤し、彼の意をうけた当時の農林省は、乳幼児のためのミルクの特別支給を拒んだ。

終戦直後のわが国にも、こうした子どもの栄養状態を軽視する傾向は色濃く残っていた。爆撃を避けて農村に疎開していた学童は続々と都会の親許に帰ったが、彼らの食料事情は疎開先での暮らしよりも悪化し、餓死者さえ出るという惨状であった。

ところで当時、わが国に進駐した米軍は、占領行政の実績をドイツ進駐の米軍と競っていた。しかしドイツでは、第一次世界大戦の経験から、飢餓に備えて戦争中から非常食を食べる習慣を国民が身につけていたため、戦後も餓死者は出さなかった。一方、わが国では、栄養失調により餓死者が出たことが過剰に報道されていた。日本進駐米軍にとってそれは、彼らの上官マッカーサー元帥（図6—5）の失政を意味していた。

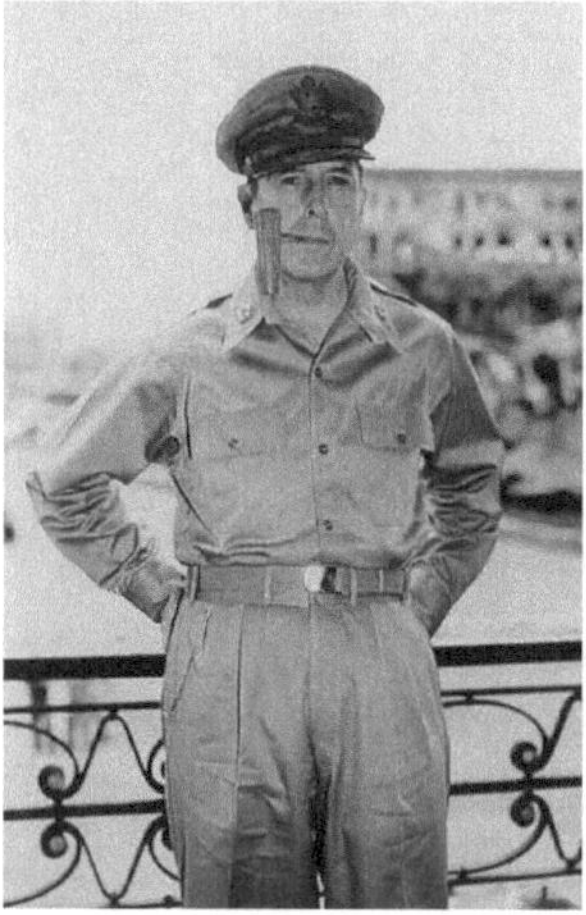

図6—5　日本進駐米軍の最高司令官ダグラス・マッカーサー

折しも1946年初頭、終戦後のわが国を視察するため元米国大統領フーバー（図6—6）が国連代表として来日した。彼にはマッカーサーを将来の米国大統領にしたいという意向があった。そこでマッカーサーに、占領行政の実績をあげるべく、食料を緊急輸入するよう強く要望した。さらに、日本の悲惨な状況を世界に知らしめ、救援物資を募るよう提言した。この結果、アジア救援公認団体（Licensed Agencies for Relief in Asia、略称LARA＝ララ）から莫大な物資がわが国に送られた。その約20％は在外邦人からの援助であった。この救援は1946年から1952年まで続けられ、そのうち食料は約1万7000

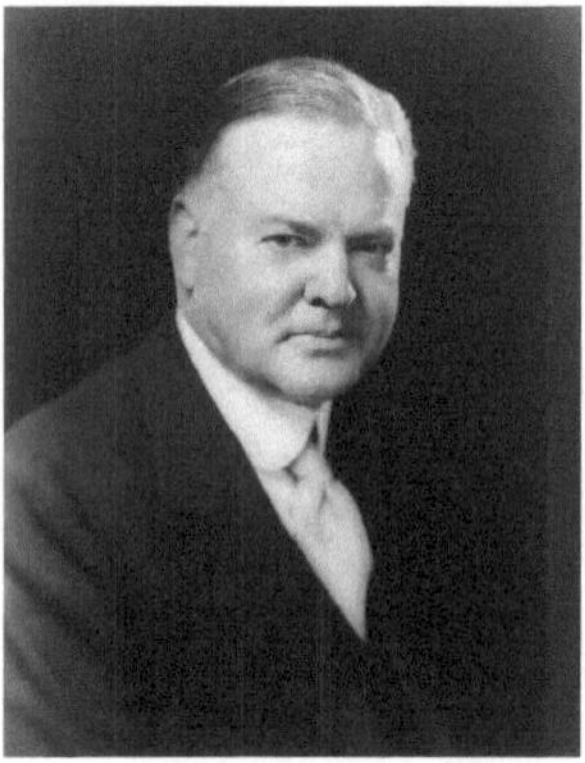

図6―6　終戦直後の日本の食料事情を案じた元米国大統領ハーバート・フーバー

トンに達した。内容は全乳、脱脂粉乳、砂糖、ベビーフード、乾燥植物、大豆、肉、乾燥卵、缶詰、小麦粉など、栄養的にすぐれたものばかりであった。進駐米軍は厚生省に対し、これらの物資の分配を警察の警戒のもとに公平、適切におこなうよう通達し、戦災者、戦災孤児、夫が戦死した妻、外地からの引き揚げ者などのほか、定時制高校生、大学食堂にも分配された。筆者を含め、当時学童であったわが国の70歳以上の人々は、ララ物資で飢えから解放された記憶を持っているのである。

学校給食をめぐる官僚とのせめぎあい

フーバーのわが国への飢餓対策は、これにとどまらなかった。彼はこう主張した。

「将来の国を担う飢えた子どもたちに食べ物を与える学校給食は、人道的支援の目的に最もかなったものである」

この号令のもと、わが国で学校給食を実現するための施策が進駐米軍によって開始された。その担当行政官となったのが、クロフォード・サムス大佐（図6―7）であった。

サムスは1902年に生まれ、働いて学資を稼ぎながら、カリフォルニア大学に入学した。卒業後は医師となり、軍医大佐としてマッカーサー元帥に従って、終戦後の東京にやってきたのである。

当時のわが国には、育ち盛りの小学生だけでも1300万人いた。ところが、サムスが学校給食の実施をわが国の各省庁に打診したところ、彼らの反応は冷淡きわまるものであった。農林省の回答は「成人の食料さえ不足しているのに、子どものために食料を調達することなどできない」というものだった。文部省（現在の文部科学省）の反応は、「給食のために新たに職員を雇う余裕などない」であり、大蔵省（現在の財務省）は「そのような予算はないので不可能」と答えた。

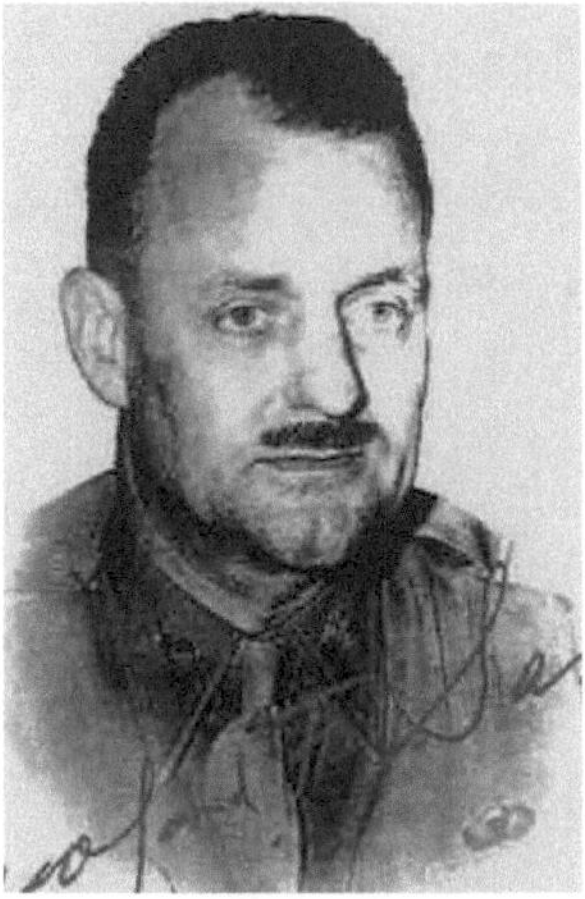

図6―7　日本の子どもを飢餓から救ったクロフォード・サムス大佐

そこでサムスは提案した。

「とりあえず米軍の食料を給食のために供与しよう。日本政府はあとで返してくれればよい」

日本政府の官僚たちは2週間協議すると答

えて、返事を先送りした。ところが、2週間後の彼らの返答は「米軍の食料を借りても、将来返せる見込みがない。だから学校給食は不可能である」であった。おそらく官僚たちは給食などという面倒な業務を抱え込むのを嫌い、のらりくらりとかわしていれば、そのうち米軍もあきらめると甘く見ていたのであろう。しかし、サムスはこの返答に対し顔色を変えた。日本の官僚たちは彼の怒りをおそれ、沈黙した。

しばらくして、サムスは最後の提案をした。

「米軍が日本に進駐したときに差し押さえた日本軍物資のなかに、約5000トンの缶詰がある。これを放出しよう。しかし、これだけではとても足りないので、善意で寄せられたララ物資の一部を、学校給食に回すようにとりはからってほしい」

しかし、サムスはもはやわが国の官僚たちには期待せず、みずからララ物資分配の責任者ローズ女史とマキャロップ神父を訪ね、彼の希望を述べた。これに対しローズ女史は、ララ物資から学校給食に必要な量を分配することを快く確約した。

その後も、わが国の官僚たちは諸経費の捻出が困難であるなどの理由をつけて煮え切らない態度をとりつづけたが、サムスの尽力により、ついに1946年、学校給食は開始された。

同年12月、サムスが文部大臣田中耕太郎らとともに東京の永田町小学校を訪ね、学校給食の現場に立ち会ったときの写真が残っている（図6—8）。当時は教室に暖房などなく、身を切られ

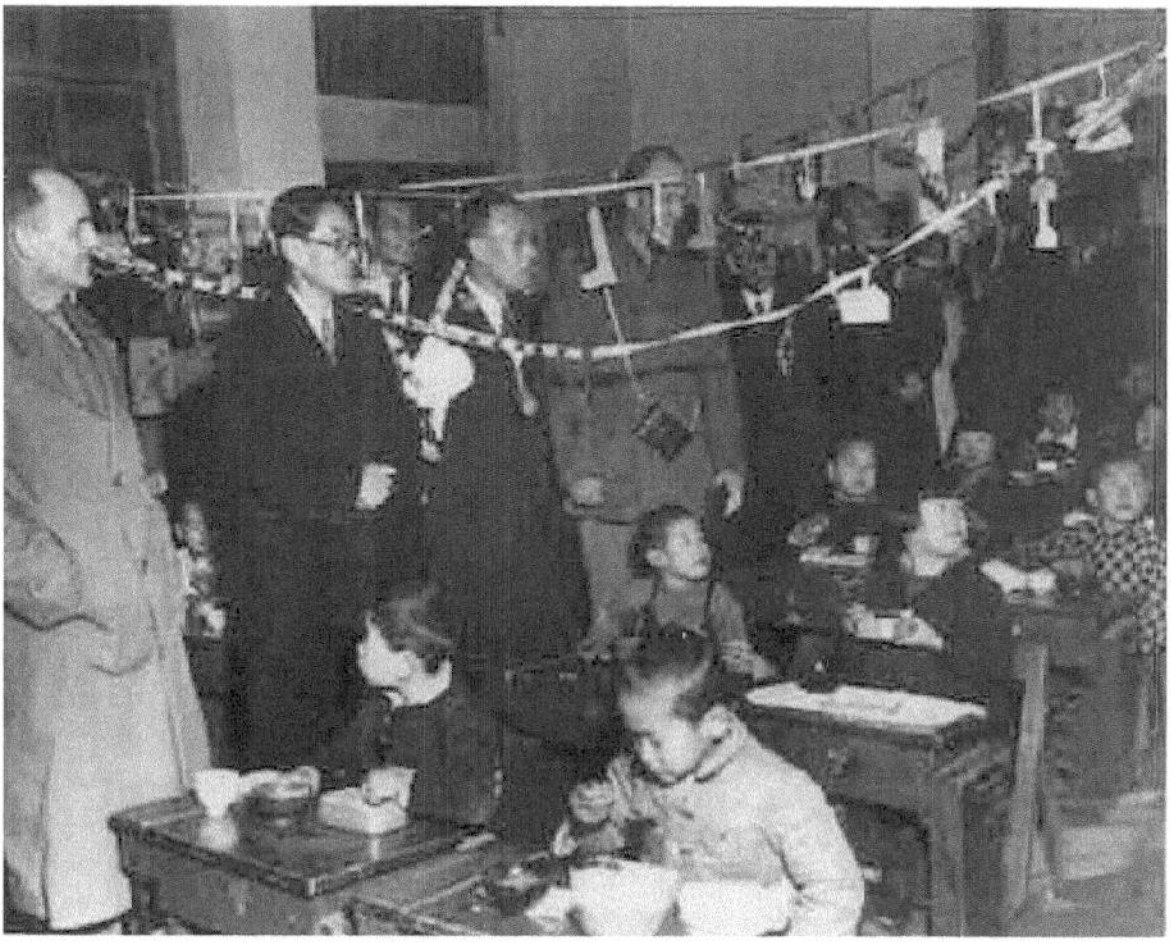

図6―8　永田町小学校での初の学校給食を視察するサムス（左端）と田中耕太郎文部大臣（サムスの隣）

るような寒さであった。サムスは外套のポケットに両手を入れているが、子どもたちは厚着をしなくても平気であった。当時の子どもたちはみな、寒さに慣れていた。当時学童であった筆者も、腹はいつも減っていた記憶はあるが、寒かった記憶はまったくない。

サムスの卓見

学校給食は短期間のうちに、めざましい効果をあげた。やせ細っていた子どもたちは、みるみる元気になっていった。図6―9に、その変化は歴然と表れている。

このサムスによる学校給食創設の話には、興味深い後日譚がある。

開始当初より子どもの給食費の一部は、親の負担になっていた。ところが、あれほど給食をしぶっていたわが国の官僚たちが、給食費は政府が支出し、親からの費用徴収を打ち切ることを提案してきた。だが、サムスはこれに猛反対したのである。その理由はこうだった。

「日本の子どもたちに無料の昼食を与えれば、彼らの親たちは次に、朝食も夕食も政府が支給することを期待するだろう。そしてやがては衣食住のすべてを政府に求めるようになるだろう。現に米国では、これと似た政策がとられた結果、すべてを政府に求めようとする世代が育ちつつある。英国などは手厚い政策のために、労働者は働かず、政府に要求ばかりする国になってしまった」

これはまさに卓見であった。事実、英国はいわゆる「英国病」に陥り、その矯正には「鉄の女」サッチャー首相の登場を必要とした。顧みてわが国は、結果的に見れば未曾有の経済大国として発展をとげた。これを支えたのは、サムスが実現した学校給食によって、健康を回復した子どもたちであった。われわれは彼のことを忘れてはならない。

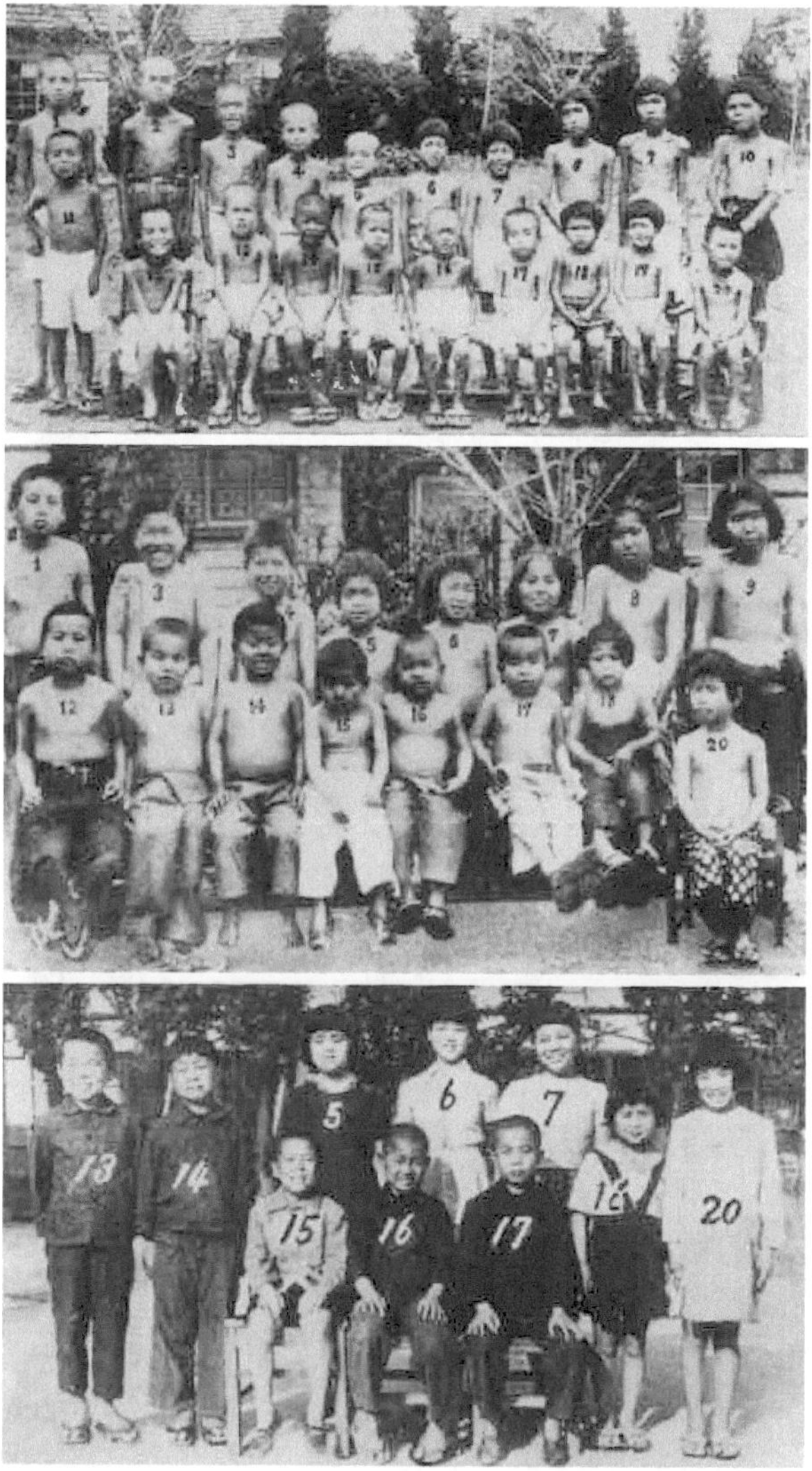

図6—9　学校給食によって体格がめざましく向上した児童たち。上は開始直後、中は４ヵ月後、下は２年後（同一の番号は同一の児童）

5 最新栄養学の吸収と医薬分業

サムスの「特許権侵害のすすめ」

佐伯矩が築いたわが国の栄養学は、第二次世界大戦中に欧米諸国との交流が断絶している間に、米国をはじめとする先進諸国に大きく後れをとってしまった。戦後、これを取り戻すため、わが国の医師と医療技術者に行き届いた配慮をしたのもサムスであった。

彼は、戦争直後のわが国のように、人々の健康が危殆に瀕している緊急時には、「特許権」や「著作権」などはとりあえず無視してもよいという「柔軟」な考えをもっていた。そればかりか、わが国の栄養学、衛生学などの遅れを一刻も早く取り戻すという目的のためには、これらの権利を一時侵害することをわが国の医師たちに勧めさえした。

サムスは横浜にある米軍病院から、当時最新の医療機器を持ち出して東京の日本医師会館に運びこみ、わが国の医師たちに公開した。見学者たちは機器の進歩に驚嘆し、3日間の展示期間中に5000人が押しかけた。

このとき挨拶に立ったサムスは、見学者たちにこう語りかけた。

「特許のことなどいまは考えず、これらの機器をどんどん模造して、医療に役立ててほしい」

戦後処理の過渡期であった当時、特許については米国駐留軍の当面の処理事項の外におかれていた。サムスはこの空白状態を利用して、わが国の医師たちにいわば一時的な「特許権侵害のすすめ」をおこなったのである。特許料はサンフランシスコ講和条約が締結されたら、過去にさかのぼって支払えばよい。サムスはそう考えていた。

日野原重明と著作権問題

サムスはまた、米国から新刊の医学雑誌を取り寄せ、自分の事務所の近くに図書閲覧室を設けて、わが国の医師たちに自由に閲覧させた。彼は医師たちが著作権など気にせずに、これらの雑誌の内容を翻訳し、わが国に最新の知見を広めることを期待したのである。

この期待に最初に応えたのが、１００歳を超えた現在もなお、聖路加国際病院理事長ほか、広汎な活動を続けている日野原重明（図6―10）である。

日野原は京都大学医学部を卒業後、聖路加国際病院に内科医として勤務した。このときに彼は米国の医学雑誌のおもだった記事を翻訳して「アメリカ医学」という英文雑誌を刊行することを計画していた。また、太平洋戦争開戦時には、米国駐日大使グルーの主治医を務めていた。彼は

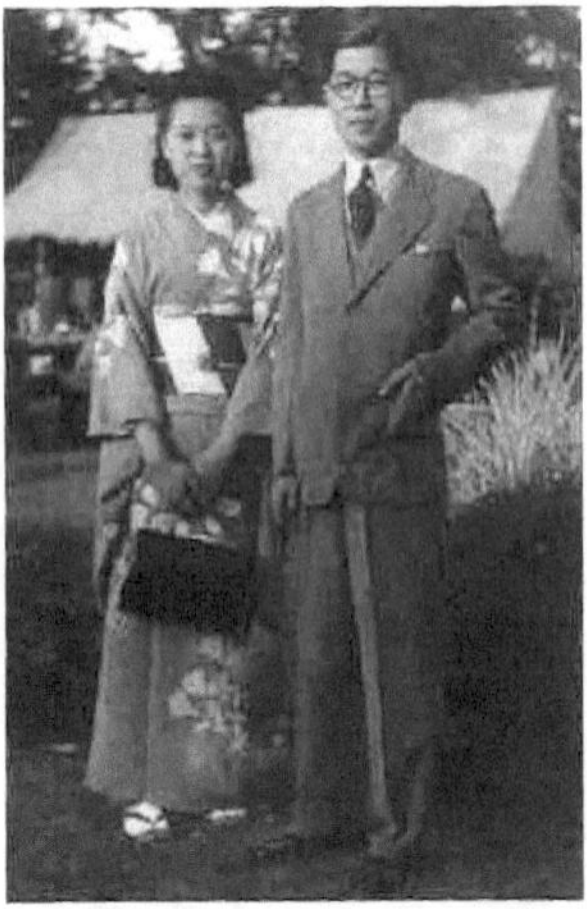

図6—10 「アメリカ医学」発刊の頃の日野原重明

米国の医学雑誌を読んで、米国の医師が社会に積極的に関わっている姿勢に感銘をうけた。これはわが国の先覚者、佐伯矩の信条でもあったのである。

1946年、日野原は友人たちと、念願だった「アメリカ医学」を発刊した。売れゆきは上々であった。これを見て、ほかにも米国の医療ニュースを翻訳、掲載する雑誌がいくつか刊行された。日野原もまた、著作権侵害は念頭になかった。

実はこの頃、サムスは「米国陸軍省はその著作権をとうに放棄している。民間の医学雑誌にもこれと同様、著作権放棄を認めさせてほしい」との要請を米国政府に送っていた。だが、一向に返事が得られずにいた。そしてついに、著作権問題が表沙汰となる日が来た。日本の出版社は著作権料を支払わずに無断で米国の医学雑誌の記事を翻訳出版して儲けている、これは海賊行為ではないか、との非難が米国から起こったのである。このため「日本臨床結核」という雑誌が結核の特効薬ストレプトマイシンの出現を報じた記事が、米軍により削除を命じられた。

このとき事態の収拾に奔走したのもまた、サムスであった。彼のはたらきかけにより、結果的には米国の多くの医学雑誌が、記事の和訳転載を暫定的に許すことになったのである。それは米国の医師たちの、わが国に対する温情ともいえた。

杉靖三郎の「ジャーナルＡＭＡ日本版」刊行

わが国の医師たちが米国の最新知見を吸収する作業は、こうしたサムスの努力によって前進していった。やがて、米国の医学雑誌から記事を選んで翻訳出版する段階から一歩進んで、米国医学雑誌の中心的存在である「ジャーナルＡＭＡ」（The Journal of the American Medical Association、米国医師会雑誌）を全文翻訳した日本語版の発刊が実現する。その編集長となったのが、杉靖三郎（図6―11）であった。

筆者の実父でもある杉は、東京大学医学部を卒業後、生理学者として研究生活に入った。戦時中に恩師の橋田邦彦が近衛内閣、東條内閣の文部大臣を歴任した際には、文部省にも勤務した。終戦時、橋田は責任をとって自決し、杉は公職追放令により東京大学の職を失った。その後は医学雑誌の編集をして生活していたことから「ジャーナルＡＭＡ日本版」の編集長を委嘱されたのである。杉は15人の編集委員を医学部時代の友人から選び、翻訳担当者として編集にあたった。

それまで広く読まれていた日野原の「アメリカ医学」の価格が25円であったのに対し「ジャーナルＡＭＡ日本版」創刊号は80円と高価であったが、たちまち売り切れた。当時の激しいインフ

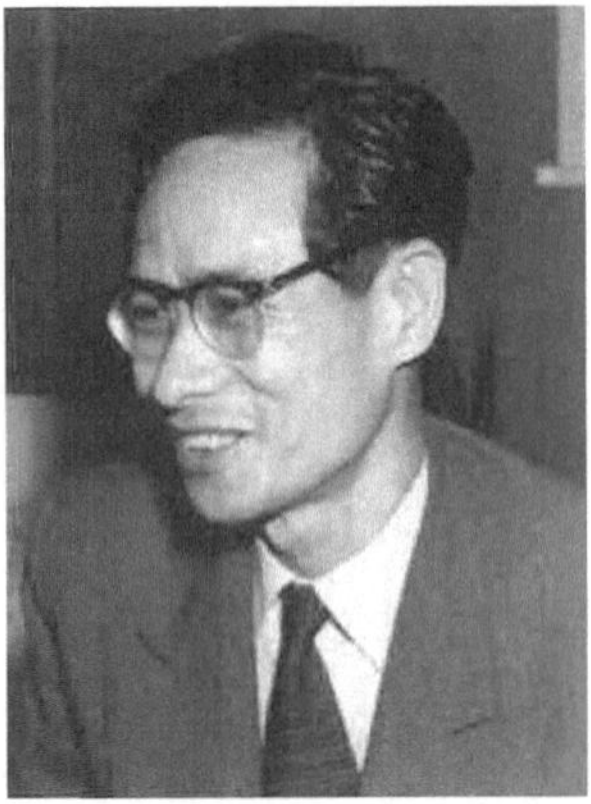
図6—11「日本版ジャーナルAMA」刊行に尽力した杉靖三郎

レのため次号は１００円となったが、それでもたちまち完売した。
その第2号が出版された直後、米国医師会会長一行が欧州訪問の途次、わが国に立ち寄り、同誌の編集者たちと面談した。彼らは日本語版を見て「日本語の広告に愉快でないものもあるようだが、雑誌はよくできている」と評して、編集者らを安心させた。しかし、この広告には問題があったのである。
米国医師会本部はこの雑誌に掲載された広告をすべて英文に翻訳し、内容を検討した。当時、「リーダーズ・ダイジェスト」誌に、筋肉麻痺に対する治療薬プロスチグミンの誇大広告が掲載され、医師たちを立腹させていた。ところが間の悪いことに、この号の「ジャーナルＡＭＡ日本版」にも、わが国の塩野義製薬が同様なプロスチグミンの広告を出稿していた。さらに、わが国の医学雑誌の広告にはほかにも「唯一無二の信望を得た驚異的一品」、「副作用絶無」などの誇大広告が多数あることも判明したのである。
同誌が第6号を準備中のとき、突然、サムスに対して米国医師会から「今後も誇大広告を野放しにするなら、われわれは『日本版ジャーナルＡＭＡ』との契約を打ち切る」との申し入れがあった。サムスは急遽、印刷を止めさせて雑誌の広告をすべて削除し、以後はすべての広告をサムスが検閲することになった。彼の検閲は厳しく、度重なる訂正のために発売日が遅れることもあった。だが、やがて杉はこの検閲を逆手にとり、本誌掲載の広告の医薬品は、すべて米軍当局の厳重な審査をパスした優良製品であるとうたって広告を募集した。

こうした編集委員たちの努力により、米国で進行中の最新の栄養学研究の成果が、わが国に続々と紹介された。それは国内の医学、栄養学研究者に多大の刺激を与え、わが国の栄養学の遅れを取り戻すことに大きく貢献した。また、これにともない、最新の栄養学を一般の人々にわかりやすく解説する「医学評論家」が数多く現れたが、彼らの多くはこの雑誌の記事から題材をとっていた。サムスが後押しし、日野原、杉によって進められた終戦後の米国医師会雑誌の翻訳事業は、その恩恵と影響の大きさを考えるとき、江戸時代にオランダ語の人体解剖手引書を『解体新書』として翻訳した杉田玄白らの事業にも比肩しうる偉業ではないだろうか。

サムスの医薬分業への決意

サムスがおこなった日本での最後の仕事は、「医薬分業」であった。

戦前のわが国では、医師が診療とともに投薬もおこなってきた。つまり診療代と薬代を、同時に受け取っていたのである。この習慣は終戦時まで続いていたが、医師たちはこの「医薬兼業」をひとつの既得権と見なしていた。

終戦後、米軍がこの状況をくわしく調べた結果、次の事実が判明した。

（1）二流の医師が患者に処方して与えていた薬の大半は重曹である。

（2）医師は自分の家族にこのような劣悪な、薬とはいえない薬を調合させている。

（3）薬の成分を分析すると、医師が請求する薬代は正当な価格よりはるかに高価である。

サムスはこの結果を見て、長期的視点に立って日本国民のためを思えば、たとえ医師に反発されようとも医薬分業を実現すべきだと判断した。

サムスはまず、当時は低いレベルにあった薬剤師の能力向上のために、日本薬剤師協会（現在の日本薬剤師会）を設立させた。さらに、日本医師会と日本歯科医師会との協議機関をおき、医薬分業の実現のための準備を整えはじめた。

当然ながら、日本医師会は既得権を失うまいと猛反対した。一方、日本薬剤師協会はこれに大賛成であった。折から、米国薬剤師協会の視察団が調査のために来日し、日本政府に対して医師の患者への投薬を禁ずる医薬分業制度を発足させるよう勧告した。しかし日本医師会副会長の武見太郎は、さまざまな術策をもって医薬分業を有名無実にしようと画策した。これに対してサムスはついに怒りを爆発させ、日本医師会会長と武見副会長に不信任状を叩きつけ、彼らは更迭さ

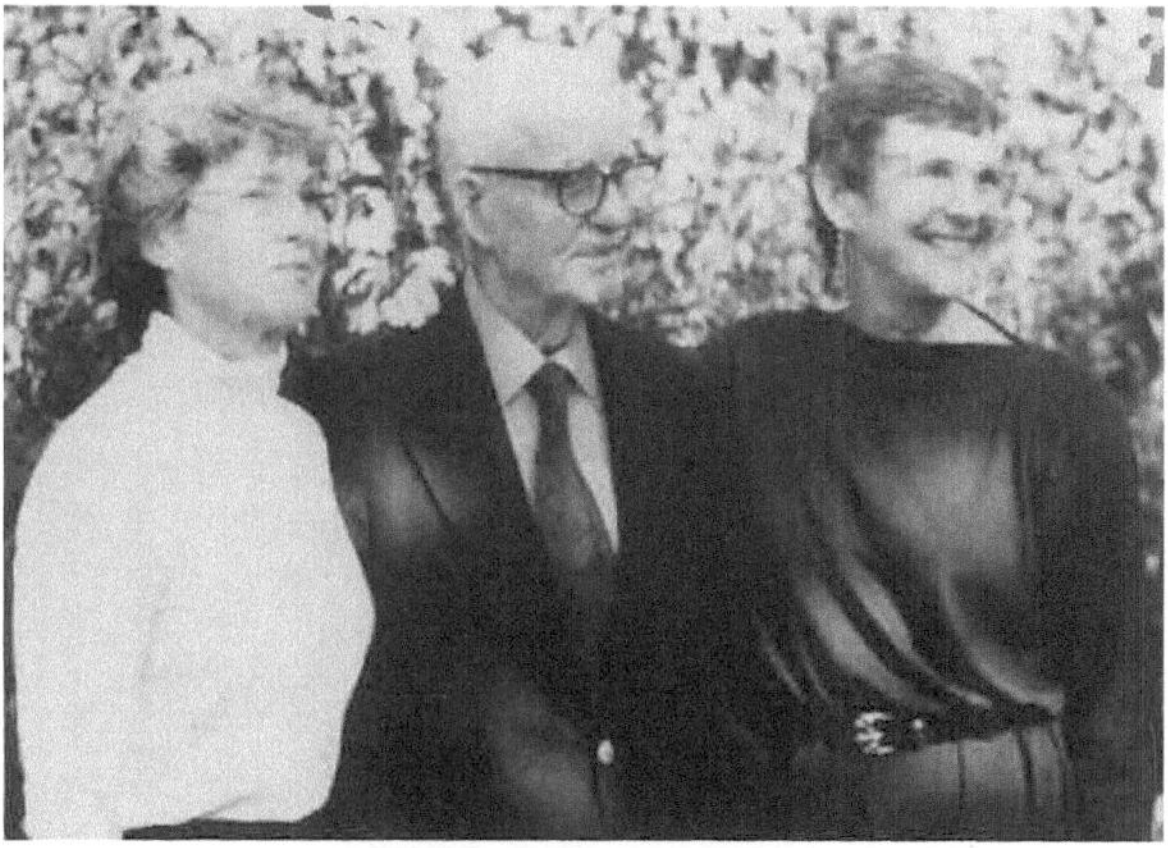

図6―12　晩年のサムスとその家族

れた。当時の米国行政官の権力がいかに強大だったかがわかる。

だが、この出来事があってからわずか数日後、サムスがわが国で献身的な努力をもって進めていた数々の事業は、突如終わりを迎えることになる。朝鮮戦争が勃発したのである。米国の極東政策は大きく舵を切り、マッカーサー元帥はやがてトルーマン大統領により解任され、米国帰国を命じられた。サムスもまたほかの駐留軍司令部の人々とともに帰国せざるをえなかった。

やがてサンフランシスコ講和条約が締結されて米軍占領時代は終わり、医薬分業は、サムスの帰国後に医師会会長に就任した武見により完全に骨抜きにされ、この状態が以後20年間も続くことになった。実体をともなった医薬分業が現在のように確立していくのは、１９７５年頃からのことである。

サムスはマッカーサーが大統領に選ばれれば米軍軍医総監の地位が約束されているといわれていた。しかしこれは実現せず、米軍では左遷されて、准将で退役した。晩年はサンフランシスコの自邸で家族に囲まれ、安らかに過ごした（図6―12）。

この間、時は流れ、彼の努力による学校給食をうけた世代の活躍によってわが国は経済大国となり、世界一の長寿国となった。サムスはこのわが国の復興と発展を、どんな思いで見つめていたであろう。１９９４年、92歳で亡くなったサムスの墓はワシントンＤＣのアーリントン墓地にある。しかし、彼の墓を訪れる日本人はおそらくいないであろう。

コラム 4

近藤正二の執念の「長寿者率調査」

第3章で述べた、難病ペラグラの原因究明へのゴールドバーガーらの執念に、読者は感銘をうけられたであろう。実はわが国にも、自身の研究課題達成に不屈の執念を燃やした研究者がいた。

東北大学の衛生学教授であった近藤正二は、わが国の人々の寿命と、生活習慣・食習慣との関係の解明を企てた。広く用いられる平均寿命は乳幼児の死亡なども計算に含まれるので、長生きする人の比率を判定するには適当ではない。そこで近藤は単純に、ある地域に70歳以上の人が全人口に占める割合を「長寿者率」と呼び、町村ごとにその値を比較したところ、長寿者率が十数%に達する村がある一方で、1%ほどしかない村もあることがわかった（1935年の調査結果）。

以後、約40年間にわたり、近藤はわが国の1000ヵ所にも及ぶ町村を踏査した。その結果、労働条件は長寿者率には関係がなく、むしろ重労働は長寿者率を高めることがわかった。そして、長寿か短命かを決めるのは、食習慣であることをつきとめたのである。彼は高齢になってもなお、この踏査を続けた。

最も説得力のある調査結果は、紀伊半島沿岸に点在する村落群での、長寿者率と食習慣の比較である。比較対象となった村落はごく狭い範囲に散在するので、気候、風土の影響を考慮する必要がない。次ページの地図で「竈」という字のついた村落は、平家の落人が開いたとされ、漁をせずもっぱら製塩で生計を立てていた。一方、「浦」という字のついた村落には、この地域の先住民が住んで漁業を行っていた。「竈」のほうの村落が漁業をしないのは、平家の落人がここに住みついたとき、漁業は行わないことを先住民に約束させられたためといわれる。

さて「浦」の村落では、漁業によって高い収益を得ていたため、金銭で米を買い、魚をよく食べ、畑を耕さないので野菜を少ししか食べず、海藻を食べる習慣もなかった。この結果、彼らの長寿者率は2〜5%にすぎなかった。これに対して、畑を耕して野菜と海藻は豊富に摂取するが、魚をほとんど食べない「竈」の村落での長寿者率は、8〜15%にも達していた。栄養学的にみれば、これらの人々は水溶性ビタミンやミネラルを豊富に摂取していたために、長寿を保ったことになる。

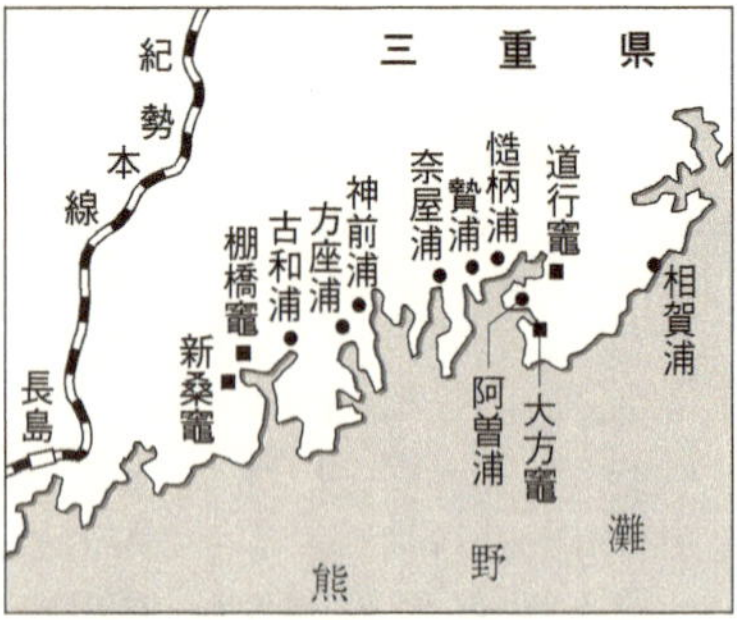

紀伊半島の「竈」の村落と「浦」の村落

近藤は1972年、彼の踏査結果をまとめた著書『日本の長寿村・短命村』を出版し、日本医師会から表彰された。

ただし現在では、わが国の製塩はもっぱらイオン交換樹脂で行われているので、塩田での製塩は消滅し、紀伊半島の村落の様相は、近藤の調査当時とはまったく変わってしまっているだろう。

おわりに

筆者が本書の執筆を始めたきっかけは、いまから約10年前に、筆者の実父、杉靖三郎が96歳の天寿を全うして亡くなった際、父の蔵書のうちから、40年以上前に翻訳出版された米国の医学入門書シリーズ（ライフサイエンスライブラリー）を読んだことであった。このシリーズのうち栄養学に関する本の記述には、米国が誇る栄養学史上の巨人であるマッカラム、ゴールドバーガー、ウィリアムズらが、ビタミンという、食物に極微量しか含まれていないが、われわれの健康にとって必須の物質の存在に迫っていく様子が、探偵小説をしのぐ迫力で描写されており、思わず引き込まれてしまった。

筆者は当時、エイクマンとホプキンスがビタミンの研究でノーベル賞を受賞したことは知っていたが、驚いたことに彼らはこの本ではほんの2～3行しか触れられておらず、ビタミン発見者のリストには名前が見当たらないのであった。筆者はこの意外さに驚き、以後、多くの文献を読んだ結果、彼ら両名がノーベル賞を受賞した時点では、ビタミンの実体は何もわかっておらず、米国の巨人たちの血のにじむような努力はこのあとでスタートしたことを知ったのである。このとき筆者は、わが国で知られることがあまりない栄養学の巨人たちを、わが国の人々に知ってもらいたいと思った。

実際に執筆を始めてみると、栄養学を成り立たせている学問の土台は広大であることがわかり、初めの第1章はラボアジエ、カルノー父子、ボルツマンなど、自然科学を建設した天才たちの記述から始めることにした。これに続く第2章は栄養学の物質的基盤となる三大栄養素の発見が中心であるが、ここに登場する研究者のなかで突出して偉大なクロード・ベルナールの家庭崩壊の悲劇は、彼の家庭の経済的支出が彼の妻の莫大な持参金によって賄われていたため、彼女が夫にたいし恩着せがましい態度をとっていたことも一因であったらしい。現在も同じであるが、一般に研究者は、社会的地位は高くても薄給であり、もし多少なりとも豊かな生活をしようとすれば、給与のみでは賄えないのである。

第3章、第4章は、米国の三巨人らをめぐってのビタミン発見史であり、本書の中核をなす部分である。病原菌の発見と、これによる感染症の征服という成果を見せつけられた人々に、微量物質の欠乏による「病原菌なき病気」を納得させる困難さは、ビタミンの存在が常識となった現在のわれわれの想像を超えるものがあった。この章で登場する森林太郎（鷗外）の頑迷さは救いがたいものがあり、彼の意見に追従し、高木兼寛の業績を無視し通したわが国の学者の態度にも憤激せずにはいられない。

第5章は栄養学というより生化学の発展史であり、他の章に比べて不釣り合いに長くなったが、この章で、ビタミンがわれわれの体内でどうはたらいているかが分子レベルで解明されたのである。ここで研究者たちが、われわれの身体のエネルギー産生工場であるクエン酸回路に迫っていく過程にも、探偵小説的な面白さがある。記述の性質上、化学式を多用せざるを得なかったが、ブルーバックスの愛読者はこの記述を楽しみ、理解していただけると思う。

思えばこの時代はまさに生化学の黄金時代であった。この時期の生化学の成果は、理化学辞典などの巻末に示されている生体の代謝回路の模式図からわかるように、まさに壮観である。

これにたいして現代の生化学は、分子遺伝学に従属し、投機的な研究がはびこっている。ここで「投機的」とは、ノックアウト動物による研究にみられるように、ある遺伝子の欠損によるその機能の研究や、あるいは核に遺伝子を注入することで、あらゆる細胞に分化しうる「万能細胞」をつくりだそうとする研究などを指す。とくにノックアウト動物の研究は、明快な結果が得られた場合には大々的に成果を誇示するが、結果が期待に反する場合には沈黙する。そして否定的な結果の背後にある、真に重要なメカニズムを探求しようとはしない。この傾向は現在のわが国での「トップダウン」方式による、早急に成果を求める短絡的な発想と、この発想による多額の研究費の投下によるものである。

偉大な生化学者セント・ジェルジを立腹させた、研究を始める前に結果を予想するような浅薄な研究がはびこる結果、後世の人々は現代を「停滞の時代」と評価するように思えてならない。

最後の第6章は、やはり筆者の父の蔵書から得た知識を要約したもので、記述の対象はこれまでとは一転して、栄養学の社会的側面であり、本書の最も大きな特色である。この章で描写されている、米国駐留軍のサムス大佐（のちに准将）のわが国の児童の健康にたいする配慮は感動的である。筆者は以前、ワシントンDCに住んでいたとき、しばしばアーリントン墓地を散策に訪れた。次にアメリカ東部を旅行する機会があればぜひ、この墓地にあるサムスの墓を訪ね、彼がわれわれに払ってくれた数々の行為に感謝したいと思っている。

おわりに筆者は、わが国に流行の研究に追従することなく自己の信念を貫く「真の研究者」が現れること、また、科学行政がこのような研究者の存在を許容するようになることを望んでやまない。

杉　晴夫

2013年3月

主要参考文献

ウィリアム・H・セブレル・Jr、ジェームズ・ハガチー著『食物と栄養の話』桜井芳人監訳　ライフサイエンスライブラリー第25巻　タイムライフ　インターナショナル　1969年
エドアール・グリモー著『ラボアジエ』田中豊助、原田紀子、牧野文子共訳　内田老鶴圃　1995年
J・M・D・オルムステド、E・H・オルムステド著『クロード・ベルナール』黒島晨汎訳　文光堂　1987年
太田浩一著『哲学者たり、理学者たり―物理学者のいた町』東京大学出版会　2007年
太田浩一著『ほかほかのパン―物理学者のいた町2』東京大学出版会　2008年
ウオルター・グラットザー著『栄養学の歴史』水上茂樹訳　講談社サイエンティフィク　2008年
朝永振一郎著『物理学とは何だろうか』下　岩波新書　1979年
道家達将ほか著『二十世紀科学の源流』NHKブックス　1968年
杉晴夫著『天才たちの科学史―発見にかくされた虚像と実像』平凡社新書　2011年
E・ブローダ著『ボルツマン―現代科学・哲学のパイオニア』市井三郎、恒藤敏彦訳　現代科

学叢書46　みすず書房　1957年
W・オストワルド著『オストワルド自伝』　都築洋次郎訳　東京図書　1979年
吉川春寿著『栄養学20章』　東京大学出版会　1977年
丸山工作著『生化学の黄金時代』　岩波書店　1990年
丸山工作著『生命現象を探る―生化学の創始者たち』　中央公論社　1972年
『科学朝日』編『ノーベル賞の光と陰』　朝日新聞社　1981年
吉村昭著『白い航跡』上下　講談社　1991年
杉晴夫編著『やさしい運動生理学』　南江堂　2006年
杉晴夫編著『人体機能生理学』　南江堂　2009年
H・クレブス著『オットー・ワールブルク―生化学の開拓者』　丸山工作、丸山匠訳　岩波書店　1982年
萩原弘道著『栄養と食養の系譜』　サンロード　1985年
二至村菁著『日本人の生命を守った男―GHQサムス准将の闘い』　講談社　2002年

さくいん

【あ行】

【さ行】

【ま行】

N.D.C.498.55　270p　18cm

ブルーバックス　B-1811

栄養学《えいようがく》を拓《ひら》いた巨人《きょじん》たち
「病原菌なき難病」征服のドラマ

2013年4月20日　第1刷発行
2024年5月10日　第6刷発行

著者　杉《すぎ》　春夫《はるお》
発行者　森田浩章
発行所　株式会社講談社
〒112-8001 東京都文京区音羽2-12-21
電話　出版　03-5395-3524
販売　03-5395-4415
業務　03-5395-3615
印刷所　（本文表紙印刷）株式会社ＫＰＳプロダクツ
（カバー印刷）信毎書籍印刷株式会社
製本所　株式会社ＫＰＳプロダクツ

定価はカバーに表示してあります。

ISBN978-4-06-257811-0

発刊のことば

科学をあなたのポケットに

二十世紀最大の特色は、それが科学時代であるということです。科学は日に日に進歩を続け、止まるところを知りません。ひと昔前の夢物語もどんどん現実化しており、今やわれわれの生活のすべてが、科学によってゆり動かされているといっても過言ではないでしょう。

そのような背景を考えれば、学者や学生はもちろん、産業人も、セールスマンも、ジャーナリストも、家庭の主婦も、みんなが科学を知らなければ、時代の流れに逆らうことになるでしょう。

ブルーバックス発刊の意義と必然性はそこにあります。このシリーズは、読む人に科学的に物を考える習慣と、科学的に物を見る目を養っていただくことを最大の目標にしています。そのためには、単に原理や法則の解説に終始するのではなくて、政治や経済など、社会科学や人文科学にも関連させて、広い視野から問題を追究していきます。科学はむずかしいという先入観を改める表現と構成、それも類書にないブルーバックスの特色であると信じます。

一九六三年九月

野間省一